Carl-Auer-Systeme

Krebsrisiken – Überlebenschancen

Helm Stierlin/Ronald Grossarth-Maticek

Wie Körper, Seele und soziale Umwelt zusammenwirken

1998

Über alle Rechte der deutschen Ausgabe verfügt Carl-Auer-Systeme Verlag und Verlagsbuchhandlung GmbH; Heidelberg.
Fotomechanische Wiedergabe nur mit Genehmigung des Verlages
Satz u. Grafik: Drißner-Design u. DTP, Meßstetten
Umschlaggestaltung: WSP Design, Heidelberg, unter Verwendung eines Bildes von Erhard Betz
Printed in Germany 1998
Druck und Bindung: Druckerei Kösel, Kempten

Reihe: Systemische Medizin
Herausgeber: Gunthard Weber und Jochen Schweitzer-Rothers
Erste Auflage, 1998

Die Deutsche Bibliothek - CIP-Einheitsaufnahme

Helm Stierlin/Ronald Grossarth-Maticek:
Krebsrisiken – Überlebenschancen. Wie Körper, Seele und soziale Umwelt zusammenwirken.
1. Aufl. – Heidelberg : Carl-Auer-Systeme, Verl. und Verl.-Buchh., 1998
ISBN 3-89670-099-5

Inhalt

Geleitwort von Hans-Jürgen Eysenck

Die Autoren stellen in diesem Buch Ergebnisse ihrer langjährigen Forschungsarbeit einer breiten Leserschicht vor. Hier möchte ich mich zu dem Anteil äußern, den Ronald Grossarth-Maticek daran hat: Ich war über Jahre hinweg sein enger Mitarbeiter und kann daher seine Forschungsarbeiten beurteilen. Zudem habe ich die heftigen internationalen Auseinandersetzungen aufmerksam verfolgt, die er mit seinen Arbeiten auslöste.

Diese Arbeiten sind sowohl in theoretischer Hinsicht als auch im Hinblick auf die angewandten Methoden und die erzielten Ergebnisse von großer Bedeutung. Er ist in der Lage, theoretische Konzepte zu entwickeln (zum Beispiel über die Selbstregulation), die interdisziplinär wegweisend sind, indem sie Psychologie, Hirnforschung, Soziologie und Physiologie verbinden und zudem eine hohe Vorhersagekraft haben. Die Wissenschaft kann nur dann Vorhersagen treffen, wenn sie sehr klare theoretische Vorstellungen über bestimmte Zusammenhänge zu entwickeln vermag.

Grossarth-Maticek arbeitet mit der Methode der prospektiven Interventionsstudie. Hierbei werden die Daten vor dem Eintreten der Erkrankung erfaßt, und eine Gruppe von Probanden erfährt eine experimentelle Intervention, die darauf abzielt, mögliche Mitursachen zu verändern. Dieses Verfahren ist einerseits die überzeugendste Methode in der Psychologie und Epidemiologie und andererseits noch von keiner Forschergruppe weltweit außer der Grossarth-Maticekschen systematisch angewendet worden.

Die Forschungsergebnisse von Grossarth-Maticek zeigen eindrucksvoll, daß psychische, physiologische und physische Risikofaktoren in enge Wechselwirkung treten und daß ein Faktor den anderen braucht, damit sich eine Erkrankung entfalten kann. Darüber hinaus zeigt Grossarth-Maticek Faktoren auf, die mit erfolgreichem Altern und der Aufrechterhaltung der Gesundheit zusammenhängen.

Grossarth-Maticek hat in vielen internationalen Journalen mit mir und vielen anderen Wissenschaftlern unterschiedlicher Fachrichtungen seine Ergebnisse publiziert.

Bis heute wurden viele internationale Replikationsstudien durchgeführt, zum Beispiel in Deutschland, Frankreich, Holland, Spanien und Japan. So gut wie alle Replikationsstudien bestätigen eindrucksvoll die Hypothesen und die Brauchbarkeit der Fragebögen von Grossarth-Maticek. Weil diese Studien jedoch von einer enormen gesundheitspolitischen Bedeutung sind, haben es die Kritiker nicht versäumt, mit fairen und unfairen Mitteln die wissenschaftliche Arbeit von Grossarth-Maticek anzugreifen und zu kritisieren.

Zur Überprüfung der Qualität der Arbeiten von Grossarth-Maticek habe ich zusammen mit dem damaligen Präsidenten der Amerikanischen Gesellschaft für Psychologie, Professor Charles D. Spielberger, die von Grossarth-Maticek ermittelten Studiendaten eingehend geprüft.

Die Daten und Ergebnisse bestanden erfolgreich auch die härtesten wissenschaftlichen Tests. Auch andere bedeutende Wissenschaftler, wie zum Beispiel Norbert Bischof aus Zürich, kamen nach eingehender Überprüfung der Methode und der Ergebnisse zu demselben Resultat. Die Ergebnisse von Grossarth-Maticek legen nahe, daß die Ursachen von Gesundheit und Krankheit nur interdisziplinär und systemisch erforscht werden können und daß es ohne einen Ansatz, der den Streß und das zentrale Nervensystem mit einbezieht, keine erfolgreiche Prävention und keine Senkung der Kosten im Gesundheitswesen geben kann.

Die Ergebnisse von Grossarth-Maticek sind ermutigend, weil sie nicht nur aufzeigen, wie Krankheit entsteht und Gesundheit aufrechterhalten wird, sondern auch beweisen, daß Gesundheit wie auch Krankheit nicht schicksalhaft durch unsere Biologie vorgegeben sind, also daß Gesundheit durch wissenschaftlich begründete Verhaltensänderung gelernt werden kann.

Ich hoffe, daß die Leser dieses Buches nicht nur wissenschaftlich angeregt werden, sondern auch einen Gewinn und Anstoß zur Verbesserung ihrer eigenen Selbstregulation finden.

Ich bin der Überzeugung, daß die Güte der wissenschaftlichen Ergebnisse von Ronald Grossarth-Maticek in ihrer Komplexität, Plausibilität und Bedeutung für die psychosomatische Medizin kaum übertroffen werden kann. Während sich die internationale Forschergemeinschaft zu einer gewissen Zeit stark kontrovers mit dem Werk Grossarth-Maticeks auseinandersetzte, zeichnet sich in jüngster Zeit zunehmend die Erkenntnis ab, daß seine Forschungsarbeiten bahnbrechend und ihrer Zeit voraus sind.

Prof. Dr. phil. Dr. sc. Hans-Jürgen Eysenck
Institute of Psychiatry, University of London

Vorwort

Mit diesem Buch wenden wir uns sowohl an nichtmedizinische Leserinnen und Leser, die an der dargestellten Thematik grundsätzlich interessiert sind, als auch an Angehörige der helfenden Berufe. Mit solch breitem Leserkreis vor Augen haben wir uns bemüht, auch dann noch verständlich zu bleiben, wenn es um komplexe Tatbestände und Zusammenhänge ging. Zugleich lag uns daran, auch Leserinnen und Leser mit speziellen Vorkenntnissen und Interessen – zum Beispiel in den Bereichen Statistik und Forschungsmethodologie – anzusprechen. Dies ließ uns das Buch in zwei Teile gliedern: einen, wie wir hoffen, allgemeinverständlichen ersten Teil und einen zweiten Anhangsteil. Letzterer enthält Tabellen und Übersichten mit Einzelbefunden, das Transskript eines Interviews sowie Angaben zur Forschungsmethodologie.

Wir sind einer großen Zahl von Mitarbeiterinnen und Mitarbeitern zu Dank verpflichtet, die im einzelnen aufzuführen Seiten füllen würde. An dieser Stelle möchten wir zwei von ihnen besonders hervorheben: Jan Bastiaans aus Leyden und Hans Jürgen Eysenck aus London. Sie verstarben beide im Jahre 1997 nur kurze Zeit vor Drucklegung dieses Buches. Für Hilfe bei der statistischen Auswertung und Beratung danken wir Daniel Häberle und Ralf Burgy.

Für die nachfolgende Darstellung zeichnet Helm Stierlin in erster Linie verantwortlich.

Helm Stierlin, Ronald Grossarth-Maticek
Heidelberg, im Januar 1998

I. Wie es zu diesem Buch kam

Krebs als Metapher

Vor etwa 20 Jahren veröffentlichte die amerikanische Autorin Susan Sontag[1] ihr Buch „Illness as Metaphor" (Krankheit als Metapher), das weltweit Aufsehen erregte. Es handelte von den Vorstellungen und Phantasien, die sich um die Metapher „Krebs" rankten. Sie waren, so konnte die Autorin anhand vieler Literaturzitate und verbreiteter Klischees zeigen, dazu angetan, Betroffene – und dazu gehörten neben den Kranken selbst deren Angehörige, Freunde wie auch ärztliche Helfer – zutiefst zu verunsichern und zu belasten. In vielen von ihnen weckte das Wort „Krebs" ein Bild von unaufhaltsamen zerstörerischen Wucherungen, von Verfall, von langsamem Dahinsiechen und Tod, aber auch von etwas, dessen man sich zu schämen, ja, das man möglicherweise selbst zu verantworten hat.

Solche Klischees und Phantasien erwuchsen sowohl aus dem Unerklärlich-Mysteriösen, das dem Krebsgeschehen anhaftete, als auch aus dem Bedürfnis der Menschen, sich dieses Geschehen zu erklären und Ursachen und Verantwortliche ausfindig zu machen – auch und gerade dann, wenn dies die Krebskranken selbst waren.

Die angedeuteten Klischees und Phantasien gaben sich indessen weniger dazu her, ein bestimmtes selbstschädigendes Verhalten hervorzuheben und anzuprangern, (so wenn jemand, allen Warnungen zum Trotz, seine täglichen, sein Krebsrisiko erhöhenden 30 bis 40 Zigaretten rauchte) als Schuld und Verantwortung für eine seelische Verfassung, eine Lebenseinstellung oder Persönlichkeitsstruktur zuzuweisen. Und zu solcher Entwicklung und Sicht der Dinge, auch darauf wies Susan Sontag hin, trugen in neuerer Zeit nicht zuletzt Psychologen und Psychotherapeuten bei, die sich auf die eine oder andere Weise mit an Krebs Leidenden beschäftigt hatten. Sie sprachen bei diesen etwa von deren dauernder Gefühlsblockade oder Gefühlsverarmung, von chronischer Depressivität oder Subdepressivität, von Selbstüberforderung, von gelernter Hilflosigkeit und ähnlich verdüsternd wirkenden Persönlichkeitsmerkmalen. Solche Merkmale im Auge habend, sprachen dann auch nicht wenige Autoren von einer „Krebspersönlichkeit“.

Gegen all solche, wie sie es sah: sowohl mystifizierenden als auch unnötig Leid erzeugenden Metaphern und Phantasieprodukte holte nun Sontag gleichsam zu einem Befreiungsschlag aus. Und sie tat dies, indem sie die Metaphern, die der Charakterisierung von Krebsleiden gedient hatten und noch dienten, mit denen verglich, die man zur Beschreibung und Erklärung der Tuberkulose, der „Schwindsucht“, verwendet hatte. Sicher: Es gab hier Unterschiede. Die Schwindsucht und die daran Erkrankten – wie etwa die von ihr zitierten Dichter Keats und Lord Byron – wurden vielerorts romantisch verklärt. Am Krebs gab es dagegen wenig, das sich verklären ließ. Das Unheimliche, Degenerative, Angstmachende, zu Gefühlen von Ekel, Scham und Schuld Anlaß Gebende der Metapher „Krebs“ ließ die Betroffenen eher verstummen, sich von anderen Menschen zurückziehen und in Sprachlosigkeit verharren, wie sich dies etwa in Leo N. Tolstois klassischer Erzählung vom Tod des Ivan Iljytsch ausdrückt. (Was auch lange Zeit und vielerorts dazu führte, daß Ärzte den Betroffenen die Krebsdiagnose verschwiegen.) Desungeachtet sah Susan Sontag eine zentrale Gemeinsamkeit zwischen Tuberkulose und Krebs: So wie der Fortschritt der naturwissenschaftlichen Medizin mit der Entdeckung des Kochschen Bazillus zu einer wirksamen Therapie führte und damit all den sich um die Metapher „Schwindsucht“ rankenden Phantasien und Klischees den Nährboden entzog, so, prophezeite sie, würden die Fortschritte der naturwissenschaftlichen Medizin auch dem düsteren Spuk, der von der Krebsmetapher ausgeht, ein Ende bereiten.[2] Wir lesen bei ihr: „Solange man die Ursache der Tuberkulose noch nicht kannte und die Maßnahmen der Ärzte entsprechend wirkungslos blieben, hielt man diese für einen heimtückischen, nicht aufzuhaltenden Diebstahl am Leben. Heute ist Krebs an der Reihe, die Rolle einer Krankheit zu füllen, die nicht anklopft, bevor sie eintritt, die Rolle einer Krankheit, die man als einen sich rücksichtslos einschleichenden Eindringling erlebt – eine Rolle, die sie so lange behalten wird, bis eines Tages ihre Ätiologie ebenso klar und ihre Behandlung ebenso wirksam sein werden, wie dies bei der Tuberkulose der Fall war.“

Was wurde in den letzten 20 Jahren erreicht?

Seit Sontag ihr Buch schrieb, sind mehr als zwanzig Jahre vergangen. Weltweit haben sich in diesem Zeitraum die Krebsforschung und die Suche nach wirksamen therapeutischen Verfahren intensiviert. In den USA allein investierte man mehr als 25 Milliarden Dollar in die Krebsforschung. Und es gab Erfolge: Einige Krebsarten wie beispielsweise Leukämien des Kindes- und Jugendalters oder das Hodenkarzinom junger Männer lassen sich heute größtenteils erfolgreich behandeln, andere lassen sich mit guten Heilungschancen gezielt mit radiologischen, chemotherapeutischen und / oder chirurgischen Verfahren angehen. Es finden sich auch Hinweise, daß zumindest in Deutschland Lungen- und Darmkrebs in den letzten Jahren etwas weniger häufig auftraten. Und die molekulargenetische Forschung kann Erfolge aufweisen, die zu berechtigten Hoffnungen Anlaß geben. So ließen sich bei einem (allerdings recht kleinen) Prozentsatz von PatientInnen mit Brustkrebs und Darmkrebs erblich übertragene Gene nachweisen, denen bei der Krebsentstehung und -entwicklung eine zentrale Rolle zukommt. So lassen neuere Erkenntnisse über die Apoptose, den sich in allen Lebensbereichen natürlich vollziehenden Zelltod (der nicht mit dem sogenannten nekrotischen Zelltod zu verwechseln ist), durchaus auf Durchbrüche hoffen. Und die Chancen wachsen, vor allem auf Grund von sich differenzierenden Einsichten in die Wirkungsweise des Immunsystems und dessen Interaktionen mit dem hormonalen und dem Zentralnervensystem, Antikörper und Impfstoffe zu entwickeln, mit deren Hilfe sich bösartige Geschwülste gleichsam aushungern und Metastasen blockieren lassen.

Und dennoch: Gemessen an der Tatsache, daß allein in Deutschland derzeit jährlich etwa 340 000 Menschen an Krebs erkranken und mehr als 200 000 daran sterben, erscheinen die Erfolge der naturwissenschaftlichen Medizin bislang eher bescheiden. Und Sontags Annahme, Krebs ließe sich, ähnlich wie die Tuberkulose, einmal gleichsam aus einem Punkte erklären und kurieren, vertraut man nur auf die Fortschritte dieser Medizin, scheint immer weniger haltbar. Das begründet etwa der Hamburger Onkologe Dieter Kurt Hossfeld[3] wie folgt: „Der Krebs ist unbesiegbar. Der Krebs ist Folge der Evolution. Ohne Evolution wären wir nicht Menschen. Bei dieser ständigen Änderung des genetischen Materials, das die Grundlage der Evolution ist, wird es immer wieder genetische Unfälle geben – und damit immer wieder Krebserkrankungen."

Wo bleibt die Wissenschaft der seelischen Phänomene?

Hier möchten wir nur einen Aspekt dieses evolutionären Geschehens herausgreifen, der zum Nachdenken, wenn nicht zur Skepsis herausfordert. Er ergibt sich aus der Rolle des Immunsystems, wenn schon nicht bei der Entstehung, so doch bei der Ausbreitung einer bösartigen Wucherung. Diese Rolle zeigt sich uns heute ebenso zentral wie komplex. Zugleich zeigt sich das Immunsystem, den Erkenntnissen der sogenannten Neuropsychoimmunologie, einer sich in den letzten Jahren entwickelnden Forschungsrichtung zufolge, von Faktoren beeinflußt, die sich nicht nur dem körperlichen, sondern auch dem seelischen beziehungsweise dem psychosozialen Bereich zuordnen lassen. Bei depressiven Patienten oder unter Examensdruck stehenden Studenten etwa ließen sich Auswirkungen von deren Gemütsverfassung auf die für ihre Immunresistenz wichtigen Killerzellen und andere biologische Parameter nachweisen.

Befunde dieser Art wurden inzwischen von vielen menschlichen „Laborsituationen" berichtet.[4] Sie sind einmal dazu angetan, die alte Weisheit zu untermauern, daß körperliche und seelische beziehungsweise psychosoziale Faktoren in Gesundheit wie in Krankheit eben immer irgendwie zusammenwirken. Zugleich deutet sich in derartigen Befunden an, wie schwierig es inzwischen geworden ist, solch Zusammenwirken in einer Weise plausibel zu machen und zu beschreiben, die der Komplexität der hier ins Spiel kommenden Prozesse gerecht wird.

Denn es stellen sich nun Fragen wie: Ist nicht jede Beschreibung von Seelischem und Erlebtem auf Metaphern angewiesen und darum in einem strengen Sinne unwissenschaftlich? Liegen wir nicht schon mit der Annahme schief, solch Seelisches – einschließlich solcher Phänomene wie Freude, Trauer, Angst, Verzweiflung, Mutlosigkeit, hoffnungsvolle Zuversicht, aber auch innerer Konflikt und Ambivalenz – lasse sich „dingfest" machen, lasse sich also objektivieren, und das heißt auch: lasse sich in Maß und Zahl ausdrücken, lasse sich somit berechenbar machen und lasse sich so auch mit gemessenen und gezählten Befunden aus dem Körperbereich vergleichen und korrelieren? Kurzum: Müssen wir hier bei dem Versuch, zu allgemeingültigen Aussagen zu gelangen, nicht schon von vornherein resignieren?

Wie wir selbst und viele andere rang auch der Philosoph Ludwig Wittgenstein[5] mit solchen Fragen. Er fragte etwa: „Wo bleibt die Wissenschaft der seelischen Phänomene? Antwort: Man beobachtet eigene seelische Vorgänge. Wie? Durch Introspektion. Aber wenn man beobachtet, das heißt, die eigenen seelischen Vorgänge beobachtet, dann verändert man sie und erzeugt neue. Doch gerade das soll man beim Beobachten unterlassen – wer beobachtet, soll nicht verändern. Die Wissenschaft der seelischen Phänomene gibt also folgendes Rätsel auf: Im strengen Sinne des Wortes kann ich seelische Phänomene anderer nicht beobachten, meine eigenen aber auch nicht. Wo stehen wir also?“ Wittgensteins eigene Antwort lautete folgerichtig: „In einem Nebel, in einer heillosen Konfusion, die sich nicht durch das Sammeln neuer Daten auflösen läßt – ob sie nun auf Introspektion oder auf Verhaltensanalysen basieren“. (Dies ist auch ein gutes Beispiel dafür, wie eine Metapher, in diesem Falle die des Nebels, durchaus herhalten kann, um eine bestimmte Art von Erleben auszudrücken und zu vermitteln.)

Orientierungshilfen im (Erkenntnis-)Nebel

Und uns und vielen anderen an Psychosomatik interessierten Zeitgenossen geht es derzeit wenig anders als Wittgenstein. Denn fragen auch wir: Wo stehen wir heute, geht es um das wissenschaftliche Verständnis der Rolle seelischer Phänomene bei der Entwicklung, Therapie und Verhütung von Krebsleiden, dann dürfte die Antwort ebenfalls lauten: „In einem Nebel, in einer heillosen Konfusion“. Und das zeigt sich nicht zuletzt an den kaum mehr übersehbaren Studien zur Krebspersönlichkeit. Denn darin halten sich, soweit wir sie überblicken, deren Verfechter und Bezweifler derzeit annähernd die Waage. Wobei sich bei genauerem Hinschauen der Eindruck aufdrängt, daß Verfechter wie Bezweifler durch ihre Studien jeweils das bestätigt fanden, wovon sie schon vorher überzeugt waren, daß sie also sozusagen nur die von ihnen selbst versteckten Ostereier wiederfanden.

Wir stehen somit einer Herausforderung gegenüber. Diese ergibt sich letztlich aus der uns in diesem Buch ständig begleitenden Frage: Wie und wieweit lassen sich, gehen wir den Wechselwirkungen zwischen Körper und Seele nach, „weiche“ – und insbesondere durch Fragebogen ermittelte – seelische Daten so weit „härten“, daß sie nachvollziehbar zu körperlichen beziehungsweise medizinischen Daten in Beziehung gesetzt werden können? Wir werden auf einzelne Aspekte dieser Frage immer wieder eingehen. Hier nur so viel: Bleiben wir, wieder mit Blick auf den uns hier interessierenden Phänomenbereich, bei dem Bild eines uns die Orientierung erschwerenden Nebels, so läßt sich doch mit mehr Sicherheit als vor zwanzig Jahren sagen, was darin die Orientierung eher erleichtert und was sie erschwert. Erleichternd ist, so meinen wir, all das, was zu letztlich nachprüfbaren (und möglichst auch therapierelevanten) Hypothesen und Erkenntnissen führt. Erschwerend oder nun auch: Vernebelnd wirkt dagegen alles, was dazu angetan ist, Hypothesen und Erkenntnisse aus dem Kontext zu reißen und von den Bedingungen und Methoden abzutrennen, die bei ihrer Gewinnung ins Spiel kamen. Anders ausgedrückt: Wir sind – und das darf als eine Grundfeste eines systemischen Vorgehens gelten – ständig herausgefordert, „kontext- und methodensensibel" zu bleiben. Was allerdings eben angesichts der enormen Komplexität der hier behandelten Phänomene eine Herausforderung darstellt.

Wenn wir uns dennoch entschlossen haben, uns dieser Herausforderung zu stellen und das in diesem Buch zu belegen, liegt das nicht zuletzt an dem systemischen Ansatz in Forschung und Therapie: Er erwies sich für uns beide im Laufe der Jahre und Jahrzehnte immer fruchtbarer, gerade was das Erfassen komplexer Wechselwirkungen anbelangt. Es lag aber auch an der – ebenfalls zu den Grundfesten systemischen Denkens und Handelns gehörenden – Erkenntnis, daß es klärend und bereichernd sein kann, wenn man einen Forschungsgegenstand und Phänomenbereich von unterschiedlichen Erfahrungen und Positionen her betrachtet.

Zu den unterschiedlichen Positionen und Erfahrungen der beiden Autoren nun noch einige biographische Angaben: Wir, Ronald Grossarth-Maticek und Helm Stierlin, lernten uns 1974 kennen. Kurz davor war Stierlin von den USA nach Heidelberg umgesiedelt, wo er als Ärztlicher Direktor die Leitung der neugegründeten Abteilung für Psychoanalytische Grundlagenforschung und Familientherapie an der Universität Heidelberg übernahm. Er leitete diese Abteilung bis zu seiner Emeritierung im Jahre 1991. Von 1974 bis zur Gegenwart gab es viele Kontakte zwischen den Autoren, die für beide anregend waren: Wir dachten ähnlich und erlebten Ähnliches mit unseren Klienten. Aber der Plan zu einem gemeinsamen Buch reifte erst spät. Denn trotz vieler Gemeinsamkeiten wurde auch deutlich, daß unsere Erfahrungen und Ideen unterschiedlichen Settings und Beobachtungen entsprangen und sich zum Teil auch in unterschiedlichen theoretischen Konzepten niederschlugen. Im folgenden möchten wir kurz andeuten, was uns schließlich doch bewog, trotz und wegen der Gemeinsamkeiten und Unterschiede als Koautoren zusammenzuarbeiten.

Zur Zusammenarbeit zwischen Grossarth-Maticek und Stierlin

Man kann sagen: Gemeinsam war uns von Anfang an das Interesse an einer Forschung, die zugleich theoriegeleitet und praxisrelevant war. Aber in der Weise, wie wir beide im Laufe unserer beruflichen Entwicklung das theoretische mit dem praktischen Interesse zu versöhnen suchten, zeigen sich nun auch die Unterschiede.

So verschmolz Grossarth-Maticek gleichsam das von ihm entwickelte Autonomietraining mit dem Forschungsdesign, das er dann in „prospektiven Interventionsstudien" verwirklichte. Beides – das Autonomietraining und die Interventionsstudien – wird uns in den folgenden Kapiteln beschäftigen.

Die vielleicht wichtigste Anregung zum Autonomietraining erwuchs Grossarth-Maticek aus seiner Erfahrung als Trainer von Sportlern. Noch bevor er seine großangelegten, sogleich zu beschreibenden Feldstudien begann, hatte er Boxer, unter anderem in der ehemaligen jugoslawischen Nationalmannschaft, und auch Fußballspieler in einer deutschen Bundesligamannschaft betreut. Als er 1967 nach Heidelberg übersiedelte, betreute er bis 1972 deutsche Spitzensportler. Im Rahmen solcher Betreuungsarbeit machte er die Erfahrung, daß hochbegabte Sportler sich nicht entfalten konnten, solange sie unbefragt Grundannahmen oder auch Arbeitsbedingungen hinnahmen, die sie mental belasteten und lähmten. Man kann sagen: Ohne schon in Verhaltenstherapie ausgebildet zu sein, machte er sich in der täglichen Betreuungsarbeit mit Sportlern wichtige Elemente dieser Therapie zu eigen. Gleichzeitig lernte er, sein eigenes Vorgehen am Feedback zu orientieren, das er von den von ihm Betreuten bekam, sich also von Versuch und Irrtum leiten zu lassen. Er erarbeitete sich dadurch die Prinzipien eines systemisch-therapeutischen Vorgehens, das ihn dann später in vielen Forschungs- und Therapieprojekten leitete. Was nun seine Forschungsunternehmen anbelangt, so dürften diese, was Umfang und Dauer anbelangt, in der Welt bislang einmalig sein. Zu diesen Projekten gehören auch die drei Studien, auf die wir im folgenden in erster Linie zurückgreifen werden. (Über diese informieren genauer in Anhang II die Übersichten Nr. 1 und 2.) Es handelt sich um prospektive Studien, die nicht nur der Erforschung verschiedenster Krebsleiden, sondern auch vieler anderer Krankheiten und Risikokonstellationen galten.

Dies sind

1. die jugoslawische Studie, die in den Zeitraum von 1964/65 bis 1986 fällt,
2. die erste Heidelberger Studie, die den Zeitraum von 1971/72 bis 1996 umspannt und
3. die zweite Heidelberger Studie, die von 1973 bis 1978 und 1988 bis 1996 lief. In diesen Studien wurden 33 854 Menschen von insgesamt 150 Interviewern in 72 318 Interviews befragt (wobei ein Teil der Befragten mehrfach interviewt wurde). 53 Mitarbeiter mit abgeschlossenem Hochschulstudium nahmen im Laufe der Zeit an den Studien teil; 18 Professoren und Hochschullehrer wirkten als Mitarbeiter und/oder Koautoren bei den vielen aus den Studien erwachsenen Veröffentlichungen mit. Viele von deren Ergebnissen fanden bereits den Weg in wissenschaftliche Fachzeitschriften. Im folgenden geht es indessen zu einem großen Teil um Studien und Befunde, die noch nicht veröffentlicht wurden.

Es konnte nicht ausbleiben, daß es bei einem Gesamtprojekt dieses Ausmaßes immer wieder zu Problemen, Unklarheiten, oder wenn man so will, Irrläufern kam, die auch immer wieder – eine zum Teil berechtigte – Kritik herausforderten. Grossarth-Maticek hat sich dieser Kritik gestellt. Dabei half ihm nicht zuletzt Hans-Jürgen Eysenck, der über viele Jahre mit ihm zusammenarbeitete, ihn mit neueren Entwicklungen in Lerntheorie und Verhaltenstherapie vertraut machte und auch als Koautor zahlreicher wissenschaftlicher Publikationen vor allem im angelsächsischen Bereich mitwirkte. Im Anhang IV (Seite 207) geben wir ein Gutachten Eysencks wieder, in dem sich dieser mit der internationalen Kritik an den Forschungsarbeiten Grossarth-Maticeks auseinandersetzt.

Im Laufe der Jahre ergaben sich immer wieder neue Befunde[6] und Fragestellungen, die dann auch wieder zu Veränderungen der

Theorie zwangen, wie wir dies in einem folgenden Kapitel noch genauer beschreiben werden. So blieb etwa in der Jugoslawienstudie die erbliche Disposition als Risikofaktor noch unberücksichtigt. Erst in der zweiten Heidelberger Studie gewann sie einen zunehmenden Stellenwert.

Die schiere Größe des Projekts, die Menge der Daten und die vielen sich zum Teil verändernden Fragerichtungen stellten nun auch für uns als Autoren dieses Buches ein Problem dar: Komplexität mußte immer wieder reduziert werden, und vieles Interessante mußte ausgeklammert bleiben. Wir entschlossen uns schließlich, uns in der folgenden Darstellung vor allem auf das zu konzentrieren, was uns gleichsam einen theoretischen Brückenschlag zwischen unseren beiden Arbeitsrichtungen und Beiträgen erlaubte. Und solch Brückenschlag gründet sich nun, wie wir meinen, auf der Bedeutung, die wir beide, obschon von unterschiedlichen Erfahrungen herkommend und zum Teil mit unterschiedlichen Begriffen arbeitend, heute einem systemischen Ansatz beimessen. Helm Stierlins Beitrag dazu läßt sich ebenfalls durch einige biographische Daten andeuten.

Nach Abschluß seines medizinischen und philosophischen Studiums arbeitete er lange in den USA, wo er auch seine psychoanalytische Ausbildung absolvierte. Er war zunächst an psychiatrischen Spitälern, dann an dem wohl größten amerikanischen psychiatrischen Forschungsinstitut, dem National Institute of Mental Health in der Nähe Washingtons, neun Jahre als klinischer Forscher und Therapeut tätig. Er interessierte sich vor allem für den Ablösungsprozeß von Jugendlichen in ihren Familien und entwickelte dabei unter anderem die Konzepte der Delegation und bezogenen Individuation. Besonders wichtig, mit Blick auf das im folgenden Dargestellte, erscheint die bis heute anhaltende Zusammenarbeit und Freundschaft mit dem Schizophrenieforscher und langjährigen Leiter des Adult Psychiatry Branch, Lyman Wynne, dessen Forschungsstrategien, Forschungsergebnisse und die sich damit verbindenden theoretischen Konzepte Stierlin immer wieder anregten.[7] Dazu ist anzumerken, daß Wynne in Zusammenarbeit mit dem finnischen Psychiater Pekka Tienari[8] und dessen Team seit Jahrzehnten ein Forschungsprojekt berät und mit vorantreibt, das in mancher Beziehung mit dem von Grossarth-Maticek in Gang gebrachten vergleichbar ist.

Als Stierlin dann 1974 nach Heidelberg übersiedelte, schaffte er der Forschung an dem von ihm geleiteten Institut gleichsam zwei Standbeine. Mit dem einen Bein blieb er weiterhin der Erforschung der Psychosen verhaftet. Es ging hier um Erkenntnis der Dynamik sowie die Erprobung von Chancen einer Therapie bei Familien, in denen manisch-depressive, schizoaffektive und schizophrene Störungen diagnostiziert worden waren. Über diese Forschung wurde von den Mitgliedern unseres Heidelberger Teams, Gunther Schmidt, Fritz Simon, Gunthard Weber, Arnold Retzer, Jochen Schweitzer sowie Stierlin bereits an unterschiedlicher Stelle berichtet.[9]

Aber das andere Forschungsstandbein stand gleichsam in der Psychosomatik. Und darin spielten nun, was die Familiendynamik und mögliche Familientherapie von psychosomatischen Krankheiten anbelangte, auch Krebsleiden eine zunehmende Rolle. Insbesondere Michael Wirsching nahm sich dieses Bereichs an, solange er an der Heidelberger Abteilung tätig war. Vor allem PatientInnen mit einem Mammakarzinom und später solche mit einem Bronchialkarzinom standen längere Zeit im Mittelpunkt unseres therapeutischen und Forschungsinteresses. Wirsching[10] und Mitglieder unseres Teams[11] publizierten noch in den 80er Jahren Ergebnisse und Erkenntnisse, die sich an der genannten Abteilung mit Krebskranken und deren Familien gewinnen ließen.

Die Mitarbeiter der Abteilung interviewten im Laufe der Jahre Hunderte von Familien mit krebskranken Klienten und deren Angehörigen. Angesichts des umfangreichen Grossarth-Maticekschen Forschungsprojektes mag zwar die an der Abteilung von nur wenigen Mitarbeitern geleistete klinische und Forschungsarbeit bescheiden anmuten. Dennoch eröffnete sich darin eine Systemdimension, die in den Grossarth-Maticekschen Projekten weniger oder nur indirekt in den Blick kam – die Dimension, die sich häufig erst im Setting einer Therapie offenbart, worin sich die oft mehreren Generationen angehörigen Mitglieder einer Familie präsentieren. So ergaben sich neue Beobachtungen, neue Interventionsmöglichkeiten und auch neue Weisen zur Konzeptualisierung sowohl der beobachteten Dynamik als auch der angewendeten Interventionen. Es war dann auch dieses Setting einer Mehrpersonentherapie, das es Stierlin[12] erlaubte, Konzepte wie das der Delegation, das der Auftragskonflikte und der Modi der Ablösung weiter zu entwickeln und zu differenzieren, die sich nun auch, wie im folgenden auszuführen sein wird, für ein differenzierteres Verständnis der Problematik von Krebsleiden anboten.

So führte uns letztlich die Frage zusammen: Ließ sich ein theoretischer Rahmen erarbeiten, in dem sich die Erkenntnisse sowohl aus Grossarth-Maticeks als auch aus Stierlins Forschungen und Überlegungen derart zusammenbringen ließen, daß sich für das Verständnis der bei Krebsleiden mitursächlichen Faktoren und vor allem für deren präventive und therapeutische Beeinflussung neue Perspektiven eröffneten? Wir meinen, das ist der Fall. Aber letztendlich bleibt es den Leserinnen und Lesern überlassen zu entscheiden, ob und wieweit uns das gelungen ist.

II. Auf dem Wege zu einer systemischen Psychosomatik

Was heisst hier „systemisch"?

Das Wort systemisch war vor etwa 15 Jahren noch ungewohnt und ungebräuchlich. Inzwischen wurde es fast zum Modewort. Es verdankt sich den sogenannten Systemwissenschaften, die in den letzten Jahrzehnten erblühten. Dazu gehören die allgemeine Systemtheorie, die Informations- und Kommunikationstheorie, die (mathematische) Spieltheorie, die Kybernetik und neuerdings auch die Chaostheorie. Im folgenden soll uns eine systemische Betrachtungsweise helfen, Krankheiten und vor allem Krebskrankheiten, besonders mit Blick auf deren Therapie und Vermeidung, besser zu verstehen.[13]

Dazu läßt sich ganz allgemein sagen: Ein System ist eine Ganzheit, die mehr und etwas anderes ist als ihre Teile. Lebende Systeme – und dazu rechnen Bakterien wie Menschen – bedürfen, um sich zu erhalten oder auch zu reproduzieren, des Informations- und Energieaustausches mit ihrer Umwelt. In gewisser Hinsicht lassen sich auch Familien, Gruppen von Menschen, ja Ideen als lebende Systeme verstehen.

Modelle des Verstehens, die sich einer systemischen Betrachtung verdanken, haben in unserem Jahrhundert die Biologie revolutioniert. Sie bringen in verschiedenen Phänomenbereichen und auf verschiedenen Systemebenen Prozesse von erstaunlicher Komplexität in den Blick. Erinnern wir uns nur daran, daß in jeder der Milliarden Zellen unseres Körpers annähernd bis zu 2000 chemische Reaktionen gleichzeitig ablaufen. Sie steuern sich gegenseitig und stehen wiederum in Wechselwirkung mit Systemen, die wir als das zentralnervöse System, Immunsystem, hormonale System etc. bezeichnen. Die Modelle lassen sich mit einem Teleskop vergleichen. Dieses bringt bestimmte Phänomene und Prozesse in den Blick, während es andere ausblendet. Um auch diese ausgeblendeten Phänomene und Prozesse betrachten zu können, müssen wir Stellung und Linse des Teleskops verändern. So verlangt auch eine systemische Psychosomatik immer wieder unterschiedliche Modelle oder Betrachtungsweisen, die sich jeweils leichter oder schwerer zueinander in Beziehung setzen lassen.

Aber wie immer wir auch Einstellung und Linse unseres Beobachtungsinstruments verändern, wir begegnen innerhalb einer systemischen Psychosomatik einigen Phänomenen und Prozessen, die uns im folgenden immer wieder beschäftigen werden. Sie stekken sozusagen das Spannungsfeld einer solchen Psychosomatik aus und seien daher kurz angedeutet.

Rückkoppelung

Dazu gehören zunächst rekursive oder Rückkoppelungsprozesse, wie sie uns die Kybernetik nahegebracht hat. Dabei ist zwischen einer abweichungsvermindernden und einer abweichungsverstärkenden Rückkoppelung zu unterscheiden. Eine abweichungsvermindernde Rückkoppelung kommt etwa durch einen Thermostaten zur Wirkung: dessen Einstellung sorgt dafür, daß die Temperatur in einem Raum ein bestimmtes Maß weder über- noch unterschreitet. Analoge abweichungsvermindernde Prozesse treten im Körperbereich dort auf, wo wir von Homöostase sprechen. Hier sorgen Rückkoppelungen dafür, daß auch bei hoher Außentemperatur die Körpertemperatur ein bestimmtes Maß nicht überschreitet oder auch der Blutdruck bei starken Belastungen in Grenzen konstant bleibt. Bei abweichungsverstärkender Rückkoppelung kommt es dagegen zu schnellen Veränderungen, die sich nun gleichsam von Veränderungen speisen. Ein Beispiel dafür wäre die Kernspaltung. Im Englischen spricht man hier von einem *runaway*. Und von einem *runaway* läßt sich dann auch bei sich schnell entwickelnden Krebskrankheiten sprechen.

Synergetik

Weitere, für eine systemische Psychosomatik bedeutsame Phänomene und Prozesse vermitteln sich in dem Begriff Synergetik. Wörtlich übersetzt bedeutet Synergetik ein Zusammenwirken. Dieses beinhaltet mehr und anderes als etwa eine Multikausalität, wie sie heute wohl von den meisten psychosomatisch orientierten Forschern angenommen wird. Es bedeutet vielmehr, daß sich bestimmte, als mitursächlich angenommene oder erkannte Faktoren in ihrer Wirkung nicht nur addieren, sondern potenzieren. Um hier ein Beispiel aus dem Ergebnisteil des Buches vorwegzunehmen: Wenn nur Zigarettenrauchen als einziger Risikofaktor zur Wirkung kommt, wirkt sich das (statistisch gesehen) auf die Lebenserwartung kaum negativ aus. Kommen aber zum Rauchen noch andere Risikofaktoren wie eine Vorschädigung der Lunge durch eine chronische Bronchitis, eine erbliche Vorbelastung und eine bestimmte Art von Streß hinzu, steigt das Risiko, frühzeitig an Krebs zu erkranken, um ein Vielfaches an.[14]

Kontext

Ein weiterer, in einer systemischen Psychosomatik bedeutsamer Schlüsselbegriff ist, wie bereits angedeutet, „Kontext“: Jedes (körperliche oder psychische) Symptom und jedes Verhalten zeigt sich uns durch den Kontext beeinflußt, in dem es auftritt. Dabei läßt sich je nach Einstellung unseres Beobachtungsinstruments zwischen biologischen, sozialen und Beziehungskontexten unterscheiden. Um ein Beispiel aus der Arbeit unseres Heidelberger Teams mit einer Familie zu bringen, in der ein junger Mann als schizophren diagnostiziert worden war: Dieser wurde so diagnostiziert, weil er sich läppisch verhielt, bizarr anmutende Dinge erzählte, sich von bösen Mächten verfolgt fühlte. Bei genauerer Kenntnis seiner Familie erwies sich jedoch, daß er sein auffallendes Verhalten nur in bestimmten zeitlichen oder Beziehungskontexten zeigte, in anderen jedoch nicht. So verhielt er sich läppisch seinen Lehrern und Eltern gegenüber, seinen Großeltern und einigen Mitschülern gegenüber indessen nicht. Und entsprechend kontextabhängig zeigen sich auch viele Verhaltensweisen und Faktoren, die sich auf eine Krebserkrankung auswirken können.

Unter Kontext läßt sich demzufolge auch eine Umwelt oder ein System verstehen, das mitursächlich an einem krankhaften Geschehen oder Problemverhalten beteiligt ist. Dafür hat sich in der Literatur zur Familientherapie der Begriff „Problemsystem“ eingebürgert. So wird etwa in der Literatur zur Alkoholabhängigkeit – Stierlin berichtete anderenorts darüber[15] – häufig nicht nur der Körper als Problemsystem betrachtet und möglicherweise behandelt – zum Beispiel dann, wenn eine Entziehungskur angezeigt ist –, sondern unter Umständen auch die Paarbeziehung des Alkoholabhängigen, seine Beziehung zu seinem Arbeitgeber, zu seinen Gleichaltrigen, ja zu der umgebenden Kultur, die seinen Alkoholkonsum unter Umständen begünstigt. Und ähnlich läßt sich auch von Problemsystemen sprechen, geht es um Verhaltensweisen, die wir mit Krebs in Zusammenhang bringen.

Diese Andeutungen lassen aber bereits erkennen: Was jeweils als maßgeblicher Kontext oder nun auch als Problemsystem anzusehen ist, ist nicht ohne weiteres vorgegeben. Vielmehr hängt dies auch von einem oder mehreren Beobachtern ab, die den Kontext markieren. Gregory Bateson, eine Schlüsselfigur in den Systemwissenschaften, bringt dafür das Beispiel eines Zweikampfes, bei dem ein Mann zusammengeschlagen wird. Findet dieser Zweikampf auf der Straße statt, wird ein Zuschauer dazu neigen, die Polizei zu rufen. Findet er dagegen auf der Bühne eines Theaters statt, wird er dies unterlassen. Denn hier ist der Kontext, in dem der Zweikampf stattfindet, als Spiel markiert.

Somit können wir sagen: Ein Kontext ergibt sich (auch) aus der Bedeutung, die man einem Geschehen gibt. Und auch hier kann es einen Unterschied machen, wer jeweils welche Bedeutung einbringt, so etwa ein Forscher, der etwas aus einer Außenperspektive betrachtet, oder ein Betroffener, der eine Innenperspektive anlegt. Da dieser Unterschied für das folgende wichtig ist, auch hierfür ein Beispiel. Es betrifft ein Ereignis, dessen Zeuge Stierlin vor einigen Jahren war.

Es handelte sich um einen Autounfall, in den drei Fahrzeuge verwickelt waren. Er fand an einem regnerischen Herbsttag an einer unübersichtlichen Kreuzung in der Nähe des von Stierlin geleiteten Instituts statt, und die Fahrbahn war glatt. Alle drei Autos waren in etwa gleichem Ausmaß beschädigt. Von den Fahrern war niemand verletzt. Der herbeigerufene Polizist – er legte hier die Außenperspektive an – war nicht imstande, den einen oder anderen Fahrer für den Unfall verantwortlich zu machen. Das kontrastierte nun mit den Reaktionen der betroffenen Fahrer. Der eine war erregt und ließ gegen den anderen einen Schwall von Beschimpfungen los. Auf dessen Gesicht drückten sich Niedergeschlagenheit und Trauer aus. Es war, als hätte ihn der Aufprall selbst im Unterleib getroffen. Der dritte schließlich lächelte vor sich hin. Er war offenbar dankbar dafür, daß nichts Schlimmeres passiert war und dachte vielleicht an die Versicherung, die den Schaden schon bezahlen würde.

Wir können daher sagen: In einer Situation, die, von außen oder nun unseretwegen auch „objektiv" gesehen, für alle Beteiligten etwa das gleiche Ausmaß von Schaden mit sich brachte und bei der sich Verursachung und Verantwortung nur schwer, wenn überhaupt, klären ließen, waren doch die emotionalen Reaktionen der Beteiligten extrem unterschiedlich. Und diese Unterschiede erklärten sich aus den unterschiedlichen Bedeutungen, die die Betroffenen dem Unfall gaben, oder vielleicht genauer: mittels derer sie Wirk- und Schuldzusammenhänge konstruierten.

Beschreiben – Erklären – Bewerten

Schauen wir genauer hin, dann lassen sich diese unterschiedlichen Bedeutungsgebungen, einem Vorschlag Arnold Retzers[16] folgend, auf unterschiedliche Beschreibungen, Erklärungen und Bewertungen des Geschehens zurückführen, die nun sozusagen mit dessen Wahrnehmung verschmelzen. Dabei bedeutet Beschreibung, ein Phänomen oder ein Wirkzusammenhang wird als wichtig wahrgenommen, herausgegriffen und bezeichnet, und andere Phänomene oder Wirkzusammenhänge bleiben ausgeblendet oder, nun genauer, bleiben unbezeichnet. Erklären bedeutet: Dieses Phänomen und dieser Wirkzusammenhang werden auf Ursachen zurückgeführt und dadurch plausibel gemacht. Bewerten schließlich bedeutet: Dem Geschehen wird eine positive oder negative Wertung gegeben und damit auch die Voraussetzung für ein Zuweisen von Schuld und Verantwortung geschaffen – was es etwa dem wütenden Fahrer im obigen Beispiel ermöglichte, den (wirklichen oder vermeintlichen) Beschädiger seines Autos vehement anzuklagen und zu beschimpfen. Dessen Bedeutungsgebungen, das heißt, dessen Beschreibung, Erklärung und Bewertung des Geschehens liefen dagegen eher darauf hinaus, sich selbst anzuklagen und sich damit in eine depressive Stimmung zu versetzen.

Im täglichen Leben, daran ist zu erinnern, zeigen sich Beschreibung, Erklärung und Bewertung indessen oft so miteinander verquickt, daß sie sich kaum mehr auseinanderhalten lassen. Und solche Verquickung kommt oft in kürzester Zeit, das heißt, in Bruchteilen von Sekunden, zustande, so daß sich eben von einer Verschmelzung bereits in der Wahrnehmung reden läßt.

Zur Beziehung Seele – Körper

Der Begriff einer systemischen Psychosomatik legt nun ferner nahe, Psyche und Soma, Seele und Körper, ließen sich problemlos voneinander abgrenzen und befriedigend trennen. Solche Trennung der Phänomenbereiche – sie wird insbesondere Descartes angelastet – erscheint in vieler Hinsicht problematisch. Autoren wie Bateson[17], Antonio R. Damasio[18] und Oliver Sacks[19] liefern neben vielen anderen Argumente dafür, solche Trennung aufzuheben oder zu relativieren. Dennoch: Die Unterscheidung zwischen Psyche und Soma bleibt nützlich, behalten wir im Auge, daß hier von unterschiedlichen Phänomenbereichen die Rede ist. Es läßt sich auch mit dem Soziologen Niklas Luhmann[20] von Systemen sprechen, die füreinander Umwelten bilden und als solche aufeinander einwirken. Verschiedene Aspekte solcher Wechselwirkung lassen sich dann – mehr oder weniger genau – mit Modellen erfassen, in denen sich wieder eine bestimmte Beschreibung, Erklärung und unter Umständen auch Bewertung der jeweiligen Phänomene vermittelt.

So lassen sich im Phänomenbereich Psyche Gefühle, Absichten, Einstellungen, Motivationen etc. beschreiben, die sich zur Erklärung auch körperlicher Phänomene eignen. Man denke nur an traurige Vorstellungen, die zu einer Sekretion der Tränendrüsen – also einem im Körper anzusiedelnden Prozeß – Anlaß geben können. Im systemischen Sprachgebrauch sprechen wir auch von inneren Landkarten, Ideen, Skripten, verhaltensändernden Grundannahmen und Leitunterscheidungen, die Einfluß auf das ausüben, was im Körper abläuft.

Um die Art und Weise solcher Beeinflussung zu veranschaulichen, läßt sich noch einmal auf das Beispiel des Mannes zurückgreifen, der sich bei dem erwähnten Autounfall gegen einen anderen Fahrer ereiferte. Die systemisch-therapeutische Erfahrung lehrt uns nun, daß sich derartige wütende Eiferer oft von der Annahme leiten lassen, die Welt, und nicht zuletzt die Verkehrswelt, sei eine einzige Kampfarena. Man kämpft darin um Geld oder Sozialprestige nicht weniger als um die Vorfahrt. Solch eine Einstellung oder solch ein Lebensskript wirkt sich dann auch auf den Körper aus. Unter anderem korreliert die immer wieder angeheizte seelische Erregung mit einem erhöhten Puls und Blutdruck. In der Tat liefert inzwischen die Literatur zur Psychosomatik viele Hinweise darauf, daß Menschen, die sich solchem die Erregung hochtreibenden Skript verschrieben haben, ein erhöhtes Risiko aufweisen, an Herz-Kreislauf-Krankheiten zu erkranken. Wir werden darauf in Kapitel 6 zurückkommen. Hier geht es zunächst darum, uns vorzustellen, wie etwas, das wir als innere Einstellung, Idee, Gefühl, Skript etc. beschreiben, sich auf den Körper auswirken kann.

Aber zwischen Psyche und Körper herrscht, was die Richtung der Verursachung anbelangt, kein Einbahnstraßenverkehr von der Psyche hin zum Körper. Der Körper kann seinerseits auf vielfältige Weise auf die Psyche einwirken, und typischerweise haben wir von Wechselwirkungen zwischen den beiden Phänomenbereichen auszugehen, die – benutzen wir die oben erwähnten, der Kybernetik entlehnten Bezeichnungen – sich von Fall zu Fall auch als abweichungsreduzierende oder abweichungsverstärkende Rückkoppelungen beziehungsweise als *runaways* beschreiben lassen.

Nehmen wir für den letzteren Vorgang das Beispiel einer Herzphobie: Jemand mißt seinen Puls und findet ihn erhöht. Dies macht ihm Angst. In seinem Kopf – in seinem Heimkino sozusagen – überschlagen sich Vorstellungen eines unausweichlichen körperlichen Zusammenbruchs und des drohenden Todes. Diese Gedanken führen dazu, daß sein Herz noch schneller rast. Dies gibt zu noch mehr angsterzeugenden Vorstellungen Anlaß. Der negative Zirkel intensiviert sich weiter. Auch hier läßt sich annehmen, daß solche Zirkel, treten sie nur häufig genug auf, zu dauernden Organbelastungen, wenn nicht Organschädigungen führen. (Die klinische Erfahrung zeigt indessen, daß solche Schädigungen bei sogenannten Herzphobikern sich, falls sie überhaupt auftreten, zumeist in Grenzen halten, weil es so oder so immer wieder zum Stop des *runaway* kommt).

Vorbehalte gegenüber einer Psychoonkologie

Wie die obigen Beispiele erkennen lassen, dürften die meisten Menschen keine Schwierigkeiten haben, anzuerkennen, daß Psyche und

Körper aufeinander einwirken, daß sich hier von psychosomatischen Wechselwirkungen reden läßt und daß diese plausibel sind. Bei Krebserkrankungen ist solche Wechselwirkung jedoch für viele Menschen viel weniger oder gar nicht plausibel. Daher werden gegenüber einer Psychoonkologie sowohl von Naturwissenschaftlern als auch von Laien auch immer wieder Vorbehalte zum Ausdruck gebracht, die sich unter anderem darauf auswirken können, wie und wo Forschungsschwerpunkte gesetzt und gefördert und präventive Maßnahmen veranlaßt werden. Wir möchten daher im folgenden kurz auf einige der Faktoren eingehen, die solchen Vorbehalten Nahrung geben.

Zu diesen Faktoren gehört etwa die Tatsache, daß im Bereich der Psychoonkologie die psychosomatischen Wechselwirkungen viel weniger offen zutage treten als im Falle der Frau, die mit ihrer emotionalen Erregung auch ihren Blutdruck in die Höhe treibt, oder im Falle des Mannes, der mit seinem Erleben von Trauer auch die Sekretion seiner Tränendrüsen anregt. Die Wechselwirkungen zwischen den Phänomenbereichen Seele und Körper erscheinen nunmehr so verborgen und so komplex, daß unsere sich um die Erkenntnis dieser Wechselwirkungen bemühende Vorstellung in der Tat strapaziert wird. Wir müssen uns auf statistische Korrelationen verlassen, die fern jeder Anschauung und Plausibilität angesiedelt zu sein scheinen. Diese Korrelationen verdanken sich dazu oft Vorgehensweisen, die, wie noch zu zeigen sein wird, gerade in dem hier behandelten Problemfeld ihre eigenen, oft nur von Fachleuten durchschaubaren Probleme mit sich bringen.

Die angedeuteten Schwierigkeiten haben weiter damit zu tun, daß ein Krebs in der Regel eine lange Zeit braucht, um klinisch manifest zu werden, und sich die anzunehmenden Wechselwirkungen auch deswegen einer augenfälligen Plausibilität widersetzen. Viele Forscher gehen von Zeiten bis zu sieben Jahren aus, die zwischen Beginn der malignen Zellteilung und der klinischen Manifestation eines Karzinoms verstreichen können.

Weiter steht der Plausibilität einer systemischen Psychoonkologie im Wege, daß die mit der Krebsentstehung und Krebsentwicklung befaßten Wissenschaften sich immer mehr spezialisiert und zum Teil auch auseinanderentwickelt haben. Die schiere Menge der auf unterschiedlichsten Gebieten erhobenen Daten, die Komplexität der Untersuchungsmethoden und Fachsprachen machen es dem einzelnen immer schwerer, sich ein Gesamtbild zu machen, das dem körperlichen und dem seelischen Phänomenbereich wie auch den Wechselwirkungen zwischen diesen Bereichen gerecht wird. Dazu kommt, daß vielerorts eine immer größere Kluft zwischen Grundlagenforschung und Klinik klafft: Molekularbiologen, Immunologen, Endokrinologen, Neurowissenschaftler leben in anderen Welten als Kliniker, die tagein, tagaus mit den Problemen und dem Leiden ihrer Patienten konfrontiert und in erster Linie zu therapeutischem Handeln, nicht aber zur Lösung komplexer Forschungsprobleme herausgefordert sind.

In Deutschland kam, zumindest in den 60er und 70er Jahren, noch erschwerend hinzu, daß sich hier im Gegensatz zu anderen westlichen Ländern die Psychosomatik als ein medizinisches Spezialgebiet mit Zuständigkeit nur für eine begrenzte, eben als psychosomatisch etikettierte Patientengruppe etablierte. Krebspatienten gehörten in der Regel nicht dazu. Die sich von der übrigen Klinik abschottenden Psychosomatiker ließen sich darüber hinaus oft von Theorien, darunter vor allem der psychoanalytischen Theorie, leiten, für die es im Denken und Sprachgebrauch anderer Kliniker kaum Anschlußmöglichkeiten gab. Das scheint indessen Historie zu sein.

Schließlich zeigt sich noch dieses Problem: In unserem alltäglichen Denken und Erzählen neigen wir dazu, Geschichten als Folgen monokausaler Wirkzusammenhänge zu sehen und zu erzählen, in denen Phänomene wie Rekursivität, Synergetik und Kontextabhängigkeit zu kurz kommen.[21] Wir neigen auch dazu, uns bei solchem Erzählen und Konstruieren von Geschichten in einem binären Entweder-Oder-Denken zu verfangen, wie es die aristotelische Logik nahelegt. Aber solch monokausales Einbahnstraßen- und solch Entweder-Oder-Denken hat Folgen: Das griechische Wort Aitia, das auch in dem Begriff Ätiologie (gleich medizinische Ursachenlehre) mitschwingt, bedeutet im Altgriechischen nicht nur Ursache, sondern auch Schuld. Ähnliches gilt für den lateinischen Begriff *causa*, der sowohl die Ursache als auch die juristische Verantwortung für ein bestimmtes Verhalten anklingen läßt. Das aber bedeutet, daß, wenn immer von möglichen Ursachen oder Mitursachen beim Krebs die Rede ist, die Frage der Schuld und insbesondere der eigenen Schuld für die Krankheit mitschwingt. Mit Recht wehren sich viele

Betroffene dagegen, sich zusätzlich zu ihrem Leid noch die Schuld dafür aufbürden zu lassen. Und das zielt nun auch auf Autoren ab, die den Begriff „Krebspersönlichkeit“ verwenden. Aber auch für uns als Autoren dieses Buches wird dadurch die Aufgabe nicht leichter. Denn nichts liegt uns ferner, als noch zur Verunsicherung und zum Leiden krebskranker Menschen beizutragen. Und doch könnte die auch in diesem Buch angewendete und durch die Struktur unserer Sprache und Erzählweise vorgegebene Darstellung dazu angetan sein, verunsichernd zu wirken. Wir sind jedoch vor allem an Lösungen und der Aktivierung von Ressourcen, nicht aber an Schuldzuweisungen interessiert.

III. Probleme einer theoriegeleiteten Psychosomatik

Was bedeutet „theoriegeleitet"?

Wie wir im vorigen Kapitel andeuteten, geht es in einer systemischen Psychosomatik um das Verständnis der Wechselwirkungen zwischen den Phänomenbereichen Psyche und Körper. Dazu müssen wir nun bedenken: Selbst dann, wenn solche Wechselwirkung augenfällig und plausibel ist – zum Beispiel, wenn eine traurige Nachricht einen Tränenfluß, also eine Sekretion der Tränendrüsen auslöst –, kommen zahllose Zwischenglieder oder Zwischenprozesse ins Spiel. Dazu gehören die durch die Nachricht geweckten Erinnerungen und Assoziationen, die ihrerseits bestimmte Gefühle verstärken oder abschwächen, dazu gehören die Kodierung und „Aufbereitung" dieser Gefühle und Erinnerungen durch das Zentralnervensystem, deren Bearbeitung und Weiterleitung durch das endokrine System usw. Aber je zahlreicher und komplexer diese Zwischenglieder und Zwischenprozesse interagieren, um so dringender stellt sich die Frage: Wie lassen sich diese modellieren, und vor allem, welche davon sind mit Blick auf Vorsorge und Therapie relevant?

Solche Fragen verlangen nach einer Theorie. Das Wort Theorie leitet sich von dem griechischen *theorein* ab, das sich mit Schauen, Überlegen, Untersuchen übersetzen läßt.

Man kann somit sagen: Eine Theorie ist eine durch Überlegungen gesteuerte Schau von Zusammenhängen. Sie ist, wie es Einstein einmal ausdrückte, das, was darüber entscheidet, was wir beobachten können. Diese Schau und diese Überlegungen geben dann zu Hypothesen Anlaß. Bei diesen handelt es sich um aus der Theorie ableitbare Annahmen oder, wörtlich übersetzt, Unterstellungen, die nun, um entweder bestätigt oder widerlegt zu werden, eines Forschungsdesigns bedürfen. In den Naturwissenschaften bedeutet dies zumeist, man muß bestimmte Operationen oder Experimente durchführen, wobei unter Umständen Gedankenexperimente genügen. Die Resultate solcher Experimente – ganz gleich, ob sie nun zur Bestätigung oder Widerlegung einer Hypothese führen – wirken dann auf die Theorie zurück: Diese wird modifiziert und gewinnt in der Regel an Komplexität. Daraus erwachsen dann neue Fragen und Hypothesen, die nach neuen Antworten und Forschungsdesigns verlangen, die wiederum auf die Theorie zurückwirken, was wiederum zu neuen Fragen und Hypothesen führt, usw.

„Harte" versus „weiche" Daten

In unserem Projekt hatten wir es großenteils mit Daten zu tun, die man gemeinhin als „weich" beschreibt. Als hart lassen sich Daten bezeichnen, über die sich Beobachter relativ leicht einigen können. So werden sich die Teilnehmer einer Dichterlesung leicht darauf einigen können, daß ein unter einem bestimmten Namen bekannter Autor, hinter einem harten Pult stehend, aus Werken, die er verfaßt hat, vorliest. All dies sind harte Daten im Sinne unserer Definition. Aber eine Einigung wird schwerer fallen, geht es um die Beschreibung, Erklärung und Bewertung der Inhalte, die der Dichter zu vermitteln sucht, also etwa um die Verhaltensweisen, Überzeugungen, Absichten, Motivationen und Sinngebungen seiner Romanfiguren. Denn dabei handelt es sich nun um vergleichsweise weiche Daten, das heißt Daten, deren Erfassung, Erklärung und Bewertung stark von dem beeinflußt wird, was ein Zuhörer beziehungsweise Beobachter an Vorannahmen, Erwartungen, Stimmungen, Bewertungsmaßstäben etc. einbringt. Aber auch wenn hier ein Konsensus zwischen Betroffenen und Beobachtern schwer, in einem strikten Sinne unerreichbar sein mag, gehören auch weiche Daten, wie etwa George Engel[22] nachgewiesen hat, zum Repertoire eines Wissenschaftlers.

Probleme bei der Gewinnung und Gewichtung weicher Daten

Psychotherapeuten haben es großenteils mit solch weichen Daten oder, wie es Stierlin 1981[23] beschrieb, mit einer „weichen Beziehungsrealität" zu tun. Aber kaum weniger trifft dies nun auch auf den Gegenstand der hier referierten Forschungen zu. Denn auch hier ging es um das Erfassen von Verhaltensweisen, Überzeugungen oder eben „psychischen Daten", die für seelisches – aber damit, innerhalb eines psychosomatischen Ansatzes, auch für körperliches – Überleben wichtig waren. Und dabei ging es nun oft auch um etwas, das man nicht gerne preisgibt, weil möglicherweise Angst, Scham und schuldhaftes Erleben mit hineinspielen. Interviewer, die solcherart Daten ermitteln möchten, müssen, ähnlich guten Therapeuten, zu ihren Interviewpartnern eine vertrauensvolle, wertschätzende Beziehung herstellen. Sie müssen es aber auch respektieren, wenn diese Interviewpartner Antworten zurückhalten oder vielleicht auch entstellen, um, wie sie glauben, ihren Eigenbereich zu schützen. Und dennoch läßt sich gerade in einem Projekt wie dem hier vorgestellten auf derartige Daten nicht verzichten. Ja, sie bilden ein Kernstück dieses Projekts. Man kann sogar sagen: In vielen Fällen wirken sich Fakten des weichen Bereichs wie zum Beispiel bestimmte Grundannahmen und Überzeugungen viel „härter" auf das körperliche Überleben aus als solche des harten, das heißt exakten Messungen mehr zugänglichen biologischen Bereiches. Um mit dieser Situation, wenn nicht diesem Dilemma, zurechtzukommen, war es einerseits nötig, den an diesem Projekt beteiligten Interviewern ein besonderes Training zu geben, als auch Fragemethoden anzuwenden, die falsche und irreführende Angaben zu orten erlaubten. Dazu gehörte die Verwendung eines Fragenkatalogs, der die Befragten auf unterschiedlichen Wegen an einen Fragenkomplex heranführte und dadurch Widersprüche in den Antworten in den Blick zu bringen vermochte. Dazu gehörte aber auch ein Untersuchungsdesign, das immer wieder zu überprüfen erlaubte, ob und wie weit sich Selbstaussagen mit den Außenbeobachtungen durch Interviewer und Bekannte deckten. Das bedeutet etwa: Wenn ein Mensch hoffnungslos und resigniert dahinlebt, dann bringt sich das typischerweise sowohl in seinen Selbstaussagen, in seiner Beantwortung des Fragebogens als auch in den Beschreibungen der ihm nahestehenden Außenbeobachter zum Ausdruck. Wo immer im Verlaufe des Projekts Voraussagen gemacht wurden, erwiesen sich diese um so verläßlicher und aussagekräftiger, je mehr die „subjektiven" Einschätzungen mit den „objektiven" Beschreibungen zur Deckung gebracht werden konnten, oder anders ausgedrückt, je mehr sich Beschreibungen aus den Innen- und Außenperspektiven annäherten.[24]

Es gab aber noch einen weiteren, die Untersuchung erschwerenden Tatbestand: Einerseits waren Daten zu ermitteln, die dem Datenschutz, ja der ärztlichen Schweigepflicht unterlagen. Die vielen im Laufe des Projektes befragten Menschen hatten ein Recht darauf, daß die Interviewer mit dem, was ihnen anvertraut wurde – und dazu gehörten neben den in den Interviews gewonnenen persönlichen und sozialen auch die von Haus- und Klinikärzten überlassenen medizinischen Daten – sorgsam umgingen und ihre Anonymität wahrten. Aber dieses Recht auf Datenschutz und Anonymität stand oft dem Interesse der internationalen Gemeinschaft der Forscher und Wissenschaftler entgegen, möglichst genau zu erfahren, wie, wann und von wem die Daten erhoben, wie, wann und von wem sie überprüft wurden und wie zugänglich sie weiterhin sind. Das Bestreben, beiden Anforderungen gerecht zu werden, kam somit einer Gratwanderung gleich. Wir meinen, daß sie im großen und ganzen dennoch gelang. Unter anderen hatten Professor Eysenck aus London, Professor Norbert Bischof aus Zürich und Dr. Wolf-Dieter Heller aus Karlsruhe Gelegenheit, sich von der Stimmigkeit unserer unter solchen Umständen gewonnenen Daten zu überzeugen.

IV. Überlegungen zur Theorie

Schlüsselbegriff „Selbstregulation"

Eine Theorie läßt sich, so sahen wir im vorhergehenden Kapitel, als eine Schau verstehen, die zu Überlegungen und Untersuchungen Anlaß gibt, die dann wieder differenzierend und modifizierend auf die Schau zurückwirken, eine Schau, die im gegebenen Falle die Dynamik der Wirkungen und Rückwirkungen zu erfassen sucht, die sich in und zwischen den Phänomenbereichen Psyche und Körper entfaltet. Und da stellt sich nun die Frage: Gibt es für diese Schau eine Art Wegweiser oder nun auch Schlüsselphänomen oder Schlüsselbegriff, der angesichts der enormen Komplexität der Phänomene und Interaktionen unseren Überlegungen die Richtung wies und noch weist? Wir meinen, das ist der Fall. Und der Schlüsselbegriff oder nun auch der Wegweiser unserer Theorie heißt Selbstregulation.[25]

Dazu müssen wir nun auf diesen Begriff näher eingehen und zunächst einmal beachten, daß sich dieser aus den Teilbegriffen „Selbst" und „Regulation" zusammensetzt.

Beginnen wir mit dem „Selbst", müssen wir zunächst bedenken: Die Literatur, die sich anhand des Stichwortes „Selbst" zusammenstellen ließe, würde heute Bibliotheken füllen. Aber diese Literatur erweist sich auch, geht es um systemische Theorie und Therapie, als besonders widersprüchlich. So zieht man in einem nicht unerheblichen Teil dieser Literatur gegen das Selbst, genauer, die Konstruktion eines Selbst zu Felde. Ein Beispiel dafür liefert Bateson,[26] der vielerorts – und wir meinen, zu Recht – als Vordenker im Feld der Systemwissenschaften gilt. Er schrieb etwa: „Ziehen wir innerhalb eines größeren Systems eine Grenzlinie um einen kleineren Teil, der überwiegend für dessen Steuerung und Berechnung (Computation) verantwortlich ist, dann schaffen wir ein mythisches Wesen. Dieses

Wesen nennen wir gewöhnlich ein Selbst. In meiner Epistemologie zeigt sich der Begriff des Selbst gleich anderen künstlichen Setzungen, welche Systeme oder Teile von Systemen abgrenzen, als Merkmal einer gegebenen Kultur – und keinesfalls als etwas zu Vernachlässigendes, da solche kleinen epistemologischen Ungeheuer immer die Tendenz haben, zu Kristallisationspunkten für Pathologie zu werden. Die willkürlich gesetzten Grenzen, die der Analyse von Daten nützlich waren, stecken nun allzuleicht die Fronten für Schlachtfelder ab, über die hinweg nun Feinde getötet und Umwelten ausgebeutet werden."

Aber solchen Aussagen, denen zufolge das Selbst in den Bereich der Mythologie gehört, stehen zahllose andere gegenüber, die dessen Realität und Wert betonen. Stierlin[27] ist dieser Widersprüchlichkeit an anderer Stelle nachgegangen. Hier sei nur soviel festgehalten: Bei dem, was wir ein Selbst nennen, handelt es sich um ein begriffliches Konstrukt, das sich auf vielerlei Weise und in unterschiedlichen Kontexten definieren läßt. Wir werden sogleich auf einige für uns nützliche Definitionen zurückkommen. Doch zunächst bleibt festzuhalten, daß wir, wann immer wir von einem Selbst reden, dessen Interaktionen und Abhängigkeiten von einer menschlichen Umwelt mitzubedenken haben. Daher läßt sich auch das Selbst als Ausdruck und Folge einer (mehr oder weniger) gelingenden und mißlingenden bezogenen Individuation beschreiben, wie Stierlin diese ebenfalls an dem besagten Ort genauer dargestellt hat.

Was bedeutet „Individuation"?

Dort wurde Individuation, so wie diese sich mittels eines Selbst zum Ausdruck bringt, wie folgt gekennzeichnet:

1. Ich vermag mich als jemanden zu erleben, der/die sich über alle Wechselfälle der Entwicklung hinweg seine/ihre innere Organisation bewahrt und sich das Gefühl beziehungsweise Bewußtsein einer sich gleichbleibenden Identität und Integrität erhält.

2. Ich vermag mich als Individuum von anderen Individuen abzugrenzen. Das heißt: Ich erlebe meine Bedürfnisse, meine Gefühle, meine Phantasien, meine Ideen, meine Träume, meine Erwartungen, meinen Körper als mir zugehörig und unterschieden von den Bedürfnissen, Gefühlen, Phantasien, Ideen, Träumen und Körpern anderer, insbesondere für mich wichtiger anderer wie meiner Familienangehörigen, Partner und Freunde.

3. Ich erlebe mich als ein Subjekt, das zur Intersubjektivität mit anderen Menschen bereit und fähig ist, das daher sowohl Bedeutungen zu vermitteln als auch solche von anderen aufzunehmen vermag.

4. Im Rahmen solcher Intersubjektivität erlebe ich mich als jemanden, der eigene Ziele und Werte zu definieren und, falls nötig, auch gegen wichtige andere durchzusetzen weiß und sich dazu berechtigt fühlt. So individuiert sich etwa ein Jugendlicher, indem er die lebensanleitenden Werte, die beruflichen Ziele und Delegationen, die ihm ein Elternteil vermittelt, sich nicht zu eigen macht, sondern seine eigenen Werte – zum Beispiel was Sexualität, Partnerschaft und Berufswahl anbelangt – schafft und verwirklicht.

5. Ich erlebe mich als Zentrum eigener Initiative und Täterschaft, erlebe mich als lebendiges Kraftzentrum, erlebe mich als Autor meiner Geschichte, erlebe mich dabei autonom und frei, aber auch verantwortlich für das, was ich denke, tue, anrichte, verfasse. Das schließt unter Umständen auch Verantwortung für von mir gezeigte Symptome ein.

6. Ich mache mir widerstreitende Bestrebungen und Bedürfnisse zu eigen, ich setze mich meinen inneren Konflikten aus, ertrage die Spannung der Ambivalenz oder eben auch Polyvalenz.

7. Und ich bleibe mir bewußt, daß meine Individuation auf vielfachen Abhängigkeiten beruht, ja aus diesen hervorgeht. So bleibe ich, um mich individuieren zu können, abhängig von einem funktionierenden Körper, insbesondere einem funktionierenden Gehirn und Nervensystem, von adäquater Nahrung, von sauberer Luft, einem intakten Ökosystem und nicht zuletzt von anderen Menschen und von sozialen, ökonomischen und rechtsstaatlichen Verhältnissen, wie sie in einem demokratischen Gemeinwesen gegeben sind.

Bezogene Individuation

Aber – und das ist nun die andere Seite der Medaille – um sich derart individuieren zu können, bedarf ein Selbst der anderen, das heißt, bedarf es der ihm so oder so verbundenen Menschen, die so oder so auf dieses Selbst einwirken. Daher der Begriff „bezogene Individuation". Er bringt eine Wechselwirkung oder, wenn man nun will: eine Dialektik in den Blick, die mit der Geburt – ja möglicherweise schon vor der Geburt – einsetzt und sich in jeder Phase des individuellen und familiären Lebenszyklus anders gestaltet. Dabei läßt sich wiederum zwischen einer Individuation mit den Eltern bzw. anderen wichtigen Beziehungspartnern und einer Individuation gegen die Eltern oder einfach zwischen einer „Individuation mit“ und einer „Individuation gegen“ unterscheiden. Beide Arten von Individuation bedingen und bedürfen einander. Das läßt sich etwa an der Sprachentwicklung veranschaulichen. Die Sprache entwickelt sich in der Regel mühelos im vertrauten und vertrauenden Umgang mit wichtigen anderen, vor allem der Mutter, aber auch anderen Familienmitgliedern. Aber dieselbe Sprache liefert dem heranwachsenden Kind auch die Mittel, sich abzugrenzen, das heißt, eigene Ziele, Bedürfnisse und Werte zu formulieren, die sich unter Umständen von den Bedürfnissen, Zielen und Werten der Eltern unterscheiden.

Spätestens an diesem Punkt wird deutlich, daß es für die Zwecke unserer Untersuchungen nicht ausreicht, sich nur mit den Phänomenbereichen Psyche und Körper abzugeben. Die jeweils existentiell bedeutsamen anderen, also die Mitglieder des relevanten Beziehungs- und Kommunikationssystems und deren Einfluß auf den einzelnen bilden einen nicht weniger wichtigen Phänomenbereich. Dieser Komplexität versuchte das bereits 1977 von Engel[28] vorgestellte biopsychosoziale Systemmodell Rechnung zu tragen. Dieses Modell geht davon aus, daß bei allen Erkrankungen biologische, psychische und soziale Faktoren, wenn auch in jeweils unterschiedlicher Weise und Gewichtung, ins Spiel kommen. Die hier vorgelegten Beiträge zu einer systemischen Psychosomatik und Psychoonkologie lassen sich daher innerhalb dieses Modells ansiedeln.

Unterschiedliche Szenarien einer eingeschränkten bezogenen Individuation

Wie ebenfalls von Stierlin[29] anderenorts ausgeführt wurde, können vor allem zwei typische zwischenmenschliche Szenarien eine fortschreitende und altersangemessene bezogene Individuation behindern, eines, in dem der Bindungsmodus – wir sprechen in der Folge auch von einer verstrickenden Bindung – vorherrscht, und ein anderes, in dem der Ausstoßungsmodus zur Wirkung kommt und es überhaupt an einer emotional nährenden sowie Sinn und Geborgenheit stiftenden Bezogenheit ermangelt.

Man kann daher sagen: In dem einen wie dem anderen Szenario lassen sich Rückkoppelungen zwischen den Phänomenbereichen Psyche, Körper und nun auch dem sozialen oder Beziehungsfeld beobachten. Solche Rückkoppelungen werden besonders augenfällig und beschreibbar, wo der Bindungsmodus vorherrscht beziehungsweise sich eine verstrickende Bindung zeigt. Solche verstrikkende Bindung ist von jener Sicherheit gebenden Bindung etwa des Kleinkindes an die Mutter zu unterscheiden, die, wie eine wachsende Forschungsliteratur zeigt, die Voraussetzung dafür ist, daß sich ein Kind überhaupt zuversichtlich und seiner Identität gewiß in die Welt hinauswagen und so zu individuieren vermag.[30]

Individuelle Vorerfahrungen, Erwartungen, handlungsanleitende Grundannahmen, individuelle körperliche Dispositionen und kollektiv aufrechterhaltene Beziehungsmuster und -regeln wirken bei Vorliegen einer verstrickenden Bindung so zusammen, daß fast zwangsläufig eine biopsychosoziale Notlage entsteht. Warum das der Fall ist, läßt sich bereits an einem Rollenspiel illustrieren, das man von Studenten und Fortbildungsteilnehmern in Seminaren spielen lassen kann: Dazu gibt man den Spielern die folgenden Vorgaben: Sie müssen eine Familie aus vier Mitgliedern bilden, bestehend aus zwei Eltern und zwei Kindern im Alter zwischen 17 und 19 Jahren. Die Familie wird nun einem für Bindungsfamilien typischen Ablösungskonflikt ausgesetzt: Eine Tochter etwa möchte sich verselbständigen, ihre Ferien fern von der Familie mit einem Freund verbringen. Die anderen Familienmitglieder wünschen sich gemeinsame, erholsame Ferien, bei denen die Tochter unbedingt dabeisein soll. Durch bestimmte Vorgaben läßt sich dieser Konflikt zuspitzen. Dazu gehört etwa die Vorgabe, daß sich alle Familienmitglieder gemäß der Grundannahme verhalten müssen: „Mir geht es nur gut, wenn es allen anderen auch gutgeht." Damit aber ist ein unlösbarer Konflikt zwischen den Bedürfnissen der individuationswilligen Tochter und denen der anderen Familienmitglieder programmiert. Halten sich die Spieler exakt an die Vorgaben, dann bietet die Familie bald ein Bild von Lähmung und Müdigkeit. Mehr noch: Nicht selten klagt alsbald der eine oder die andere über körperliche Beschwerden, Schmerzen im Rücken oder im Kopf, Druck auf der Magengegend, vermehrten Harndrang und ähnliches. Und dies oft schon nach nur 20 Minuten Spielzeit.

Natürlich gleicht in der Realität keine Familie der anderen, was Art und Stärke der Somatisierungstendenzen anbelangt. Und doch lassen sich in der klinischen Praxis bei stark gebundenen Familiensystemen solche Tendenzen vermehrt beobachten. So vermochte etwa der Familientherapeut Salvador Minuchin[31] in derartigen Systemen Phänomene wie Verstrickung (enmeshment), Konfliktvermeidung, eine harmonisierende Überfürsorglichkeit und in vielen Fällen auch eine Umleitung von elterlichen Konflikten auf das eine oder andere Kind zu beschreiben, Phänomene, die sich alle als Ausdruck und Folge rekursiver bindungsverstärkender Prozesse beschreiben lassen. Dabei handelte es sich vorwiegend um Familien, bei denen eine psychosomatische Problematik wie eine Anorexia nervosa oder ein schwer einstellbarer Diabetes mellitus im Vordergrund standen. Inzwischen gibt es eine kaum mehr übersehbare Literatur zur Familienpsychosomatik, als einer von deren Pionieren Minuchin gelten darf. An manchen der von Minuchin gewählten Beschreibungen wurde inzwischen – zu Recht, wie wir meinen – Kritik geübt, sie erwiesen sich jedoch im Ganzen als wichtige Beiträge zu einer fälligen systemischen biopsychosozialen Krankheitstheorie. Diese bringt jeweils typische biopsychosoziale Problemkonstellationen in den Blick, in denen jeweils ein eher durch den Bindungsmodus oder durch den Ausstoßungsmodus bestimmtes, beziehungsweise ein zentripetales versus zentrifugales Ablösungs- und Individuationsszenarium vorherrscht, wobei sich nun auch von jeweils unterschiedlichen Szenarien der bezogenen Individuation sprechen läßt.

Das Selbst vergleichbar einem inneren Parlament

Welche Szenarien sich aber auch ausbilden mögen, es bringen sich darin nun Konflikte – vielleicht genauer, Weisen des Umgangs mit Konflikten – zum Ausdruck, die sich von Fall zu Fall eher im biologischen, eher im psychischen, eher im sozialen Phänomenbereich oder eher in den zwischen diesen Phänomenbereichen erfolgenden Wechselwirkungen ansiedeln lassen. Und mit Blick auf diese Konflikte kommen wir nun wieder auf das Selbst zurück.

Wie schon angedeutet, lassen sich dem Konstrukt Selbst je nach angelegter Perspektive und Fragerichtung unterschiedliche Bedeutungen beilegen. Mit Blick auf das angedeutete biopsychosoziale

Konfliktpanorama erscheint nun eine dieser Bedeutungen besonders zentral, und das ist die Konstruktion oder das Bild eines Selbst, das einem inneren Parlament vergleichbar ist. Dieses Bild verdanken wir dem Heidelberger Familientherapeuten Gunther Schmidt[32]. In solchem inneren Parlament bilden nun die unterschiedlichen Seelen in des einzelnen Brust, das heißt, dessen unterschiedliche, vegetative oder Triebbedürfnisse, dessen unterschiedliche ihm von den Eltern oder auch Großeltern delegierten Aufträge, dessen so oder so als miteinander streitend erlebten oder konstruierten Überlebensinteressen gleichsam Fraktionen, die herausgefordert sind, mit anderen Fraktionen Kompromisse auszuhandeln. Denn nur, wo das gelingt, funktioniert des Individuums Außenvertretung, das heißt, vermag er oder sie relativ ambivalenzfrei zu handeln. Eine Kompromiß- und Lösungsfindung wird indessen verhindert, sobald zwei oder mehrere Fraktionen miteinander im Clinch liegen, oder wenn eine Fraktion in den Untergrund gedrängt, und das kann nun heißen, dissoziiert oder abgespalten wird, – unter Umständen so dissoziiert und abgespalten, daß sie sich nur noch durch Symptome Geltung zu verschaffen vermag. Und diese wiederum beeinträchtigen nunmehr des Individuums biopsychosoziales Funktionieren. Wobei sich an Terroristen denken läßt, die, weil im Parlament nicht zugelassen, aus dem Untergrund heraus das soziale Gemeinwesen zu behindern, wenn nicht zu lähmen vermögen. Sicher: Dies sind nur Bilder oder nun auch Metaphern, mit denen wir uns vereinfachend vorzustellen versuchen, was sich in und zwischen den körperlichen, psychischen und sozialen Phänomenbereichen abspielt. Immerhin erscheint gerade das Bild eines inneren Parlamentes nützlich, wenden wir uns wieder dem Begriff zu, der vor allen anderen als Schlüsselbegriff unserer Theorie gelten darf: dem der Selbstregulation.

V. Selbstregulation und unser biologisches Erbe

Ein „systemischer Reigen"

Bei dem Begriff „Selbst", so sahen wir, handelt es sich um ein Konstrukt, das je nach angelegter Perspektive Unterschiedliches in den Blick bringt. Das, was wir Selbstregulation nennen, verweist nun in erster Linie auf die Fähigkeit und Bereitschaft des einzelnen, sowohl autonom als auch im Einklang mit seinem inneren Parlament zu handeln. Wie aber ist das möglich?

Die Antwort auf diese Frage erschwert sich durch die Mehrdeutigkeit, die dem Begriff „Selbstregulation" innewohnt. Denn neben den bereits erwähnten Bedeutungen, die der Begriff des Selbst anklingen läßt, kommt noch eine weitere ins Spiel. Sie bringt sich in Redewendungen wie „es geschieht von selbst" oder „es reguliert sich von selbst" zum Ausdruck und vermittelt sich auch in den Begriffen „Selbstorganisation" und „Autopoiese", die, wie unter anderem Humberto Maturana und Francisco Varela[33] gezeigt haben, für die Theorie lebender Systeme immer wichtiger wurden.

Wir erwähnten bereits, wie komplex die Prozesse sind, die einem Organismus das Überleben ermöglichen. So sterben laufend Milliarden seiner Zellen ab, und es bilden sich laufend Milliarden neuer. So verfeinern das Immunsystem, das endokrine System und das neuronale System in ständigen Lernprozessen gleichsam immer wieder des Körpers Überlebensstrategien, so kommt es zu einer zunehmenden Vernetzung und darin, wenn man so will, zu einem immer komplizierteren Reigen der sich gegenseitig steuernden Prozesse. Das bedeutet auch, Heilung kann stets nur Selbstheilung sein: Ein Arzt vermag lediglich zu verhindern, daß dieser Reigen in einer Weise blockiert oder behindert wird, die der Selbstorganisation und dem Überleben abträglich ist.[34] Bleiben wir aber bei dem Bild eines solchen systemischen Reigens, dann stellt sich als weitere Frage: Wie bringt sich darin eine individuelle Autonomie zur Wirkung, die letztlich darauf abzielt, daß sich die Körperprozesse von selbst regulieren – Prozesse, die sich nun wieder darauf auswirken, wie ein Individuum oder nun auch ein Selbst seine Autonomie (wörtlich übersetzt: seine Eigengesetzlichkeit) erlebt und ausübt? Und unsere Antwort darauf lautet nunmehr: Das geschieht dadurch, daß dieses Individuum lernt, so zu denken und so zu handeln, daß es immer wieder die Bedingungen herstellt, unter denen Selbstregulation eben im Sinne eines sich selbst regulierenden körperlichen Geschehens möglich wird.

Lernen, der Weisheit des Körpers zu trauen

Und das schließt nun Verschiedenes ein. So bedeutet es: Dieses Individuum lernt darauf zu vertrauen, daß sich die Fraktionen seines inneren Parlamentes letztendlich immer wieder miteinander arrangieren werden, gibt man ihnen nur die Gelegenheit dazu. Was in der Regel wiederum bedeutet, man lernt, über geraume Zeit hinweg die Spannung der Ambivalenz oder gar Polyvalenz zu ertragen und es sozusagen dem Unbewußten zu überlassen, ein Arrangement zu finden, mit dem alle Fraktionen zu leben vermögen. Und das bedeutet weiter: Man lernt der Weisheit des Körpers zu vertrauen, lernt dabei zu beobachten, zu erkennen und zu unterscheiden, was diesem Körper guttut und was nicht. Was wiederum bedeutet: Man läßt sich in diesem Lern- und Unterscheidungsprozeß von dem leiten, was auf Dauer mit Lust und Wohlbefinden einhergeht.

Dabei sind die Worte „auf Dauer" zu unterstreichen. Denn das schließt weitgehend jene Art von Wohlbefinden aus, die nur kurzfristig durch Genußmittel wie etwa Nikotin oder Alkohol erreicht, langfristig aber um den Preis von Körperschäden und Lebensbeeinträchtigung erkauft wird.

Auf Dauer realisiertes Wohlbefinden läßt sich so einmal als Ausdruck und Folge eines funktionierenden inneren Parlamentes verstehen, dessen Fraktionen haben es gelernt, auch bei gegensätzlichen Interessen ohne Hader miteinander zurechtzukommen. Das kommt dann der Kommunikations- und Handlungsfähigkeit des Individuums zugute: Es setzt sich realistische Ziele, die ihm, erreicht es sie, Erfolgserlebnisse verschaffen. Es gewinnt Kraft für seine

Lebensbewältigung und damit auch für das Erleben von Lebensfreude. In solchem Wohlbefinden vermittelt sich weiter: Dieses Individuum vermag sich auf die Rhythmen einzustimmen, die im Verlauf einer langen planetarischen Koevolution die Körper der Lebewesen mit ihren Umwelten verkoppelten. So etwa auf die Rhythmen, die sich im Wechsel von Tag und Nacht oder von Jahreszeiten bekunden. Es läßt sich auch von (mehr oder weniger umweltabhängigen) biopsychosozialen Ausgleichsbewegungen oder eben Rhythmen sprechen, die ebenfalls Ausdruck und Folge eines immer wieder realisierten Wohlbefindens sind, so Rhythmen von Schlafen und Wachen, von Hunger und Sättigung, Einatmen und Ausatmen, Erregung und Beruhigung, Anspannung und Erholung.

Diese in unserem biologischen Erbe verankerten Rhythmen können in Intervallen von Sekunden, Minuten, Tagen, Wochen, Monaten oder Jahren zur Wirkung kommen. Sie zeigen sich uns als Bedingung und Folge eines dauerhaft realisierten und realisierbaren Wohlbefindens und damit auch einer dauerhaft realisierten und realisierbaren Selbstregulation. Selbstregulation und Wohlbefinden erscheinen daher immer (mehr oder weniger) gefährdet, lebt man gleichsam quer zu diesen Rhythmen. Das trifft etwa auf Schichtarbeiter und Fluglotsen zu, die sich aus dem normalen Schlaf-Wach-Rhythmus oder auf Anorektikerinnen oder Bulimikerinnen, die sich aus dem normalen Hunger-Sättigungs-Rhythmus ausklinken. Aber es gilt letztlich für alle Verhaltensweisen, die dazu angetan sind, im täglichen Leben angesichts der Anforderungen einer fälligen bezogenen Individuation Ausgleichsbewegungen und Selbstregulation zu beeinträchtigen.

VI. Störungen der Selbstregulation

In dem hier beschriebenen Forschungsprojekt kamen zunehmend zwei Grundformen einer gestörten Selbstregulation in den Blick. Diese ließen sich in der Folge differenzieren und zu anderen Formen in Beziehung setzen. Für diese Grundformen boten sich die Bezeichnungen „Hemmung" und „hilflose Erregung" an.[35]

Hemmung

Von Hemmung läßt sich immer dann sprechen, bleiben Bedürfnisse unbefriedigt und Antriebssysteme gelähmt, die mit Blick auf Selbstregulation überlebenswichtig sind, so etwa Bedürfnisse nach Entspannung, nach Angenommenwerden und nach Wertschätzung durch wichtige Beziehungspersonen wie Eltern, Ehepartner, Kinder, Berufskollegen und Vorgesetzte, nach Erlösung vom Joch verinnerlichter Verpflichtungen und Zwänge. Aber gelähmt erscheinen oft auch Bedürfnisse und Antriebe, die auf die Abgrenzung von anderen, die Gewinnung und den Erhalt eines Eigenbereiches, die Durchsetzung eigener Wünsche und Interessen abzielen und damit zu Konflikt und Verletzung Anlaß geben können.

Im einzelnen kann hier Unterschiedliches das Erscheinungsbild bestimmen. So kann dies überwiegend Apathie sein: Man hat es aufgegeben, noch aktiv – zum Beispiel durch Wechsel einer Beziehung oder des Arbeitsplatzes – etwas zum Besseren wenden zu wollen. Daher leben diese Menschen mit Hoffnungslosigkeit, Resignation, ja oft dem (nach außen meist nicht zur Schau getragenen) Wunsch dahin, lieber sterben als leben zu wollen. Solche Apathie resultiert auch aus ihrer Erwartung, die anderen müßten eigentlich ihre Bedürfnisse erkennen und befriedigen, ohne daß sie selbst aktiv zu werden brauchten. Es läßt sich von einer – nun immer wieder frustrierten – passiven Erwartungshaltung sprechen.

Oder die Hemmung bekundet sich in einem Harmonisieren-wollen um jeden Preis: Man stellt die eigenen Bedürfnisse konstant zurück, zeigt niemals die eigene Bedürftigkeit und Enttäuschung und versucht, doch nach außen zu strahlen.

Andere gehemmte Menschen – und sie liefern eine weitere Erscheinungsvariante – versuchen stets, nur vernünftig zu handeln. Wir sprechen von einem rational-antiemotionalen Verhalten, das heißt einem Verhalten, das sich weder von Gefühlen leiten lassen noch durch Gefühle zum Ausdruck bringen möchte.

In anderen Fällen geht es den Betroffenen vor allem darum, beileibe nicht hypochondrisch oder gar hysterisch zu wirken. Das wären schlimme irrationale, wenn nicht pathologische Züge, die sie niemals bei sich zulassen könnten.

Bei noch anderen Gehemmten springt eine übertriebene, gegen sie selbst gerichtete Härte ins Auge. Weder gönnen sie sich Erholung, wenn sie erschöpft und ausgelaugt sind – so gehen sie etwa auch dann noch zur Arbeit, wenn sie 38 Grad Fieber haben –, noch scheint es sie zu kümmern, daß sie sich immer wieder schädigenden Umwelteinflüssen aussetzen.

Wie immer aber auch Hemmung in Erscheinung treten mag, sie zeigt sich, schauen wir genauer hin, typischerweise als Ausdruck und Folge tiefer Ängste: so Ängste vor dem Verlassen-, Zurückgestoßen-, Verletztwerden, die gewöhnlich im Kontext starker verstrickender – oder nun auch hemmender bzw. lähmender – Bindungen entstehen.

Hilflose Erregung

Herrscht dagegen hilflose Erregung vor, scheinen Antriebe, die der Durchsetzung vitaler Bedürfnisse dienen sollen, ziellos und dauerhaft aktiviert. Die Betroffenen erregen sich leicht, sei dies, wenn ihnen ein Auto die Vorfahrt nimmt, sei dies, wenn ihnen etwas – durch eigenes oder fremdes Zutun – mißlingt, sei dies, wenn sie sich in ihrem Beruf oder ihrer Ehe eingeengt und ungerecht behandelt fühlen. Auch solch hilflose Erregung läßt lebenswichtige Bedürfnisse unbefriedigt oder genauer: Sie verhindert ein Handeln, das zu ihrer Befriedigung führen könnte. Und zu solchen Bedürfnissen gehört wiederum das Bedürfnis nach Entspannung, nach Regeneration, nach einem Zustand inneren Gleichgewichtes, nach einem, wenn man so will, Frieden mit sich selbst und anderen, der einer gelingenden Selbstregulation den Boden bereiten könnte. So läßt sich auch hier von verinnerlichten Zwängen, wenn nicht Gefängniswänden sprechen, gegen die der Gefangene, sich immer wieder erregend, anrennt, ohne sich doch befreien zu können.

Hemmungs-Übererregungs-Spiralen

Es läßt sich erwarten, daß bei einzelnen Menschen entweder Lähmung oder hilflose Erregung über längere Zeiträume vorherrschen. Die hier vorgestellten Überlegungen, unsere klinischen Erfahrungen wie auch die Ergebnisse der hier beschriebenen Forschungsprojekte legen es indessen nahe, daß Hemmung und hilflose Erregung sich nicht ausschließen, sondern daß sie im Gegenteil miteinander abwechseln beziehungsweise auseinander hervorgehen können, wobei Selbstregulation, wie wir sie definiert haben, so oder so gestört bleibt. In solchen Fällen läßt sich von Hemmungs-Übererregungs-Spiralen sprechen. Für solch eine Spirale liefert das Leben des Herrn A. ein Beispiel.

Herr A. lebt mit seiner Ehefrau und drei Kindern zusammen, aber die Bindung an seine Mutter bleibt ungebrochen stark, ja sie verstärkt sich noch, als die Mutter hinfällig wird und von ihrem Sohn vermehrt Zuwendung einklagt. Die Ehefrau stört sich zunehmend an dieser Bindung und weist Herrn A. daher mehr und mehr ab. Dadurch erregt sich dieser. Er kritisiert seine Frau, möchte sie dadurch veranlassen, sich ihm wieder zuzuwenden und ihn wertzuschätzen. Aber das mißlingt ihm. Im Gegenteil: Seine Kritik verletzt seine Frau und läßt sie ihn noch mehr zurückweisen. Herrn A.s Schmerz, aber auch sein Wunsch, von ihr dennoch geliebt zu werden, verstärken sich weiter. Indessen bleibt er gehemmt, wenn es darum geht, seine Schwäche wie auch seine positiven Gefühle für seine Frau zu äußern. So sucht er Entspannung durch Alkohol und Entspannung versprechende Medikamente. Sein Alkoholkonsum macht ihm jedoch an seinem Arbeitsplatz zu schaffen. Er fällt hier unliebsam auf, und sein Vorgesetzter schilt seine Arbeit schlampig und ihn verantwortungslos. Da er sich aber bislang selbst als perfekt und verantwortlich definiert und sich auch entsprechend verhalten hat, regt er sich innerlich auf. Er versucht, seine Frau für seinen Zustand verantwortlich zu machen, schafft dies aber nicht, weil er sich im Sinne eines rational-antiemotionalen Verhaltens gehemmt zeigt und er auch zunehmend weniger weiß, ob und wie sie an seinem Alkoholkonsum schuldig ist. So nimmt seine Leistungsfähigkeit weiter ab. Zugleich wächst sein Schlafbedürfnis. Aber er schläft schlecht, da ihn zu viele negative Gedanken plagen. Er ernährt sich zunehmend ungesund, bewegt sich nur wenig und wird übergewichtig. Einige Jahre später erkrankt er an Diabetes und Bluthochdruck. Im 52. Lebensjahr verstirbt er an einem Herzinfarkt.

Gemeinsamkeiten und Unterschiede zwischen Hemmung und hilfloser Erregung

Weitere Gemeinsamkeiten wie auch Unterschiede zwischen Hemmung und hilfloser Erregung zeigen sich, greifen wir wieder auf das Bild eines inneren Parlaments zurück. Man kann dann sagen: In beiden Fällen vermögen die Fraktionen, die darin überlebenswichtige Bedürfnisse und Antriebe vertreten, sich nicht miteinander zu arrangieren und sich gegenseitig ihr Recht zuzugestehen. Das wiederum verhindert fällige Ausgleichsbewegungen bzw. Rhythmen, wie wir sie als Ausdruck und Folge gelingender Selbstregulation beschrieben haben. Entweder bleiben Antriebssysteme und Bedürfnisse, die an solchen Ausgleichsbewegungen beteiligt sein sollten, unterdrückt, oder sie blockieren sich in einer Weise, die auf Dauer ein zielgerichtetes, das heißt der Bedürfnisbefriedigung dienendes Handeln verhindert. Es fehlt, so läßt sich auch sagen, die Fähigkeit und/oder Bereitschaft, die Spannung der Ambivalenz zu ertragen oder, etwas anders ausgedrückt, es fehlt das Vertrauen in das immer wieder zum Zuge kommende Selbstregulations- beziehungsweise das Ambivalenzauflösungspotential des eigenen Unbewußten.

Unterschiede und Gemeinsamkeiten zwischen den genannten Formen einer gestörten Selbstregulation verdeutlichen sich ferner, vergegenwärtigen wir uns, was wir bereits über sich rekursiv erhaltende und verstärkende Bindungsprozesse andeuteten. Es läßt sich in beiden Fällen von – weitgehend selbstkonstruierten – Ketten sprechen. Und dabei handelt es sich nun vorwiegend um verinnerlichte Grundannahmen und Leitunterscheidungen, innere Landkarten oder Skripte, die jeweils Handeln anleiten, Ziele vorgeben und Wege zur Lösung von Problemen aufzeigen, dies aber nun so tun, daß der einzelne, anstatt eine Lösung zu finden, immer wieder in Sackgassen gerät. Was kennzeichnet diese Grundannahmen, Landkarten und Skripte?

Diese verdichten sich oft, so zeigt die klinische Erfahrung, in typischen verinnerlichten Kernsätzen oder Leitmotiven. So etwa: Nur wenn ich die Liebe und Anerkennung meiner mich bislang zurückweisenden Mutter gewinne, darf und kann ich mich entspannen, kann ich mich geborgen fühlen, finde ich meinen inneren Frieden und Lebenssinn. Oder: Nur wenn ich es doch in meiner immer unerträglicher werdenden Ehe aushalte, kann ich vor Gott, vor meinen Eltern und mir selbst bestehen. Oder: Nur wenn ich beruflich das leiste, was mein Vater von mir erwartet, kann ich aufhören zu schuften. Oder: Nur wenn es mir gelingt, meinen Beziehungspartner zu ändern, darf ich mich frei fühlen. Oder: Nur wenn ich durchhalte und kämpfe, mich zusammenreiße und keine Schwäche zeige, bin ich etwas wert, etc., etc.

Diese Andeutungen dürften weiter verdeutlichen: Die zentralen handlungsanleitenden Grundannahmen, Leitunterscheidungen, Erwartungen und Skripte lassen sich oft auf elterliche – ja oft schon großelterliche – Delegationen zurückführen, wie Stierlin[36] diese anderenorts beschrieben hat. Und gerade diese sind nun oft dazu angetan, die Betroffenen unlösbaren Konflikten auszusetzen. Dies kann etwa der Fall sein, wenn die von einer starken Elternpersönlichkeit ausgehenden Aufträge in sich widersprüchlich sind, zum Beispiel, wenn ein Auftrag lautet: Werde ein großer Künstler und vermehre den Ruhm der Familie – und ein anderer, gleichzeitiger Auftrag: Trenne dich nicht von uns, gehe nicht deine eigenen Wege, bleibe immer zutiefst mit den Eltern verbunden. (Diesen Konflikt stellt etwa der Film „Shine“ dar, worin ein junger Pianist unter der Last solch widersprüchlicher Delegationen schließlich zusammenbricht.) Weiter können sich anhaltende Auftrags- und Loyalitätskonflikte ergeben, wenn Aufträge darauf hinauslaufen, das Leben eines verstorbenen oder ausgestoßenen Familienmitgliedes zu leben. Dabei können neben einem Denken im Sinne eines strikten Entweder-oder ein kindliches, magisch-konkretistisches Denken und Gerechtigkeitsempfinden dazu beitragen, das Dilemma und damit die Ausweglosigkeit des Delegierten zu verstärken.

Im Rahmen des Grossarth-Maticekschen Forschungsprojektes stellte sich die Aufgabe, den angedeuteten Phänomenen mit Hilfe eines detaillierten Fragenkatalogs gerecht zu werden. Er findet sich im Anhang II, 3. Dieser versuchte zu erfassen, wie und wieweit sich ein Individuum im beschriebenen Sinne selbst reguliert, und das heißt nun, wie es über die Zeit hinweg überlebenswichtige Bedürfnisse zum Ausdruck bringt, befriedigt und überlebenswichtige Antriebe aktiviert, es auf seine Gesundheit achtet und sich dabei auf die erwähnten Rhythmen einstimmt.

Die im Anhang I auf Seite 133 wiedergegebene Tabelle 1 liefert die Datenbasis für die nachfolgende Abb. 1. Die Tabelle und Abbildung 1 zeigen, wie sich von 5716 befragten Frauen und Männern Selbstregulation im Hinblick auf Grad und Geschlecht verteilte. Dabei wurde eine von 1 bis 6 reichende Punkteskala verwendet. Ein Punkt bedeutete eine sehr schlechte, sechs Punkte bedeuten eine optimale Selbstregulation. Um der Übersichtlichkeit willen wurden auf der Graphik nur die Kategorien „gut reguliert“ und „schlecht reguliert“ abgebildet. Es zeigen sich erhebliche Unterschiede, betrachten wir die Selbstregulation mit Blick auf Geschlechtsunterschiede: Die Frauen schneiden deutlich besser ab als die Männer.

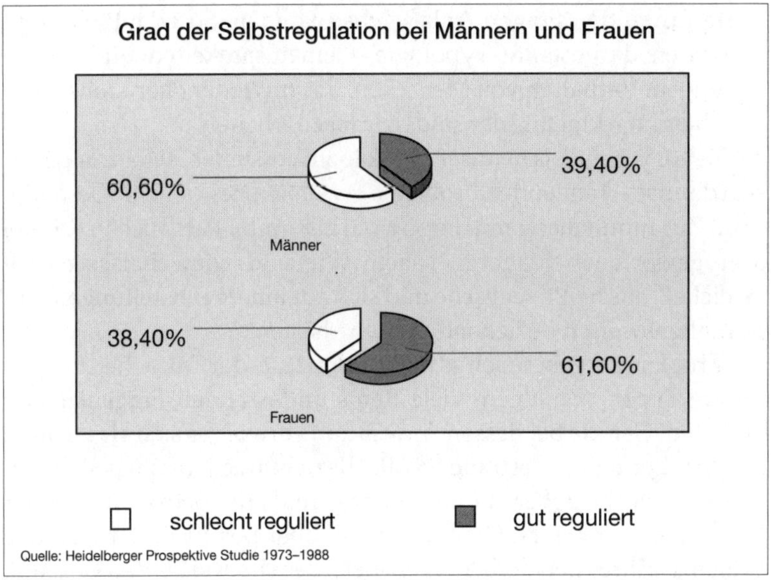

Abb. 1

VII. Eine empirisch begründete Typenlehre

Probleme bei der Erstellung und Nutzung von Typologien

Beschreiben wir Typen, so können dies nur, wie der Soziologe Max Weber[37] zeigte, Idealtypen sein: Auch bei genauester Beobachtung bleiben Typen Konstrukte. Und doch sind diese Konstrukte, wie Weber ebenfalls darlegte, von Wert – und das auch dann, sollte ihnen in der Wirklichkeit kein Fall genau entsprechen. Sie sind von Wert, weil sie differenzierende Vergleiche erlauben, die wiederum, wie schon ausgeführt, unsere Theorie verfeinern und damit zu weiterführenden Fragen Anlaß geben können. So erlaubte die im folgenden dargestellte Typologie, Gemeinsamkeiten und Unterschiede im Verhalten von Menschen, die entweder eher krebs- oder eher herzinfarktgefährdet sind, herauszuarbeiten.

Bevor wir indessen unsere Typologie vorstellen, seien einige der sich damit verbindenden Probleme erwähnt. Diese sind insbesondere im Zusammenhang mit der sowohl in Kapitel 1 als auch in Kapitel 3 aufgeworfenen Frage zu sehen: Wie und wieweit lassen sich „weiche", das heißt, seelische und sich auf innere Einstellungen und Verhaltensweisen beziehende Daten „härten"?

Probleme ergeben sich so nicht zuletzt aus der Tatsache, daß sich unsere Typen von einem viele Items umfassenden Fragenkatalog herleiten. Gerade bei dessen Anwendung erwies es sich als wichtig, zu den Befragten vertrauensvolle Beziehungen herzustellen. Zu diesem Zwecke ließen die InterviewerInnen die Betroffenen in der Regel in der ersten halben Stunde frei über positive oder negative Erlebnisse ihres Lebens berichten. Bei jedem Item erklärten sie dann, wie es aufzufassen sei. Möglichen Mißverständnissen suchten sie zu begegnen, indem sie systematisch nachfragten, weshalb eine bestimmte Frage so oder so beantwortet wurde. Fehlten einführende Gespräche und Erklärungen und wurden die Antworten der Versuchspersonen nicht überprüft, wurde also der Fragenkatalog ohne weitere Erklärung einfach „abgehakt", dann blieben die Typen inkonsistent, und es ergaben sich auch keine signifikanten Korrelationen zwischen einzelnen Antwortmustern und dem Gesundheitsstatus. (Es erwies sich aber, das sei noch einmal angemerkt, als nicht weniger wichtig, die sich aus den Innenperspektiven der Betroffenen ergebenden Antworten zum Fragebogen durch die von Interviewern und Bekannten eingebrachte Außenperspektive „abzusichern".)

Weiter bleibt zu beachten: Typologien verleiten uns, Kontexte auszublenden. Sie legen nahe, wir könnten dadurch Charakterzüge und Persönlichkeitsmerkmale erfassen, die ein Mensch ein für alle Male hat und die er in unterschiedlichen Situationen, mit unterschiedlichen Menschen und zu unterschiedlichen Zeiten unverändert zum Ausdruck bringt. Das aber ist, wie wir bereits in unseren Überlegungen zum Thema „Kontext" andeuteten, nicht der Fall. Vor allem kann nun solche Kontextvergessenheit bewirken, daß Ressourcen – in der Person oder im System – übersehen werden. Und solche Kontextvergessenheit kann uns nur allzu schnell auch dazu verleiten, unbesonnen von einer Krebspersönlichkeit oder Herzinfarktpersönlichkeit zu sprechen – was, wie schon ebenfalls angedeutet wurde, bei Betroffenen unnötige Schuldgefühle und Selbstvorwürfe auslösen könnte.

Und schließlich: Wenn wir schon Typen konstruieren, dann müssen wir damit rechnen, daß wir es in der Regel mit Mischtypen zu tun haben, zu deren genauerer Erfassung es unter Umständen komplizierter statistischer Verfahren bedarf.[38]

Vorteile der hier verwendeten Typologie

Behalten wir indessen die genannten Probleme und Einschränkungen im Auge, erwies es sich dennoch für die Zwecke unseres Projektes nützlich, eine Typologie zu erstellen. Als Vorteile solcher Typologie dürfen gelten: Sie ist sowohl theoriegeleitet als auch empirisch begründet. Sie bringt Wechselfälle der Selbstregulation und bezogenen Individuation in den Blick, die sowohl für Krankheitsentwicklung als auch für Krankheitsverhütung relevant sind. Und dabei weist sie den vorhergehend beschriebenen Grundformen einer gestörten Selbstregulation, „Hemmung" und „hilflose Erregung", eine zentrale Rolle zu. So bringen sich in solcher Typologie unterschiedliche Weisen zum Ausdruck, durch die ein Mensch so oder so mit Hemmung und hilfloser Erregung umzugehen gelernt hat, welchen Preis an Gesundheit er dafür möglicherweise bezahlt, und wie er dabei Selbstregulation in dem oben beschriebenen Sinne verwirklicht oder verfehlt.

Greifen wir wieder auf das Bild eines inneren Parlaments zurück, dann spiegelt unsere Typologie Weisen des Funktionierens oder Nichtfunktionierens dieses Parlamentes wider. Oder, vielleicht genauer ausgedrückt; sie spiegelt wider, wie sich bestimmte, überlebenswichtige Bedürfnisse und Antriebssysteme entweder blockieren oder nicht blockieren, ob und wie es zu einem Arrangement zwischen den inneren Parteien kommt, oder, noch anders ausgedrückt, wie ein Individuum mit Ambivalenz oder gar Polyvalenz umgeht. Wir können schließlich die Typologien im Hinblick darauf betrachten, wie ein Individuum Angst erlebt und verarbeitet, die entsteht, wenn gleichzeitige und annähernd gleich starke Gefühls-, Bewertungs- und Verhaltenstendenzen sich gegenseitig blockieren und so ein zielgerichtetes, der Bedürfnisbefriedigung dienendes Verhalten verhindern.

Insgesamt ließen sich mit Hilfe des in Anhang II, 7 (Seite 175 ff.) wiedergegebenen Fragenkatalogs sechs Typen ausmachen, die sich mit Blick auf gezeigtes Verhalten, handlungsanleitende Grundannahmen und typische Beziehungsmuster wie folgt unterscheiden:

Typ I

Menschen, deren Verhalten dem Typ I entspricht, zeigen sich vor allem bei der Befriedigung und Aktivierung solcher Bedürfnisse und Antriebe gehemmt, die sie selbst und wichtige andere als selbstsüchtig und eigennützig empfinden und bewerten. Es handelt sich etwa um das Bedürfnis, sich frei von allem Druck entspannen und regenerieren zu können, aber auch um das Bedürfnis, eigene Wege zu gehen, über sich selbst zu bestimmen, sich gegen wichtige andere abzugrenzen und durchzusetzen. Sie sind hier gehemmt, weil die Befriedigung dieser Bedürfnisse in ihrer inneren Landkarte einen Verrat, ein Versagen, eine Abkehr von den Menschen oder Zielen bedeuten würde, an deren Anerkennung und Erreichung ihnen alles gelegen ist. Um solchen Erwartungen gerecht zu werden, nehmen sie vieles in Kauf. Dabei verzweifeln sie, verlieren sie alle Hoffnung, oder sie werden hyperaktiv bis zur Erschöpfung. Innerlich fühlen sie sich leblos und gestreßt, nach außen hin aber zeigen sie sich harmonisierend, verständnisvoll, überfleißig und überbesorgt. Dadurch vermögen sie zwar ihre Angst einzudämmen, aber nicht den Folgen zu entgehen, die aus der eigenen chronischen Überlastung resultieren. Man kann auch sagen: Hier wird Ambivalenz bewältigt, indem man nur ihre positive Seite auslebt. Alles, was negativ bewertet wird – und dazu rechnet nun alles als aggressiv, kritisierend oder egoistisch wahrgenommene Verhalten – bleibt im inneren Parlament unberücksichtigt, wird nicht gewürdigt, hat keine Stimme, wird in den Untergrund verbannt. Dieser erste Typus vermittelt sich etwa in dem folgenden Kapselporträt (das, wie auch alle folgenden Porträts, sich zwar auf konkrete Personen bezieht, doch eben als Konstruktion oder vielleicht richtiger, als eine mögliche, vereinfachende Skizzierung eines Idealtypus zu verstehen ist).

Frau B. wirkt insgesamt ruhig und zurückhaltend. Sie geht stets bereitwillig und verständnisvoll auf die Probleme anderer Menschen ein. Sie neigt dazu, bedrückende oder bedrohliche Zustände in ihrer näheren Umgebung sowie in der Gesellschaft wahrzunehmen und darunter zu leiden. Aber sie lehnt sich nicht dagegen auf. Ihre einzige Tochter verlor sie durch einen Autounfall, als diese 19 Jahre alt war. Diese Tochter war ihre ganze Freude, sie hatte für sie gelebt und sich für sie aufgeopfert. Nach deren Tod war sie lange Zeit wie gelähmt. Sie begriff wohl mit dem Verstand, daß ihre Tochter nicht wieder lebendig werden konnte, aber das schien nichts an ihrem Zustand zu ändern. Gegenüber dem Fahrer des Unglücksautos, den das Gericht für schuldig befunden hatte, vermochte sie keinen Haß oder Verbitterung zu empfinden. Der „Arme" konnte ja auch nichts dafür. Um sich von ihrem Leid abzulenken, versuchte sie jahrelang, ganz in ihrer Arbeit als Sekretärin aufzugehen – mit dem Resultat, daß sie sich körperlich und seelisch zunehmend auslaugte. Ihren Zigarettenkonsum verdoppelte sie während dieser Zeit von 15 auf 30 Zigaretten täglich. Ihr Leid behielt sie lieber für sich, weil sie damit andere Menschen nicht belästigen wollte, und auch glaubte, daß keiner sie letztlich verstehen könne. Sie vermochte auch nichts zu tun, was ihre Lage hätte verändern können. Ihre eigene Mutter hatte sie sehr geliebt, zu ihrem Vater aber nicht die gewünschte Nähe finden können. Als die Mutter starb, war sie 20 Jahre alt gewesen. Damals hatte sie der Tod der Mutter ähnlich belastet wie später der Tod der Tochter, der sie allerdings dann noch viel härter traf. Drei Jahre nach dem Interview erkrankte Frau B., die damals 58 Jahre alt war, an einem kleinzelligen Bronchialkarzinom, an dem sie dann innerhalb eines Jahres verstarb.

Typ II

Im Gegensatz zum Typ I, dessen Verhalten vorrangig durch Harmonisierenwollen bestimmt ist, fällt es Betroffenen des zweiten Typus offenbar nicht schwer, Aggressionen und Frustrationen zu zeigen. Eher im Gegenteil: Sie finden immer wieder Ziele für ihre Attacken und Beschwerden, und das gibt ihnen möglicherweise kurzfristig ein Gefühl von Stärke. Aber da auch sie nichts wesentlich an ihrer Lage, das heißt vor allem, an ihrer Beziehung oder beruflichen Situation zu verändern vermögen, bleibt es letztlich immer wieder bei hilfloser Erregung. Diese macht ihnen dann angst, was wiederum die Erregung verstärkt. Man kann sagen, auch hier wird auf Dauer nur eine Seite der Ambivalenz ausgelebt oder, um wieder das Bild des inneren Parlaments zu verwenden, es wird nur die kämpferische Fraktion, die Mißstände anprangert, zugelassen. Die Fraktion dagegen, die sich um Kompromisse mit dem anderen und um das Verständnis des anderen bemüht, der ihm entgegenkommen und ihn verstehen möchte, bleibt in den innerparlamentarischen Untergrund verbannt. Die folgende Skizze beschreibt das Verhalten eines solchen Menschen.

Herr C. reagiert schon bei – in der Sicht Außenstehender – kleinsten Abweisungen und Irritationen heftig, nicht selten sogar mit Beleidigungen und Drohungen. Stets fällt es ihm schwer, seiner Erregung Herr zu werden. Als er elf Jahre alt war, starb seine Mutter. Sie war, so glaubt er, die einzige Person, die ihn jemals so verstanden und angenommen hat, wie er ist. Er beschreibt, wie sich ihm als Kind zwei Welten auftaten. Die eine war die Welt der Mutter. Mit ihr zusammen zu sein, regte ihn an und erfüllte ihn. Die Welt ohne Mutter war dagegen langweilig, leer und bedrückend. Nach dem Tode der Mutter absolvierte er Schule und Medizinstudium mit Glanz und avancierte zum erfolgreichen Facharzt. Die Sehnsucht nach der Mutter verließ ihn jedoch nie, und der Vergleich mit allen ihm bekannten Frauen fiel stets zugunsten der Mutter aus. In einem Restaurant erinnert er sich beispielsweise daran, wie gut seine Mutter gekocht hatte. Er zettelt einen Streit mit Kellner und Küchenpersonal an. Der Streit führt zu nichts, läßt ihn jedoch sich hilflos erregen. Dauernd beschäftigt ihn die nicht zu beantwortende Frage: „Warum mußte meine Mutter sterben und all die Idioten auf der Welt nicht?" Herrn C.s Weltsicht ist ausgesprochen negativ. Ständig bemerkt er unheilvolle Entwicklungen in Politik, Wirtschaft, Kultur und Umwelt. Daraus malt er sich das Bild einer unausweichlich dem Untergang zutreibenden Welt, die er indessen selbst verachtet und der er daher nicht nachweinen würde. In Zuständen hilfloser Erregung neigt er dazu, sich überwiegend fetthaltig zu ernähren, da ihm dies, wie er meint, hilft, sich zu beruhigen.

Er wurde zunehmend übergewichtig und rauchte zwischen 20 und 30 Zigaretten täglich, „nur zur Beruhigung vom Streß". Im 57. Lebensjahr erlitt er einen Herzinfarkt, dem sich eine erfolgreiche Bypaßoperation anschloß.

Typ III

Individuen, deren Verhalten sich dem Typ III zuordnen läßt, haben es, wenn man so will, mit einem inneren Parlament zu tun, in dem es zu häufigen heftigen Fehden kommt, ohne daß aber auf Dauer eine Fraktion dominiert. So kommt es zu erheblichen intrapsychischen „Reibungsverlusten". Auch nach außen wirken diese Menschen oft zerrissen: Im längeren Zeitverlauf erscheinen sie immer wieder von gegensätzlichen Antrieben und Zielen beherrscht. Dabei bricht oft Angst durch. So kann es auch zu Phasen kommen, in denen über längere oder kürzere Zeit entweder Hemmung oder hilflose Erregung vorherrscht. Die inneren Konflikte geben auch zu äußeren Konflikten Anlaß: Man projiziert die eigene, jedoch sich nicht zu eigen gemachte Gewinn- und Machtsucht auf andere, rekrutiert diese anderen gleichsam als Projektions- und Austragungsorte der eigenen Binnenkonflikte, bekämpft so die negative innere Konfliktpartei in diesen, riskiert dadurch jedoch das Auseinanderbrechen bestehender und unter Umständen existentiell wichtiger Beziehungen. So läßt sich insgesamt von einem streckenweise neurotisch oder gar psychotisch anmutenden, aber letztendlich doch flexiblen, das heißt auf Dauer dem Überleben nicht abträglichen Verhalten sprechen. Herr D. liefert dafür ein Beispiel.

Herr D. wirkt nicht selten entspannt, humorvoll und an die gegebene Situation angepaßt. Aber dann erscheint er wieder von Ängsten beherrscht und gehemmt. Gefällt ihm ein Mensch, sucht er ungestüm dessen Nähe. Aber das kann schnell zu dicht werden. Er fühlt sich dann leicht abgewiesen und stellt nun eine – für den Außenstehenden – unangemessen große Distanz her.

In seiner Erinnerung war seine frühe Beziehung zur Mutter wechselhaft. In bestimmten Kontexten und zu bestimmten Zeiten fühlte er sich von ihr geliebt, in anderen zurückgewiesen und verlassen. Als wechselhaft lassen sich auch seine Beziehungen zu Frauen beschreiben. Auch bei diesen schlägt das Pendel zwischen Nähe und Distanz oft extrem aus. Phasenhaft neigt Herr D. dazu, sich gesundheitsbewußt zu verhalten. Er trinkt dann wenig Alkohol, raucht nicht, bewegt sich viel und ernährt sich gesund. Aber dem folgen Phasen, wo er alle guten Vorsätze in den Wind zu schlagen scheint und wieder vermehrt raucht und trinkt. Seine Mitmenschen erleben ihn dann als selbstdestruktiv, aber auch als egoistisch und uneinfühlsam. Körperlich blieb Herr D. bis zu seinem 50. Lebensjahr – dem Zeitpunkt, zu dem das letzte Interview stattfand – gesund, obschon ihn immer wieder Ängste und hypochondrische Neigungen belasteten.

Typ IV

Bei Menschen, deren Verhalten wir dem Typ IV zuordnen, läßt sich von einem auf Dauer funktionierenden inneren Parlament sowie einer gelingenden Außenvertretung sprechen. Sie vermögen einerseits, eine große Palette unterschiedlicher Gefühle und Bedürfnisse zuzulassen und auszudrücken, und vermögen andererseits zu lernen, wie sich diese Bedürfnisse auch unter veränderten Lebens- und Beziehungsbedingungen befriedigen lassen. Das heißt, sie lernen aus Versuch und Irrtum oder, systemisch etwas ungelenker ausgedrückt, sie sind bereit und fähig, ihr Verhalten, aber möglicherweise auch ihre Ziele und Grundannahmen, im Lichte des Feedback zu korrigieren, das ihnen aus ihrem Verhalten erwächst. So vermögen sie auch auf Dauer Nähe und Distanz erfolgreich zu regulieren. Und so maximieren sie auch Selbstregulation in dem von uns definierten

Sinne: Sie schaffen immer wieder aktiv die Bedingungen, unter denen sich ihr Organismus, soweit dies möglich ist, von selbst zu regulieren vermag. So vermögen sie sich auch immer wieder ein Wohlbefinden zu verschaffen, das seinerseits ihrer Selbstregulation zugute kommt. Frau E. entspricht etwa diesem Typus.

Über längere Zeiträume wirkte Frau E. lebendig, ausgeglichen und entspannt. Sie ist das dritte Kind aus einer bäuerlichen Großfamilie. Dort erlebte sie sowohl Zuneigung als auch Ablehnung von den ihr nahen Menschen. Ihr Ehemann fiel im 1. Weltkrieg, als sie 19 Jahre alt und gerade schwanger war. Sie lebte den Rest ihres Lebens bis ins hohe Alter von 93 Jahren unverheiratet und überlebte auch ihre Tochter. Sie ernährte sich gesund mit frischem Obst und Gemüse, selbstgebackenem Vollkornbrot, Reis und Milch und genoß das ihr daraus erwachsende körperliche Wohlgefühl. Sie sagte: „Ein bißchen Hunger vor dem Essen steigert die Freude daran, während sich die Freude an der Verdauung durch die Ballaststoffe steigert." Sie merkte, daß selbst kleine Dosen von Kaffee sie ängstlich erregten und lernte daher, Kaffee zu meiden. Sie hatte auch nie das Bedürfnis, eine Zigarette zu rauchen oder Alkohol zu sich zu nehmen. Sie liebte ihre Tochter und ihre vier Enkelkinder, drängte sich diesen aber nie auf und akzeptierte deren Eigenbereiche. Sie war religiös, betete aber nur, wenn sie dazu einen inneren Drang verspürte. Sie war nicht geneigt, ihre Ansichten anderen Personen aufzuzwingen. Sie genoß die Nähe zu ihren Mitmenschen, konnte aber auch immer wieder zu diesen auf Distanz gehen und sich mit sich selbst beschäftigen.

Immerhin: Frau E. erschien nicht immer ausgeglichen. Es gab auch Zeiten, wo sie in Depressionen verfiel, ja sich von ihren Nachbarn verfolgt fühlte und deshalb die Hilfe der Polizei in Anspruch nahm. Dann wirkte sie auch erregt. Aber sie fand immer wieder einen Weg, sich aktiv von ihren Depressionen und paranoid gefärbten Vorstellungen zu befreien. Sie sagte: „Wenn ich innerlich gelähmt bin, muß ich wohl etwas kämpfen, um mir wieder Klarheit zu schaffen." Manchmal erschien sie auch übererregt, ja manisch. War das der Fall, konnte sie sich durch stundenlange Spaziergänge helfen, während derer sie laut „Opernsingen" improvisierte, obschon sie keine Opernmelodien kannte. Mit 93 Jahren starb Frau E. betend und im Frieden mit sich selbst.

Typ V

Auch Menschen des Verhaltenstypus V versuchen, Ambivalenz und Konflikt zu vermeiden. Um das zu erreichen, entwickeln und verklären sie Rationalität. Wir erleben sie als hochgradig vernunft- bzw. prinzipiengesteuert. Dennoch können sie meist nicht vermeiden, daß sich in ihnen von Zeit zu Zeit bestimmte Bedürfnisse und Gefühle unerwartet zur Geltung bringen. Bleiben wir wieder bei dem Bild des inneren Parlaments, dann ist es, als werde die über lange Perioden nach vernünftigen Grundsätzen herrschende Regierungspartei plötzlich durch Attentate der aus dem Gefühlsuntergrund operierenden Oppositionspartei erschüttert. Das geht dann mit Angst und hilfloser Erregung einher. Auch Selbstmordversuche können die Folge sein, wie dies auf Herrn F. zutrifft:

Herr F. präsentiert sich seinen Mitmenschen als ein „Kopfmensch", der durch die Klarheit seiner Gedanken und seine Sachkenntnis beeindruckt. Gefühle läßt er in der alltäglichen Kommunikation nur selten erkennen. Er sagt zum Beispiel nicht: „Das Essen schmeckt sehr gut", sondern: „Das Essen ist hochinteressant." Herr F. wurde in seiner Kindheit eher kalt, abweisend und rational „behandelt". Er, wie auch seine beiden Geschwister, können sich nicht erinnern, daß es zwischen ihnen und ihren Eltern je zu körperlichen Kontakten kam. Diese Eltern, beide Akademiker, erwarteten von ihren Kindern, aber vor allem von Herrn F., ihrem hochbegabten Ältesten, herausragende Leistungen. Und diese Erwartung erfüllte Herr F.: Er entwickelte sich zum bewunderten Abiturienten, Studenten und Universitätsprofessor. Wie bei sich selbst verabscheute er auch bei seinen Studenten Mittelmäßigkeit. Der Bewertungsmaßstab war auch hier die nach rationalen Kriterien zu beurteilende Leistung. Wurden die erwarteten Leistungen erbracht, konnte dies Herrn F. eine Weile zufriedenstellen, wenn nicht, neigte er dazu, depressiv zu reagieren und seinen Studenten und sich selbst Vorwürfe zu machen. Manchmal schien es, als wolle er dem Gefängnis seiner Rationalität entkommen, indem er ein manisch getöntes Verhalten an den Tag legte. So bat er einmal ihm unbekannte Frauen auf der Straße, ihm zu sagen, ob sie ihn bedingungslos lieben könnten. Als sie dies ablehnten, entschied er sich, sich im Leben noch stärker von Rationalität leiten zu lassen. Trotzdem oder deswegen, seine Depressionen verstärkten sich zunehmend. Um mit ihnen fertig zuwerden, mußte er immer höhere Dosen von Antidepressiva einnehmen. Im Alter von 73 Jahren beendete er sein Leben durch Selbstmord.

Typ VI

Menschen schließlich, deren Verhalten wir dem Typ VI zuordnen, lassen uns an ein chaotisch dahinwurstelndes und korruptes inneres Parlament denken. Bestimmte Bedürfnisse und Antriebssysteme setzen sich darin immer wieder unbekümmert um das „Gemeinwohl", das heißt, ohne Rücksicht auf mögliche negative Konsequenzen sowohl für das eigene Überleben als auch für das Befinden der Mitmenschen durch. Es fehlen verbindliche Normen und Spielregeln, die notwendige Grenzen hätten setzen können. Sowohl asoziales wie süchtiges Verhalten finden sich häufig und ergeben eine letztlich auf Selbstdestruktion abzielende Mischung. Zu diesen Menschen läßt sich Herr G. rechnen.

Herr G. wirkt zuzeiten freundlich-kumpelhaft, zu anderen feindselig und erregt. Er verwickelt sich immer wieder in undurchsichtige Geschäfte, wobei er potentiellen Gläubigern und Gönnern große Gewinnchancen ausrechnet. Manchmal hat er mit seinen Geschäften Erfolg, aber häufiger schlagen sie fehl. Hat er Erfolg, dann deckt er sich mit Alkohol ein und spendiert davon großzügig seinen Freunden und Gläubigern. Verlangen diese aber Geld zurück, erinnert er sich an keinerlei Zusagen und läßt es sogar, wenn es sein muß, zu einem Handgemenge kommen. Wird er von Frauen oder Berufskollegen zurückgewiesen, verhält er sich diesen gegenüber zunächst freundlich und stellt auch, wo immer er sich Erfolg verspricht, keine Forderungen. Das tut er jedoch, sobald man ihm Zuneigung entgegenbringt. So oder so brechen seine Beziehungen immer wieder auseinander.

Von seinen Eltern und Geschwistern hatte er den Eindruck, daß sie ihn nur duldeten, nicht aber wirklich mochten. Da sein Werben um Zuneigung immer wieder scheiterte, versuchte er sich mehr und mehr durch Alkohol und Drogen Gefühle von Glück und Geschätztsein zu verschaffen. Im Laufe der Jahre bedurfte es dazu zunehmend mehr und härterer Drogen, zu denen schließlich auch Heroin gehörte. Kurzfristige Entzüge waren keine Hilfe, er starb im 46. Lebensjahr an einer Überdosis.

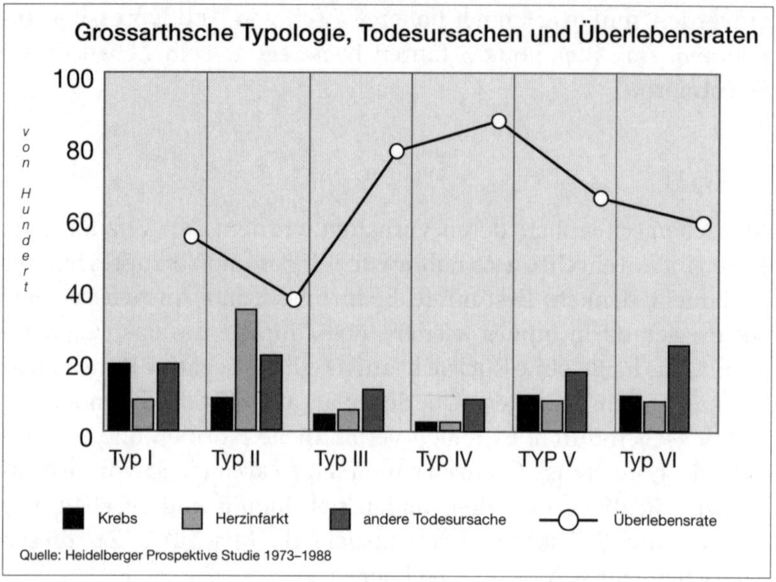

Abb. 2

Abbildung 2 erlaubt einen Überblick dahingehend, wie sich bei 3231 untersuchten Personen in den sechs Typen unterschiedliche Todesursachen unterschiedlich stark manifestieren, wobei lediglich die drei Kategorien „Krebs" (304 Personen), „Herzinfarkt" (379 Personen) und „andere Todesursachen" (523 Personen) berücksichtigt wurden. Insgesamt 2505 Personen lebten noch nach einem Beobachtungszeitraum von 15 Jahren. Zugleich markiert die dargestellte Graphik die jeweiligen Überlebensraten. Sie zeigt deutlich, daß Typ I anfälliger für Krebs, Typ II anfälliger für Herzinfarkt ist und daß Typ IV die höchste Überlebensrate aufweist, dicht gefolgt von Typ III. Die entsprechende Tabelle 2 findet sich in Anhang I, 2.

Wir müssen indessen im Auge behalten: Reine Typen sind selten. Im allgemeinen hatten wir es mit Mischtypen beziehungsweise Kombinationen von Typen zu tun, die wir mit Hilfe von genaueren Analysen und von Korrelationen der erhaltenen Antworten zu erfassen suchten.

VIII. Verhaltensmuster bei Krebs?

Mögliche psychologische Risikofaktoren

Im vorausgehenden Kapitel skizzierten wir eine Typologie von Verhaltensmustern, die sich dem Konzept einer (mehr oder weniger gelingenden oder mißlingenden) Selbstregulation verdankt. In diesem Kapitel möchten wir näher auf die Verhaltensmuster eingehen, die für die Krebsproblematik, genauer, für Fragen nach der Entwicklung, Verhütung und Therapie einer Krebskrankheit relevant sind.[39] Wie wir sahen, trifft dies vor allem für Verhaltensmuster zu, die sich im Typ I zum Ausdruck bringen. Daher stellen sich uns folgende Fragen: Wieweit zeigt sich uns dieses Verhaltensmuster auch unter anderen Blickwinkeln als dem, der durch unsere Fragen vorgegeben war? Kommen dabei ähnliche, wenn auch unterschiedlich benannte Faktoren in den Blick? Wieweit finden sich diese auch in anderen Verhaltensmustern? Inwiefern läßt sich dabei von Streß sprechen; ja, was ist hier unter Streß zu verstehen? Oder, nun vielleicht genauer: Wieweit zeigt sich hier Streß als Ausdruck und Folge einer von außen kommenden Belastung, einer inneren Konfliktlage und Motivationsdynamik, oder einer von innen wie von außen beschreibbaren Wechselwirkung zwischen beiden?

Um diesen Fragen nachzugehen, tun wir indessen gut daran, die obige Typologie zunächst im Hintergrund zu lassen, da sie unseren Blick ungebührlich einengen könnte. Denn wir bemühen uns nunmehr um ein Spektrum möglicher psychologischer Risikofaktoren, das sich unterschiedlichen Zugängen verdankt.[40] (Zum Zwecke der Abgrenzung von nichtpsychologischen, später noch zu besprechenden Risikofaktoren sprechen wir im folgenden auch vereinfachend vom psychologischen Faktor oder auch vom psychosozialen Status.)

Allerdings, gerade hier müssen wir im Auge behalten, daß jeder der im folgenden angedeuteten Zugänge zu psychologischen Risikofaktoren auch seine Grenzen hat, die sich aus dem jeweiligen Setting der Beobachtung und seiner Beschreibung ergeben. Anders ausgedrückt, wir müssen im Auge behalten, daß wir es zum Teil mit äußerst „weichen Daten“ zu tun haben, die eben mit großer Vorsicht zu behandeln sind.

Dennoch, auch weiche Daten haben, wie wir schon betonten, ihren Wert – bleiben wir uns des Kontextes bewußt, innerhalb dessen sie gewonnen wurden.

Weiche Daten von Wert liefern etwa Selbstdarstellungen Betroffener, die sich zum Teil literarischer Mittel bedienen. Im deutschen Sprachraum rechnen dazu die Bücher „Mars“ von Fritz Zorn[41], „Leben wäre eine prima Alternative“ von Maxie Wander[42] und „Diktate über Sterben und Tod“ von Peter Noll[43]. Besonders die Schilderungen des krebskranken Autors von „Mars“ zeichnen ein Bild innerer Lähmung und Blockade, wie es sich auch im Verhaltensmuster des Typus I zum Ausdruck bringt. Daneben gibt es inzwischen viele Selbstdarstellungen Krebskranker, die zum größeren Teil unpubliziert oder schwer zugänglich blieben. So oder so erlauben sie uns einen Einblick in deren Erlebniswelten und innere Parlamente und lassen uns an ihrer Auseinandersetzung mit dem Krebsleiden teilnehmen. So hatten auch wir, die Autoren dieses Buches, immer wieder Gelegenheit, auf Symposien und Kongressen, die einer Krebsthematik gewidmet waren, von persönlich Betroffenen zu hören. Stierlin erinnert sich etwa an eine junge, an einem Brustkrebs erkrankte Ärztin, die auf einem solchen Symposium anhaltend über ihre berufliche, seelische und Beziehungssituation vor und während ihres Krebsleidens berichtete. Sie stellte sich als extrem belastet oder vielleicht richtiger, selbstbelastend in der vorhergehend beschriebenen Weise dar.

Aber so aufschlußreich solche literarischen Zeugnisse und Berichte auch sein mögen, sie bleiben – unter einer ganz persönlichen Perspektive verfaßte – Einzelberichte. Daher bleibt fraglich, ob und wieweit sich daraus Schlüsse über psychologische Risikofaktoren im allgemeinen ziehen lassen. Und dies nun vor allem angesichts der Tatsache, daß es mannigfaltige Krebsformen und -entwicklungen von, sowie Auseinandersetzungen mit dem Krebsleiden gibt.

Wichtige Erkenntnisse vermitteln uns weiter Ärzte und Psychotherapeuten, die Kranke mit unterschiedlichen Krebsformen und Verläufen zum Teil über lange Zeiträume behandelten und beobachteten. Sie lassen uns miterleben, wie Betroffene ihre Krebskrankheit erlebten und sich damit auseinandersetzten. Dazu gehören etwa Lawrence LeShan[44], Claus B. Bahnson[45], M. Reznikoff[46] und die Simontons[47], die ihre Erfahrungen mit Krebspatienten zum Teil schon in den 50er Jahren zu veröffentlichen begannen.

Besondere Beachtung verdient unter diesen unseres Erachtens LeShan, der, soweit wir es überblicken, bislang die wohl ausgiebigsten Erfahrungen mit der Psychotherapie von Krebskranken zu gewinnen vermochte. Viele seiner Beschreibungen Krebskranker fügen sich in das Bild des Typus I ein. Er spricht etwa von der enormen „bottled up" Energie, die er oft hinter dem Bild von Gelähmtheit und stiller, aber nicht zugegebener Verzweiflung spürte, das ihm viele dieser Patienten und Patientinnen boten. Er deutet an, wie sich solche Blockierung psychischer Energie als Ausdruck und Folge von – diesen Klienten unlösbar scheinenden – „Zwickmühlen" verstehen läßt, worin lebensanleitende und Lebenssinn verbürgende Grundannahmen und Delegationen in einem harten Entweder-oder beziehungsweise in „Sackgassen der Kompromißlosigkeit" aufeinanderprallen. Aber er läßt auch immer wieder die aus langer psychotherapeutischer Erfahrung gewonnene Zuversicht aufleuchten, daß in nicht wenigen Fällen sich Zwickmühlen auflösen und Energien so freisetzen lassen, daß sich der Selbstregulation und damit dem Leben neue Chancen eröffnen.

Zusammenfassend läßt sich hier sagen: Viele der Autoren, die als Psychotherapeuten mit Krebskranken arbeiten, liefern uns Beschreibungen, die sich großenteils dem Bild, das sich uns im Verhaltenstypus I vermittelt, einfügen. Die Rede ist etwa von dauernder Selbstüberforderung, Gefühlsunterdrückung, Subdepression, Antriebsdämpfung, Durchhalten trotz Resignation, Harmoniestreben, Konfliktvermeidung etc. Aber es finden sich auch, das sei ebenfalls gesagt, nicht wenige Autoren, die sich solche Beschreibungen nicht zu eigen machen bzw. die dadurch erfaßten Gemütszustände lediglich als Ausdruck und Folge der inneren Auseinandersetzung mit dem Krebsleiden gelten lassen.

Insgesamt bleiben die angedeuteten Beschreibungen eher individuumzentriert. Dem Beziehungsfeld, in dem existentiell wichtige Bindungen, Delegationen, Grundannahmen und Leitunterscheidungen zur Wirkung kommen, schenken sie in der Regel weniger Beachtung. Und auch hier bleibt zu berücksichtigen: Die Beobachtungen wurden an vergleichsweise kleinen Gruppen von Klienten gemacht. Die an diesen gewonnenen Erkenntnisse lassen sich, falls überhaupt, nur vorsichtig und bedingt verallgemeinern.

Familienperspektiven

Eine Einzeltherapie läßt sich als ein psychologisches Labor verstehen, das Einblicke in die innerpsychische Konflikt- und Motivationsdynamik vor allem einer Einzelperson ermöglicht. Familien- und systemische Therapien bringen dagegen vorrangig die Interaktionen von Individuen innerhalb von deren (in der Regel existentiell bedeutsamen) Beziehungs- und Kommunikationsgemeinschaften in den Blick. Mit Blick darauf ließen sich bei nicht wenigen Familien von Krebskranken, die über mehrere Jahrzehnte hinweg an dem von Stierlin geleiteten Institut gesehen wurden, Muster einer verstrikkenden Bindung ausmachen, wie sie bereits in Kapitel 4 angedeutet wurden. Diese Muster wiederum konnten vieles an den von den Betroffenen gezeigten seelischen Zuständen und Verhaltensweisen verständlicher machen.

1988 berichteten Wirsching[48] und seine Mitarbeiter ausführlich über solche Muster der Interaktion bei 45 Familien Bronchialkrebskranker. Diese Familien wurden im Rahmen eines an dem genannten Institut durchgeführten Forschungsprojekts über mehrere Jahre hinweg beobachtet und betreut. In weitgehender Übereinstimmung mit Minuchins Beschreibungen und Konzepten (siehe S. 41) ließen sich diese Familien mit nur einer Ausnahme als verstrickt gebunden einstufen. Im einzelnen unterschieden hier Wirsching und seine Mitarbeiter zwischen drei Mustern der Familienbeziehung.

Das erste Muster wurde von über der Hälfte der Familien gezeigt. Darin sprangen die folgenden Merkmale ins Auge:

- Zentripetale[49], bindende Kräfte, wie sie zuvor von Stierlin konzipiert worden waren, überwogen.
- Die Familie grenzte sich stark gegen das menschliche Umfeld ab.
- Die Sorge füreinander war groß: Die Familienmitglieder kümmerten sich fast ausschließlich um das Wohlergehen der anderen. Eigene Bedürfnisse meldeten sie nicht an.
- Die Familie wirkte erstarrt: Es zeigte sich wenig Tendenz zu Entwicklung und Veränderung.

– In der Komplementarität ihrer Rollen ergänzten sich die Mitglieder fast nahtlos.
– Die Mitglieder harmonisierten, das heißt, sie vermieden Konflikte sowohl untereinander als auch mit der Außenwelt.
– Im Verlauf des Interviews übten die Mitglieder kaum Kritik aneinander.

In der damals vorliegenden Literatur wurden solche Familien als „starre und verfilzte" (rigid and enmeshed), als „psychosomatische" oder eben auch als gebundene Familien beschrieben.[50]

Dem von Wirsching und seinen Mitarbeitern ausgemachten zweiten Muster ließ sich ein Drittel (15 von 45) der Familien zuordnen. Bei diesen erschienen der familiäre Zusammenhalt und die Konfliktvermeidung beziehungsweise das Harmoniestreben besonders ausgeprägt. Diese Charakteristika zeigten sich den Interviewern jedoch weitgehend als Ausdruck und Folge von deren Belastung durch die Krebskrankheit. Deswegen bot sich hier auch die Bezeichnung „krankheitsbelastete Familie" an.

Im dritten Muster zeigte sich zusätzlich zu den schon genannten starken Bindungskräften eine besonders starke Tendenz, sich gegen die Außenwelt abzuschotten. Gleichzeitig war eine extreme Konfliktspannung spürbar, die sich in relativ offen geführten Familiengesprächen zum Ausdruck brachte. Allerdings, nur vier der insgesamt 45 Familien ließen sich diesem Muster zuordnen.

Vieles deutete darauf hin, daß diese drei Muster schon vor Auftreten der Krebskrankheit eines Mitgliedes gebahnt waren. Aber sicher können wir dessen nicht sein. So gilt auch für diese – unseres Wissens erstmals in Deutschland an Familien mit Krebskranken durchgeführte – Studie: Auch sie ist, wie die sogleich zu besprechenden retrospektiven Studien, jenen Studien zuzuordnen, von denen sich wohl wertvolle Einsichten und Anregungen, aber keine Befunde erwarten lassen, die geeignet wären, bestimmte Hypothesen überzeugend zu bestätigen oder zu widerlegen.

Wir können, das obige zusammenfassend, sagen: Die Settings, sowohl der Einzel- als auch der Familien- und systemischen Therapie, ermöglichen gleichsam einen Tiefenblick in die seelischen und Beziehungsfaktoren, die bei einer Krebserkrankung ins Spiel kommen können. Und dieser Tiefenblick läßt in vielen Fällen genauer hervortreten, was sich im Verhaltensmuster von Typ I andeutete.

Aber die genannten Settings und Weisen der Beobachtung erlauben kaum Aussagen, die sich verallgemeinern und durch akzeptierte wissenschaftliche Methoden absichern lassen. Diesem Mangel versuchen daher verlaufsbeobachtende Studien abzuhelfen, die größere Gruppen von Probanden untersuchen und miteinander vergleichen.

Verlaufsbeobachtende Studien

Die Anzahl solcher weltweit durchgeführter Studien ist heute kaum mehr zu übersehen. Sie variieren je nach Design, nach Zahl und Art der verglichenen Gruppen und nach den Zeiträumen, die jeweils erfaßt wurden. Wobei wieder gilt, daß jedes Design bestimmte Erkenntnisse ermöglicht und andere erschwert oder möglicherweise verhindert – und das unabhängig von der Frage, wie „stimmig" in sich das Design ist, und wie sorgfältig geforscht und mit den Daten umgegangen wurde.

Für die Zwecke einer ersten Orientierung läßt sich hier zwischen retrospektiven und prospektiven Studien unterscheiden. Bei retrospektiven Studien geht man von bereits eingetretenen Krebserkrankungen aus und fragt rückblickend nach medizinischen und psychischen wie sozialen Faktoren, die mit Blick auf die Entwicklung der Krebskrankheit einen Unterschied gemacht haben könnten. Die so gewonnenen Erkenntnisse sind oft wertvoll, weil anregend. Aber sie sind offensichtlich mit Vorsicht zu bewerten. Vor allem lassen sie die Frage unbeantwortet, ob die anzunehmenden psychologischen und auch körperlichen Risikofaktoren schon vor Ausbruch der Krankheit bestanden, oder ob sich diese als Ausdruck und Folge der seelischen Auseinandersetzung mit der Krankheit und der Belastung durch die Krankheit verstehen lassen. Weiter gibt es hier viele Möglichkeiten, in der Erinnerung Daten zu verfälschen. Insgesamt gesehen gilt daher: Es lassen sich durch retrospektive Studien kaum Hypothesen prüfen, deren Bestätigung oder Widerlegung zur Begründung, Verwerfung oder Modifizierung einer Theorie führen könnte.

Das gilt weniger für prospektive Studien, von denen inzwischen weltweit ebenfalls eine größere Anzahl publiziert wurde. Reinhold Schwarz[51] gibt hier einen Überblick.

Eine „nur bedingt prospektive" Studie

Den prospektiven Studien läßt sich auch eine Untersuchung zurechnen, die in den frühen 80er Jahren an dem von Stierlin geleiteten Universitätsinstitut von Wirsching und seinen Mitarbeitern[52] durchgeführt wurde. Zum Vergleich wurden zwei Gruppen von Frauen herangezogen, bei denen ein Knoten in der Brust entdeckt worden war. Hier war erfahrungsgemäß mit einer etwa 50%igen Wahrscheinlichkeit zu erwarten, daß es sich um eine gutartige Mastopathie oder einen bösartigen Krebs handelte. Alle Frauen wurden in einem halbstrukturierten Interview befragt. Aufgrund dieser Befragung machten die Interviewer Voraussagen dahingehend, ob der Knoten sich als gutartig oder bösartig herausstellen würde. Die kurz danach durchgeführte Biopsie ließ dann erkennen, ob die Voraussage zutraf oder nicht. Bei ihren Voraussagen ließen sich die Interviewer von Annahmen über mögliche psychologische Faktoren leiten, die damals in der psychoonkologischen Literatur (wie auch in der von Grossarth-Maticek durchgeführten Jugoslawienstudie) als relevant erachtet worden waren. Sie finden sich zum Teil im Verhaltensmuster des Typus I wieder. Zu den Charakteristika, auf die sich die damaligen Voraussagen stützten, gehörten Gefühlsunterdrückung bei gleichzeitiger Tendenz, Gefühle explosiv zu äußern, keine oder nur geringe vor der Operation gezeigte Angst, Rationalisierung, altruistisches Verhalten, betont nach außen gezeigte Autonomie, heldenhaftes Sichzusammennehmen und forcierter Optimismus. Anhand der Interviewprotokolle machten sowohl die Interviewer selbst wie auch „blinde Bewerter" Aussagen dahingehend, ob eine gutartige oder bösartige Geschwulst vorlag. Eine richtige Diagnose ließ sich bei den von Krebs befallenen Patientinnen in 83 % beziehungsweise 94 % der Fälle (das heißt, je nachdem der Interviewer selbst oder ein blinder Bewerter die Voraussage machte), bei denen mit gutartigen Geschwülsten in 71 % beziehungsweise 68 % der Fälle voraussagen. Allerdings machte später Schwarz anhand einer ähnlichen von ihm durchgeführten Studie geltend, daß das in der Heidelberger Studie nicht genügend erfaßte gleichsam unterschwellige Vorwissen betroffener Patienten um ihre Krebsdiagnose die Ergebnisse der Studie verfälscht haben könnte, was wir heute im Rückblick auch nicht ausschließen können.

Wie dem auch sei: Bei den Studien von Wirsching, Schwarz und deren Mitarbeitern läßt sich bereits von prospektiven Studien sprechen, da in beiden Fällen Voraussagen gemacht und getestet wurden. Aber der Zeitraum zwischen Interview und Biopsie war vergleichsweise kurz, es handelte sich oft nur um eine Sache von Tagen, ja manchmal nur von Stunden. So läßt sich hier besser von „nur bedingt" prospektiven Studien sprechen.

Längerfristig angelegte prospektive Studien

In den prospektiven Studien, die innerhalb des Grossarth-Maticekschen Gesamtprojekts durchgeführt wurden, waren die Zeiträume hingegen vergleichsweise lang, typischerweise lagen 15 und mehr Jahre zwischen der ersten und letzten Datenerhebung. So war zu erwarten, daß sich dadurch gerade langfristig zum Zuge kommende körperliche wie auch seelische und Beziehungsfaktoren erfassen ließen. Letztere konnten einerseits langfristig wirkende innere Einstellungen bzw. Verhaltensweisen oder, in Wechselwirkung damit, langfristig zur Wirkung kommende Beziehungsmuster beziehungsweise Systemkräfte sein, die sich wiederum auf die individuellen Einstellungen und Verhaltensmuster auswirkten.

Das Grossarth-Maticeksche Gesamtprojekt umfaßte mehrere Arten von prospektiven Studien. Eine (relativ frühe) Studie setzte bei Probanden an, bei denen bereits eine Krebserkrankung diagnostiziert worden war. Hier ging es darum, Faktoren zu ermitteln, die sich sowohl günstig als auch ungünstig auf den Verlauf der Krankheit auswirken konnten. Und das waren im Lichte der uns leitenden Theorie nun vorrangig Faktoren, die bei diesen Menschen Selbstregulation in dem von uns definierten Sinne begünstigten oder erschwerten.

Fragen wir aber danach, welche Faktoren dazu beitragen können, daß ein zunächst sich als gesund (oder nur wenig krank) darstellender Mensch eine Krebskrankheit (oder andere schwere Krankheit) entwickelt, dann reicht es nicht aus, bei Probanden anzusetzen, bei denen bereits ein Krebs diagnostiziert worden ist. Vielmehr gilt es nun, später validier- beziehungsweise falsifizierbare Hypothesen schon vor Bestehen eines Krebsleidens (bzw. einer anderen schweren Krankheit) aufzustellen. Um hier prospektiv zu aussagekräftigen Ergebnissen zu kommen, bedarf es daher einer großen Zahl zu Befragender oder, nun genauer: Es bedarf einer großen Zahl vor allem solcher zu Befragender, bei denen ein erhöhtes Risiko für eine Krebserkrankung besteht, diese Erkrankung aber eben noch nicht zum Ausbruch kam.

Die Weise, wie es Grossarth-Maticek gelang, eine große Zahl gerade solcher Personen zu rekrutieren, liefert zugleich ein Beispiel dafür, wie sich mit dem Fortgang des Gesamtprojekts und den sich damit einstellenden Erkenntnissen nicht nur neue Fragestellungen, sondern auch neue Möglichkeiten zur Rekrutierung bestimmter Risikogruppen eröffneten. Nachdem es sich als immer wahrscheinlicher herausgestellt hatte, daß bestimmte Persönlichkeitsmerkmale und Verhaltensmuster das Krebsrisiko erhöhten, bat Grossarth-Maticek seine „Normalprobanden", ihm aus deren Bekannten- und Verwandtenkreis solche Personen zu nennen, bei denen sie solche Risikofaktoren – wie zum Beispiel eine mit Depressivität einhergehende Selbstüberforderung oder zwanghaftes Zigarettenrauchen – beobachteten. Diese Personen wurden daraufhin von Grossarth-Maticek und seinen Mitarbeitern angesprochen und, wenn möglich, in die Untersuchung mit einbezogen.

Doch so oder so: Die Befragungen verlangten insgesamt einen großen Einsatz an geschulten Interviewern, aber damit auch an Zeit und Geld. Aber mit der Größe der Zahl der Befragten wächst auch die Gefahr, daß die Interviews oberflächlich bleiben, daß sie einfach abgehakt werden. Dieser Gefahr suchte man gegenzusteuern, indem man, wie bereits angedeutet, den Interviewern wie auch den Probanden genügend Zeit ließ, eine vertrauende Beziehung herzustellen und die einzelnen Items genau zu erklären und zu verstehen. Aber das vermehrte wiederum den nötigen Aufwand an Interviewertraining, an Interviewzeit und damit letztlich auch an finanziellen Mitteln.

Doch selbst eine prospektive Studie der eben beschriebenen Art bleibt in ihrer Aussagekraft beschränkt, geht es um das möglichst genaue Erfassen bestimmter mitursächlicher körperlicher, seelischer und sozialer Wirkfaktoren. Stellen wir uns dazu vor, jemand stellte die Hypothese auf, große Füße seien ein Wirkfaktor beim Zustandekommen eines Bronchialkarzinoms. Diese Hypothese ließe sich voraussichtlich prospektiv bestätigen. Aber dies nun nicht darum, weil große Füße sich irgendwie mitursächlich auf das Karzinom auswirken, sondern weil Bronchialkarzinome bislang vermehrt bei Männern auftraten, die gemeinhin größere Füße als Frauen haben.

Eine prospektive Interventionsstrategie

Um derartigen Entstellungen vorzubeugen, bietet sich indessen eine prospektive Forschungsstrategie an, die unseres Wissens zum erstenmal innerhalb der epidemiologischen und Krebsforschung in dem hier beschriebenen Projekt von Grossarth-Maticek entwickelt und angewendet wurde. Das ist eine prospektive Interventionsstrategie. Sie setzt, wie noch näher zu beschreiben sein wird, bei zwei miteinander zu vergleichenden Gruppen von Menschen an, bei denen sich Risikofaktoren für eine Krebskrankheit (bzw. für eine Herz-Kreislauf-Krankheit) in etwa gleicher Weise und Stärke ermitteln ließen. Eine dieser Gruppen nahm dann an einer von Grossarth-Maticek durchgeführten präventiven Therapie teil, während die Kontrollgruppe lediglich unter Beobachtung und, falls notwendig, in konventioneller medizinischer Behandlung blieb.

Die Besonderheit solch einer prospektiven Interventionsstrategie verdeutlicht sich, wenn wir kurz zusammenfassen, was diese von den bereits erwähnten retrospektiven, bedingt prospektiven und auch sonst üblicherweise durchgeführten prospektiven Vorgehensweisen unterscheidet. Durch die letztgenannten Vorgehensweisen läßt sich zwar eine Hypothese über bestimmte Zusammenhänge erhärten, aber keine Mitursächlichkeit nachweisen. Das aber gelingt in den nunmehr sogenannten prospektiven Interventionsstudien, bei denen eine per Zufall ausgewählte Risikogruppe präventiv therapiert und mit einer ebenfalls durch Zufall ausgewählten, nicht behandelten Gruppe verglichen wird.

Nach einer bestimmten Beobachtungszeit muß hier die Datenbank an kontrollierende Forschungsinstitute abgegeben werden. Diese müssen dann überprüfen, ob sich Vorhersage und Interventionserfolg auch in den folgenden Beobachtungsjahren aufrechterhalten lassen. Hier sprechen wir von interner Replikation.

Von externer Replikation läßt sich dagegen sprechen, überprüft eine von dem die Studien durchführenden Team völlig unabhängige Forschergruppe die sich ergebenden mitursächlichen Zusammenhänge. In dem Grossarth-Maticekschen Projekt gelangten sowohl interne als auch externe Replikation zur Anwendung,[53] wie dies auch Hans-Jürgen Eysenck in seinem im Anhang IV (Seite 206 ff.) wiedergegebenen Gutachten beschreibt.

Es gibt, das sei an dieser Stelle erwähnt, noch andere Arten einer externen Replikation: Durch Studien, in denen Wissenschaftler mittels des von Grossarth-Maticek übernommenen oder auch eigenständig abgewandelten Designs die von diesem und seinen Mitarbeitern ermittelten Zusammenhänge untersuchen und, wenn möglich, bestätigen oder widerlegen. Inzwischen wurden uns 37 solcher Studien bekannt, die jeweils unterschiedliche Aspekte des gesamten Grossarth-Maticekschen Projektes betreffen. Allerdings wurde unseres Wissens das von Grossarth-Maticek spezifisch im Rahmen seiner prospektiven Interventionstherapie (auch) als Forschungsinstrument entwickelte Autonomietraining in keiner dieser Studien in der von ihm genutzten Weise angewendet.

Dieses Autonomietraining läßt sich als das Kernelement der in den prospektiven Interventionsstudien angewendeten präventiven Therapie ansehen. Es wird uns in der Folge noch ausführlich beschäftigen. Hier sei nur gesagt, daß es letztlich darauf abzielt, Selbstregulation in dem von uns definierten Sinne soweit wie möglich zu „trainieren"[54]. Die nachstehende Abbildung vermittelt einen Über-

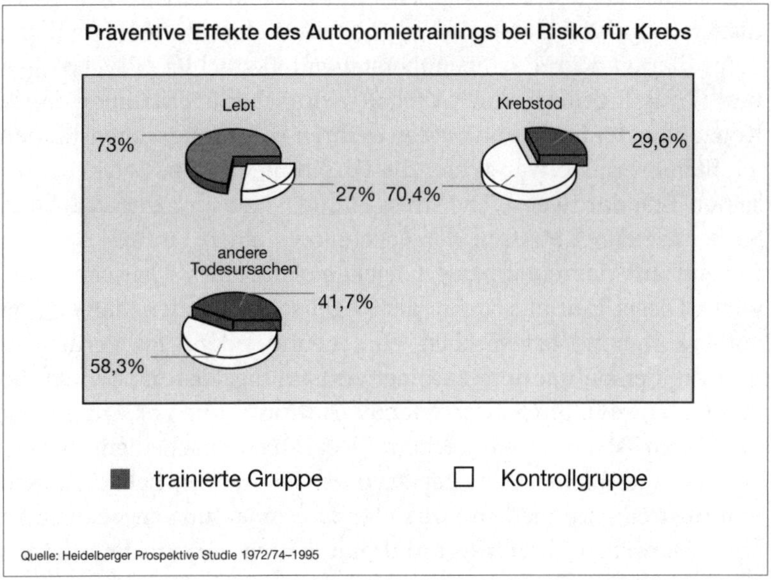

Abb. 3

blick, wie sich der Gesundheitsstatus einer trainierten Gruppe mit dem einer Kontrollgruppe nach einer ca. 20jährigen Verlaufs- und Beobachtungszeit vergleicht. Die entsprechende Tabelle findet sich im Anhang I, 3. In der Gruppe der Trainierten verstarben deutlich weniger Personen an Krebs. Die Resultate der genannten prospektiven Interventionsstudie legen daher nahe, daß einer Form gestörter Selbstregulation – eben derjenigen, für deren Beschreibung sich Grossarth-Maticek der Begriff Hemmung anbot – eine zentrale Bedeutung bei der Entwicklung von Krebsleiden zukommt.

Was bedeutet hier Stress?

Vor dem Hintergrund der vorgehend berichteten Beobachtungen und Überlegungen kommen wir nunmehr zu der am Anfang dieses Kapitels aufgeworfenen Frage zurück: Wie und wieweit läßt sich der für Krebserkrankungen maßgebliche psychologische Risikofaktor als Streß kennzeichnen, und was ist nunmehr unter Streß zu verstehen?

Das Streßkonzept, daran müssen wir uns dazu erinnern, wurde zunächst in der Physik entwickelt. Es wurde hier als eine Kraft oder als ein System von Kräften definiert, die dazu tendieren, einen physikalischen Körper zu deformieren. Dabei werden die Kraft oder die Kräfte als von außen einwirkend, zumindest als dem von ihnen deformierten Körper gegenüberstehend betrachtet. Psychologen und Physiologen, wie auch Verhaltensforscher übernahmen dieses Konzept in der Folge und paßten es ihren Forschungsgegenständen an. Bahnbrechend waren hier die Forschungen Hans Selyes, die in seinem Standardwerk „The Stress of Life"[55] zusammengefaßt sind. So kennzeichnet Streß in der Psychologie einen Einfluß, der sich störend auf das emotionale Gleichgewicht eines Menschen auswirkt. Dieser Einfluß wird in der Regel so verstanden, daß er, von außen kommend, psychischen Schmerz und / oder Angst verursacht und die Person dadurch zu einer Anpassungsleistung zwingt. So betrachtet, stellt Streß zunächst eine Aufforderung zur Anpassung dar. Dazu ist zwischen solchem Streß zu unterscheiden, der ein notwendiges Element des Lebens darstellt – man spricht hier auch von Eustreß – und jenem Streß, der die Anpassungsmechanismen eines Menschen überfordert und damit auch körperliche Schäden setzt, wie etwa Selye sie beschrieben hat. Hier sprechen wir auch von Dysstreß.

In dem von uns vorgeschlagenen Streßkonzept spielen von außen kommende Einflüsse ebenfalls eine Rolle. Aber nicht weniger wichtig erscheinen nunmehr die von innen kommenden Einflüsse, insbesondere die individuellen handlungsanleitenden Grundannahmen. Sie wirken sich dahingehend aus, ob ein Mensch die von außen kommenden Einflüsse als Herausforderungen und damit als Eustreß erlebt, oder ob er sich von diesen Einflüssen überwältigen, und das heißt nun zumeist, sich von ihnen lähmen oder hilflos erregen läßt. Es liegt also nicht zuletzt an den Reaktionen des einzelnen, ob er eine gegebene Herausforderung als Eustreß oder Dysstreß erlebt.

Das wiederum hängt dann von dessen individueller Gemütslage, dessen Wahrnehmungsweise, dessen Vorerfahrungen, dessen Erwartungen oder, kurz gesagt, von dessen jeweils individuellen Möglichkeiten zur Konstruktion von Bedeutungen ab. Und das kann sogar bedeuten, daß die Verkündung einer Krebsdiagnose vom betroffenen Patienten nicht als niederschmetternde Hiobsbotschaft, sondern als befreiend erlebt wird, zum Beispiel, weil dieser Patient – wiederum aufgrund seiner ganz individuellen Vorerfahrungen, Gemütslage und seiner Weise, Verdienste zu verrechnen und sich demgemäß schuldig oder unschuldig zu fühlen – sich nun endlich berechtigt und in der Lage fühlt, von einer chronischen Selbstüberforderung abzulassen und von nahen Familienmitgliedern Verständnis und Zuwendung einzuklagen. Ein im Frühjahr 1997 in Heidelberg abgehaltener Kongreß über Spontanremissionen bei Krebs[56] lieferte für einen solchen – oder ähnlichen – Vorgang ein Beispiel: Man sah das Foto einer jungen Frau, bevor ihr die Diagnose eines Ovarialkarzinoms mitgeteilt worden war. Sie wirkte depressiv, gelähmt und vorgealtert. Das kontrastierte mit dem Bild, das sie bot, nachdem ihr die Krebsdiagnose mitgeteilt worden war. Sie strahlte und schien um Jahre verjüngt. Bei ihr nahm das Krebsleiden dann auch einen so gutartigen Verlauf, daß sich von einer Spontanheilung sprechen ließ.

Wie immer im einzelnen aber auch die Herausforderung aussehen mag, erlebt sie ein Mensch als Dysstreß, wird sich dies auf die Dauer negativ auf seine Selbstregulation auswirken. Die Fragen des von Grossarth-Maticek entwickelten Katalogs, die den Grad des jeweiligen Stresses zu ermitteln suchten, konzentrierten sich daher auf innere Einstellungen, Grundannahmen und Verhaltensmuster, die in Kombination mit von außen kommenden Einflüssen dazu angetan schienen, Selbstregulation auf Dauer in der einen oder anderen Form zu erschweren oder zu verhindern. Diese Sicht bringt sich auch in der bereits beschriebenen Typologie zum Ausdruck.

Die nächste Frage ist dann: Welche Rolle spielt der so als Streß erfaßte psychologische Risikofaktor im Vergleich und im Zusammenwirken mit anderen, mit Blick auf Krebs relevanten Risikofaktoren? Dieser Frage gehen wir in den folgenden Kapiteln nach.

IX. Risikofaktoren im Überblick

Mögliche Fehlerquellen bei der Erfassung von Risikofaktoren

Streß, wie wir in dem vorhergehenden Kapitel definierten, stellt nur einen unter vielen für das Krebsgeschehen relevanten mitursächlichen Faktoren dar. In der Tat hat eine sich weltweit beschleunigende Forschung in den letzten Jahren und Jahrzehnten eine wachsende Zahl von Risikofaktoren erfaßt, die in komplexer – und vielfach noch nicht erkannter – Weise zusammenwirken. Ehe wir indessen diesem Zusammenwirken nachgehen, möchten wir auf die im Rahmen unserer Untersuchung wichtigen Risikofaktoren oder nun richtiger, Gruppen von Risikofaktoren kurz eingehen.

Dazu ist nun vorauszuschicken, daß die Definition, die Erfassung und der Vergleich solcher Gruppen nicht geringe Schwierigkeiten bereitet. In der Tat gibt es hier viele mögliche Fehlerquellen, die das Gesamtresultat verfälschen können. Wir möchten wenigstens einige dieser Fehlerquellen andeuten.

So sind die besagten Gruppen *eindeutig* zu definieren, das heißt, alle Vergleichsgruppen sind denselben Kriterien der Datenerfassung und denselben Ausschlußkriterien zu unterwerfen. Gruppen sind beispielsweise nicht vergleichbar, wenn Daten unvollständig erfaßt sind. So mußte auch in der vorliegenden Studie eine erhebliche Zahl von Gruppen und Untergruppen von vornherein ausgeschlossen werden. Mit Blick auf die als vergleichbar erachteten Gruppen waren dann schon vor der Datenerfassung schriftlich Hypothesen zu bilden. Diese bezogen sich etwa auf die Gewichtung und mögliche Interaktion einzelner Risikofaktoren. 10, 15 oder gar 20 Jahre nach der Datenerfassung wurden dann die Hypothesen überprüft. Dazu mußten sowohl die in der Zwischenzeit erfolgten Todesfälle und ihre Ursachen wie auch der Gesundheitszustand der Nichtverstorbenen erfaßt werden.

Das folgende Beispiel kann einige der sich hier ergebenden Probleme andeuten: Es ging um die Vorhersage (oder eben Nichtvorhersage) eines Bronchialkarzinoms. Zu diesem Zwecke war eine Gruppe zusammenzustellen, in der fünf Risikofaktoren und deren Wechselwirkungen zu bestimmen waren.

Die Risikofaktoren waren:

1. Intensives und andauerndes Zigarettenrauchen (zum Beispiel über 30 Jahre hinweg mit mehr als 20 Zigaretten täglich).
2. Intensives Passivrauchen (Mindestens ein Familienmitglied rauchte intensiv in Anwesenheit des Kindes. Als Erwachsener ist dieses Kind dann am Arbeitsplatz und/oder durch den Partner und/oder durch regelmäßigen Gaststättenbesuch stark verrauchten Räumen ausgesetzt.)
3. Die familiäre Belastung (zum Beispiel sind Vater und Mutter bis zum 70. Lebensjahr an einem Bronchialkarzinom erkrankt oder verstorben.)
4. Chronischer Streß, der im Sinne unserer Definition mit schlechter Selbstregulation einhergeht. (Auf der im Projekt verwendeten Streßskala erreicht das betroffene Individuum beispielsweise von insgesamt 6 möglichen weniger als 3,5 Punkte.)
5. Eine chronische obstruktive Bronchitis. (Sie muß von einem Arzt diagnostiziert sein und muß schon mindestens fünf Jahre ohne Therapieerfolg anhalten.)

Die in dieser Gruppe erfaßten Personen konnten keinen, einen oder auch eine Kombination von zwei bis fünf Faktoren aufweisen. Dabei ergab sich unter anderem die Frage: Wie sicher konnten die Untersucher sein, daß die erfaßten Personen keinen Risikofaktor aufwiesen?

Um hier zu einer einigermaßen befriedigenden Antwort zu gelangen, bedurfte es nicht zuletzt der klaren Definition und Anwendung von Ausschlußkriterien. So waren zum Beispiel bei der Erfassung der familiären Belastung Vergleichsgruppen zu bilden, in denen Vater und Mutter bis zum 70. Lebensjahr entweder (an Bronchialkarzinom) erkrankt oder verstorben waren. Daher mußten Gruppen, in denen etwa ein Elternteil schon vor dem 70. Lebensjahr durch eine andere Todesursache (zum Beispiel im 50. Lebensjahr durch Herzinfarkt oder durch einen Unfall oder Kriegsfolgen) verstorben war, unausgewertet bleiben. Denn die Untersucher konnten nicht wissen, ob dieser Elternteil später an einem Bronchialkarzinom erkrankt wäre oder nicht. Das gleiche gilt für das Zigarettenrauchen. Es durften nicht starke und konstante Raucher mit Rauchern verglichen werden, die ein halbes Leben lang stark geraucht, aber dann nicht mehr geraucht hatten. Auch schwache Raucher ließen sich hier nicht zum Vergleich heranziehen. Entsprechendes galt für das Passivrauchen und die Gruppe der Nichtraucher.

Diese Andeutungen dürften auch verständlich machen, daß bei dem Bemühen um das Verständnis synergetischer Effekte zum Teil mit sehr kleinen Gruppen gearbeitet werden mußte, die einer größeren Population zu entnehmen waren. Allerdings, je kleiner die Gruppen sind, um so notwendiger ist die Parallelisierung der „matched pairs".

Doch obschon einzelne Hochrisikogruppen oft klein sind und dann nur einen winzigen Bruchteil der erfaßten Gesamtpopulation ausmachen, eignen gerade sie sich sowohl für das Erkennen synergetischer Effekte als auch für die Erforschung der Effektivität präventiver Maßnahmen. (Weitere diesbezügliche Informationen können bei Ronald Grossarth-Maticek angefordert werden.)

Selbst wenn die eben genannten und andere Fehlerquellen beachtet und nicht vergleichbare Gruppen aus der Studie ausgeschlossen werden, lassen sich noch zwei Einwände gegen das beschriebene Vorgehen vorbringen:

1. Die Studie ist nicht grenzüberschreitend repräsentativ.

2. Es wurden nur Gruppen erfaßt, bei denen Risikofaktoren extrem ausgeprägt waren.

Auf den ersten Einwand ließe sich antworten: Die Studie ist in der Tat nur repräsentativ für einen Ort, in unserem Falle Heidelberg, und daher nicht repräsentativ für andere Städte oder möglicherweise auch Länder.

Was den zweiten Einwand anbelangt, meinen wir, daß es auch Vorteile hat, bei extrem ausgeprägten Risikofaktoren bzw. deren Abwesenheit anzusetzen. Dennoch hat uns auch die Dosis-Wirkung-Beziehung zwischen den Faktoren beschäftigt. So gingen wir auch immer wieder der Frage nach, wieviele Zigaretten ein Individuum pro Tag rauchte oder wieviele Personen mit direktem Erbgang an einer bestimmten Art von Krebs erkrankt oder gestorben waren.

Mit diesen Überlegungen vor Augen wenden wir uns nun den Gruppen von Risikofaktoren zu, die für die Zwecke unserer Untersuchung von besonderer Bedeutung waren. Dabei bot es sich an, vor allem zwischen fünf Hauptgruppen zu unterscheiden. Das schloß indessen nicht aus, dort, wo es angebracht schien, Gruppen mit davon abweichenden Einschluß- und Ausschlußkriterien zusammenzustellen.

Fünf hauptsächliche Gruppen von Risikofaktoren

Insgesamt ließ sich aber immer wieder auf fünf hauptsächliche Gruppen von Risikofaktoren zurückgreifen.

Dazu gehörte als erstes die *erbliche Belastung*: In den letzten Jahrzehnten gab insbesondere die molekularbiologische Forschung der Suche nach genetischen Faktoren bei der Krebsentstehung und -ausbreitung einen enormen Auftrieb. Zweifellos sind hier noch große Fortschritte, wenn nicht Durchbrüche zu erwarten. Bis heute ließ sich aber nur bei verhältnismäßig wenigen Krebsarten die Rolle der Molekulargenetik bei der Entstehung und Ausbreitung eines Krebses genauer erfassen. Dazu gehören inzwischen bestimmte Formen des Mammakarzinoms. Eine familiäre Belastung ließ sich auch beim Darmkrebs und bei der relativ seltenen Polyposis coli erkennen und genauer untersuchen. Aber selbst da, wo wie in den genannten Krebsarten beziehungsweise deren Vorstufen, die erbliche Disposition und die molekulargenetischen Mechanismen genauer bestimmt werden konnten, bleiben viele Zwischenglieder beziehungsweise Zwischenprozesse bis heute ungeklärt.

Immerhin: Unser heutiger Erkenntnisstand rechtfertigt es, auch ohne genaues Wissen um genetische Mechanismen und relevante Zwischenglieder davon auszugehen, daß in der Regel immer dann ein erhöhtes Krebsrisiko besteht, wenn mehrere in direkter Erbfolge verbundene Familienmitglieder an Krebs erkrankten. Das wären dann bei einem Individuum dessen beide biologische Eltern und vier Großeltern. In anderen Worten: Wir können von einem erhöhten Krebsrisiko ausgehen, wenn die meisten, wenn nicht alle dieser Erbträger an Krebs erkrankten. Dementsprechend liefern auch in der vorliegenden Studie die an Krebs erkrankten, in direktem Erbgang mit dem interviewten Familienmitglied verbundenen Familienmitglieder das entscheidende Kriterium für die Bestimmung der erblichen Disposition.

Als weiterer Risikofaktor läßt sich ganz allgemein das *fortgeschrittene Lebensalter* ansehen. Denn damit verbindet sich typischerweise eine Abnahme der – auch und gerade für die körperliche Krebsabwehr – wichtigen Immunresistenz. Viele andere mit der Alterung einhergehende Abnutzungs- und Verschleißprozesse wirken sich ebenfalls so oder so negativ auf die Fähigkeit des Organismus zur Selbstorganisation und Selbstregeneration aus – wobei allerdings im Einzelfalle große Unterschiede bestehen können.

Die dritte zur vergleichenden Analyse herangezogene Gruppe von Risikofaktoren umfaßt *Organvorschädigungen*. Das wären beim Hautkrebs typischerweise Hautschäden infolge übermäßiger Sonnenbestrahlung (im sonnendurchglühten Australien ist der Hautkrebs die häufigste Krebsform!). Beim Lungenkrebs wären es etwa Schäden infolge einer chronischen Bronchitis, beim Leberkarzinom infolge einer (häufig durch Alkohol verursachten) zirrhotischen Schädigung der Leberzellen, beim Magenkrebs infolge von Vorschädigungen durch eine chronische Gastritis.

Eine vierte Gruppe von Risikofaktoren umfaßt die sogenannten *Karzinogene*. Von diesen ließen sich inzwischen mehrere tausend identifizieren. Dazu rechnen als die bislang am bekanntesten und wohl am meisten diskutierten die im Tabak enthaltenen Schad- und Reizstoffe und darunter vor allem das Nikotin, die (etwa im gepökelten Fleisch enthaltenen) Nitrosamine, Teerdämpfe, Autoabgase, Formaldehyd, Asbest und viele andere mehr.

Und als fünfter Risikofaktor gesellt sich nun zu diesen Faktoren der *psychologische Faktor bzw. der Streß*, so wie wir diesen im vorhergehenden Kapitel definiert haben.

Nach diesem Überblick über die im Rahmen unseres Projekts wichtigen und jeweils durch gezielte Fragen erfaßten Risikofaktoren wenden wir uns im folgenden Abschnitt der Frage zu: Wie wirken diese Faktoren im einzelnen zusammen und welche Erkenntnisse ergeben sich daraus für die Therapie und Verhütung von Krebsleiden?

Die zentrale Bedeutung der Synergetik

Auch wenn wir im folgenden der Frage nachgehen: „Wie wirken die vorgehend genannten Risikofaktoren aufeinander ein?", bleibt bei der Suche nach einer Antwort Vorsicht geboten. Trotz der von den Untersuchern erfaßten vielen Gruppen und Untergruppen und trotz der Sorgfalt, die sie auf die Erstellung von Ein- und Ausschlußkriterien verwendeten, ließen sich viele Risikofaktoren sicherlich nicht erfassen. Desungeachtet zeichnen sich Ergebnisse der Auswertung ab, die sowohl für die Therapie und Verhütung von Krebsleiden als auch für weiterführende Fragen und Forschungsansätze relevant erscheinen.

Dazu rechnet an erster Stelle die zentrale Bedeutung der Synergetik, die sich, wie schon angedeutet, als Basisfaktum einer systemischen Psychosomatik verstehen läßt. Wozu anzumerken ist, daß bisherige epidemiologische Studien fast stets nur nach einzelnen Risikofaktoren – wie zum Beispiel dem Zigarettenrauchen – fahndeten, aber der Frage, wie sich derartige Faktoren in Wechselwirkung mit anderen Faktoren möglicherweise nicht nur addierten, sondern auch synergistisch verstärkten, nicht weiter nachgingen. Also, wirken mehrere Risikofaktoren zusammen, dann addiert sich in vielen Fällen deren Wirkung nicht nur. Sie potenziert sich vielmehr um ein Vielfaches. Das zeigt sich beispielhaft an der Abbildung 4, die über die Synergetik der beim Rektumkarzinom zusammenwirkenden Risikofaktoren Auskunft gibt.

Die bei diesem Karzinom ins Spiel kommenden Risikofaktoren wurden im Rahmen der Heidelberger prospektiven Studie ermittelt, die von 1973–1988 andauerte. Die Erstuntersuchung fand 1973, die Nachuntersuchung 15 Jahre später statt.

Es wurden sechs Personengruppen gebildet. Vier davon wiesen jeweils nur einen Faktor auf. Das war in einem Falle eine chronische Verstopfung. Sie wurde registriert, wenn es maximal nur zweimal pro Woche zum Stuhlgang kam. Dann war dies die familiäre Belastung, Vater und Mutter waren an einem Rektumkarzinom erkrankt oder schon verstorben. In der dritten Gruppe war die schlechte Selbstregulation der Risikofaktor, in der vierten wurde auf Verlusterlebnisse in einer Weise reagiert, die einen verhinderten beziehungsweise pathologischen Trauerprozeß nahelegte, was sich dann vermutlich in einer chronisch-depressiven Verstimmung äußerte. In einer fünften Gruppe war keiner der vier beschriebenen Risikofaktoren auffindbar. In der sechsten Gruppe waren dagegen alle vier vorhanden.

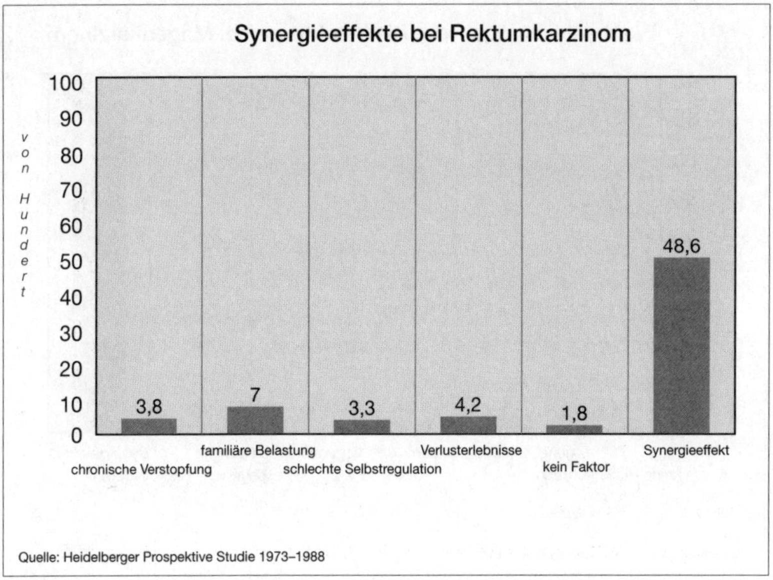

Abb. 4

Die folgenden drei graphischen Darstellungen Nr. 5, 6 und 7 zeigen nun das Zusammenwirken verschiedener Risikofaktoren bei drei häufigen Krebsarten, dem Magenkarzinom, dem primären Leberkarzinom und dem Bronchialkarzinom. Es wurden wieder jeweils vier Risikofaktoren berücksichtigt, die für die genannten Krebsarten typisch sind. Und es wurde wiederum jeweils eine Gruppe gebildet, in der sich *keiner* der Risikofaktoren fand, und eine andere, in der alle Risikofaktoren zusammentrafen, also ein Synergieeffekt zustande kam. Es wurden auch noch viele andere Kombinationen von Risikofaktoren erfaßt. Um der Übersichtlichkeit willen verzichten wir hier auf deren Darstellung. Das synergetische – oder, wenn man nun will, das systemische – Prinzip, das heißt, die Potenzierung der Wirkung bei Zusammentreffen mehrerer Faktoren, wird indessen in jedem der angeführten Beispiele deutlich. Das bedeutet etwa im Falle des Magenkarzinoms, daß bei Fehlen aller Risikofaktoren das Risiko, an einem Magenkarzinom zu erkranken, verschwindend gering ist. Es liegt dann bei 0,3 %. Wirken indessen alle vier Faktoren zusammen, steigt bei den Betroffenen die Wahrscheinlichkeit, an einem Magenkarzinom zu erkranken, auf 41,3 % an.

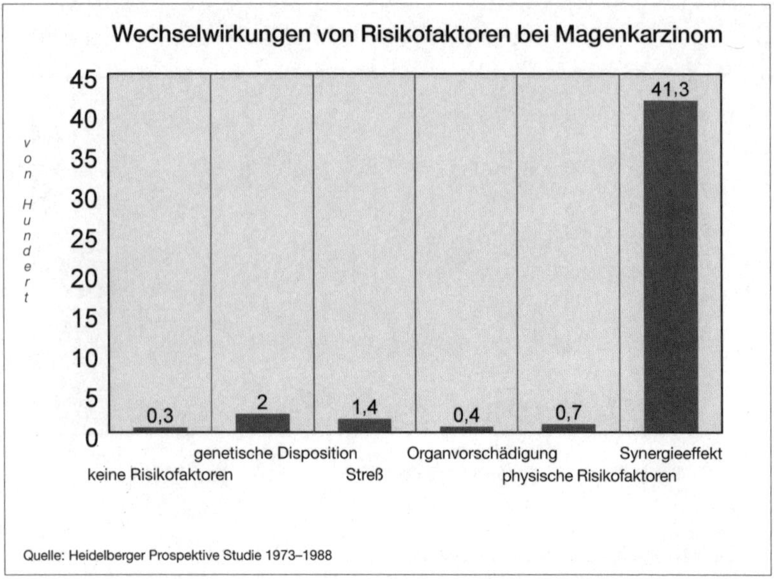
Wechselwirkungen von Risikofaktoren bei Magenkarzinom
45
40
35
30
25
20
15
10
5
0
von Hundert
41,3
0,3
2
1,4
0,4
0,7
genetische Disposition
Organvorschädigung
Synergieeffekt
keine Risikofaktoren
Streß
physische Risikofaktoren
Quelle: Heidelberger Prospektive Studie 1973–1988

Abb. 5

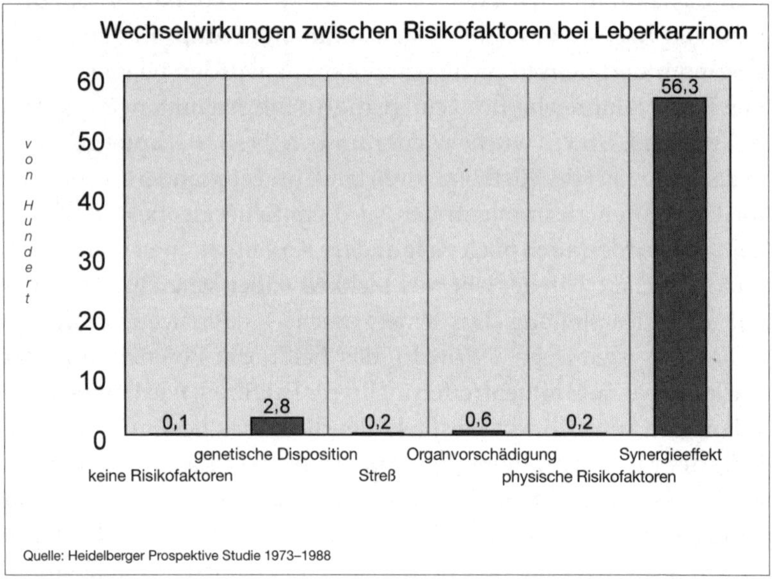
Wechselwirkungen zwischen Risikofaktoren bei Leberkarzinom
60
50
40
30
20
10
0
von Hundert
56,3
0,1
2,8
0,2
0,6
0,2
genetische Disposition
Organvorschädigung
Synergieeffekt
keine Risikofaktoren
Streß
physische Risikofaktoren
Quelle: Heidelberger Prospektive Studie 1973–1988

Abb. 6

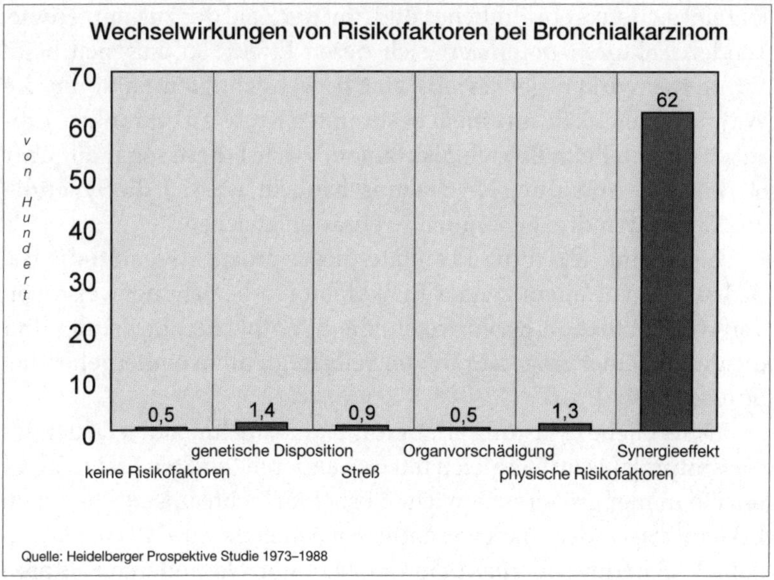
Wechselwirkungen von Risikofaktoren bei Bronchialkarzinom
von Hundert
70
60
50
40
30
20
10
0
0,5
1,4
0,9
0,5
1,3
62
keine Risikofaktoren
genetische Disposition
Streß
Organvorschädigung
physische Risikofaktoren
Synergieeffekt
Quelle: Heidelberger Prospektive Studie 1973–1988

Abb. 7

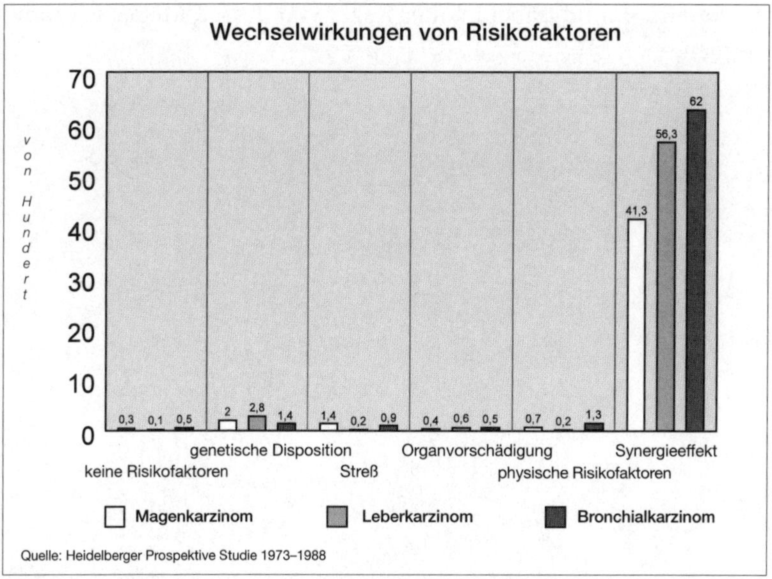
Wechselwirkungen von Risikofaktoren
von Hundert
70
60
50
40
30
20
10
0
0,3
0,1
0,5
2
2,8
1,4
1,4
0,2
0,9
0,4
0,6
0,5
0,7
0,2
1,3
41,3
56,3
62
keine Risikofaktoren
genetische Disposition
Streß
Organvorschädigung
physische Risikofaktoren
Synergieeffekt
Magenkarzinom
Leberkarzinom
Bronchialkarzinom
Quelle: Heidelberger Prospektive Studie 1973–1988

Abb. 8

Es zeigt sich stets ein ähnliches Bild, mit der Zahl der zusammenwirkenden Faktoren potenziert sich deren Effekt, so daß sich beim Zusammenwirken der jeweils vier berücksichtigten Faktoren die Wahrscheinlichkeit, an einem bestimmten Krebs zu erkranken, drastisch erhöht. Beim Bronchialkarzinom wächst diese sogar auf über 60 % an. Die Abbildung Nr. 8 veranschaulicht, wie sich die Synergieeffekte bei den drei genannten Krebsarten gleichen.

Insgesamt ließen die Resultate dieser prospektiven Studie die Bedeutung vor allem zweier Risikofaktoren beziehungsweise von deren Kombination hervortreten, die der erblichen Belastung und die des mit einer eingeschränkten Selbstregulation einhergehenden Stresses.

Die erbliche Belastung erlangte mit der zunehmenden Dauer des Gesamtprojekts im Vergleich mit den anderen erfaßten Risikofaktoren ein immer größeres Gewicht. Sie hat im Lichte unseres heutigen Erkenntnisstandes einen wesentlichen Anteil daran, daß eine krebshafte Wucherung überhaupt in Gang kommt. Die anderen Faktoren zeigen sich dagegen vorwiegend für die Ausbreitung des Krebses verantwortlich und dies eben um so mehr, als sie sich synergistisch verstärken. Und dazu ist anzumerken, daß die allermeisten Menschen nicht am Primärtumor, sondern an den Folgen von dessen Ausbreitung, und dabei in aller Regel von dessen Metastasierung, sterben.

X. Selbstregulation und Selbstheilung

Die Bedeutung des Stresses im Gesamt der Risikofaktoren

Wir müssen das im vorangehenden Kapitel Gesagte im Auge behalten, wenden wir uns nunmehr der Bedeutung von Streß und Selbstregulation in ihrem Zusammenwirken mit anderen Risikofaktoren zu. Man kann sagen, trotz der Bedeutung, die solch anderen Faktoren, und darunter nicht zuletzt der erblichen Belastung, zukommt, spielt Streß, der sich im Grad der eingeschränkten Selbstregulation bezeugt, im Konzert der Risikofaktoren gleichsam die erste Geige. Das zeigen die folgenden beiden Abbildung 9 und 10, die sich ebenfalls der zweiten, von 1973–1996 durchgeführten Heidelberger prospektiven Studie verdanken.

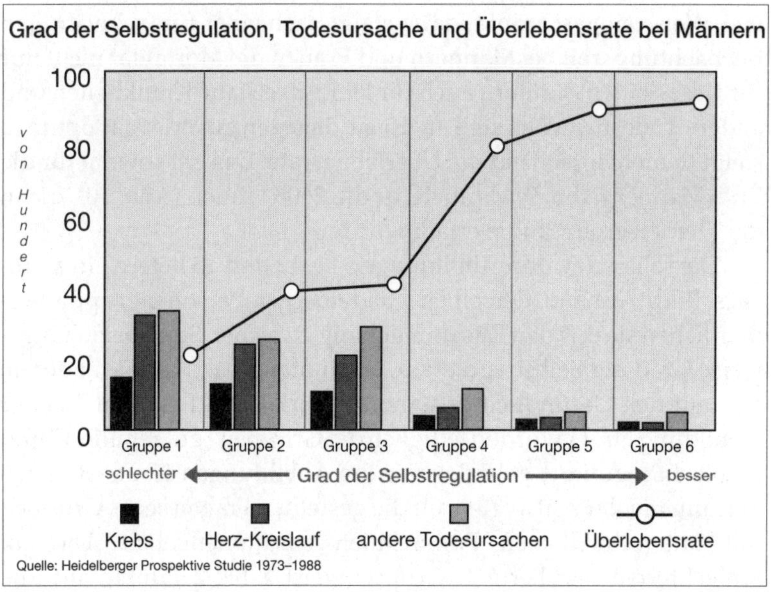

Abb. 9

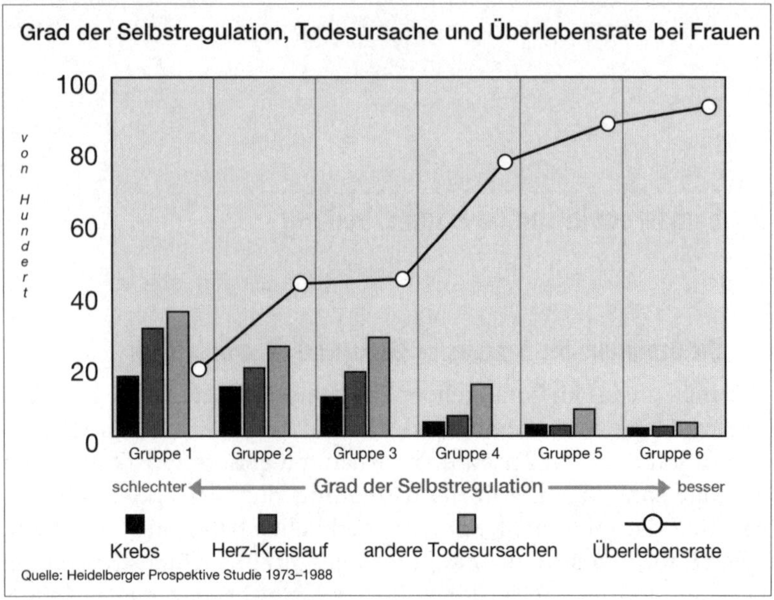

Abb. 10

Aus den Abbildungen geht hervor, ist die Selbstregulation in extremer Weise eingeschränkt, dann steigt nach einer fünfzehnjährigen Beobachtungszeit bei Männern und Frauen die Mortalität nicht nur für Krebsleiden, sondern auch für Herz-Kreislauf-Krankheiten und andere Todesursachen steil an. Ist sie dagegen gut oder gar optimal, steigt dementsprechend die Überlebensrate. Das gilt sowohl für die 3108 Männer (Abb. 9) als auch für die 2608 Frauen (Abb. 10), die in der Heidelberger Studie erfaßt wurden.

Die folgenden drei Abbildungen 11, 12 und 13 liefern ein ähnliches Bild. Anhand derselben Heidelberger Personengruppe verdeutlichen sie uns den Zusammenhang zwischen Streß beziehungsweise Grad der Selbstregulation, bekannten Risiko- sowie anderen, sich auf den Gesundheitszustand auswirkenden Faktoren. Bei der Abbildung Nr. 11 wurden lediglich die Gruppen „gut reguliert" und „schlecht reguliert" gebildet. Für die Abbildungen 12 und 13 wurden anhand der Antworten auf die gestellten Fragen sechs Gruppen mit unterschiedlichen Punktzahlen zusammengefaßt. Die am schlechtesten regulierte 1. Gruppe weist 1 bis 2 Punkte auf, die nächstschlechte Gruppe 2 bis 3 Punkte bis hin zur bestregulierten

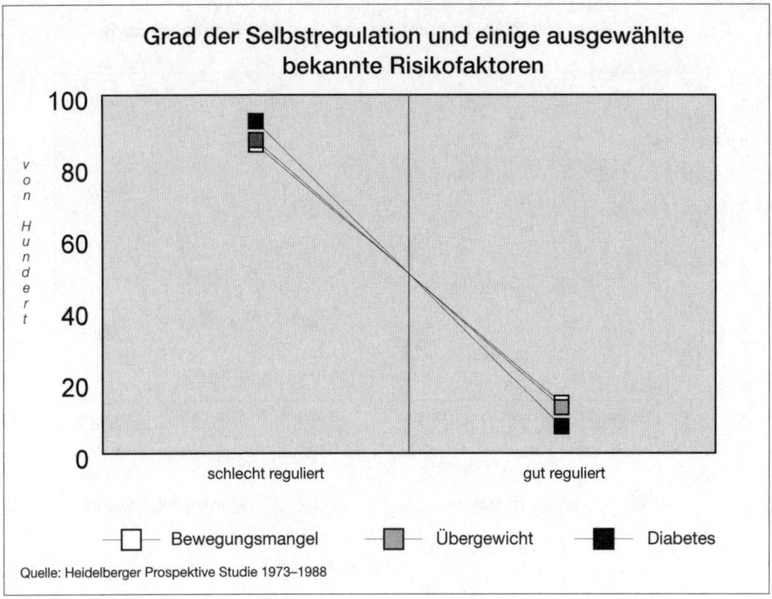

Grad der Selbstregulation und einige ausgewählte bekannte Risikofaktoren
100
80
60
40
20
0
von Hundert
schlecht reguliert
gut reguliert
Bewegungsmangel
Übergewicht
Diabetes
Quelle: Heidelberger Prospektive Studie 1973–1988

Abb. 11

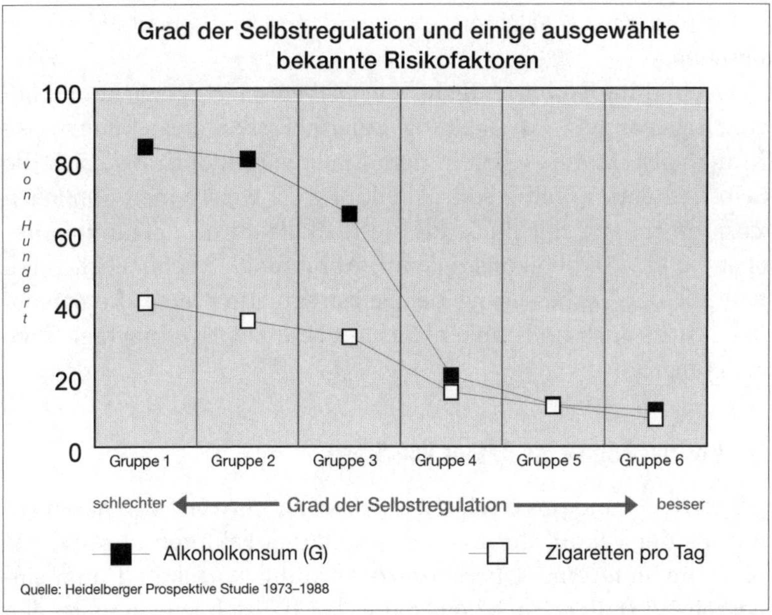

Grad der Selbstregulation und einige ausgewählte bekannte Risikofaktoren
100
80
60
40
20
0
von Hundert
Gruppe 1
Gruppe 2
Gruppe 3
Gruppe 4
Gruppe 5
Gruppe 6
schlechter
Grad der Selbstregulation
besser
Alkoholkonsum (G)
Zigaretten pro Tag
Quelle: Heidelberger Prospektive Studie 1973–1988

Abb. 12

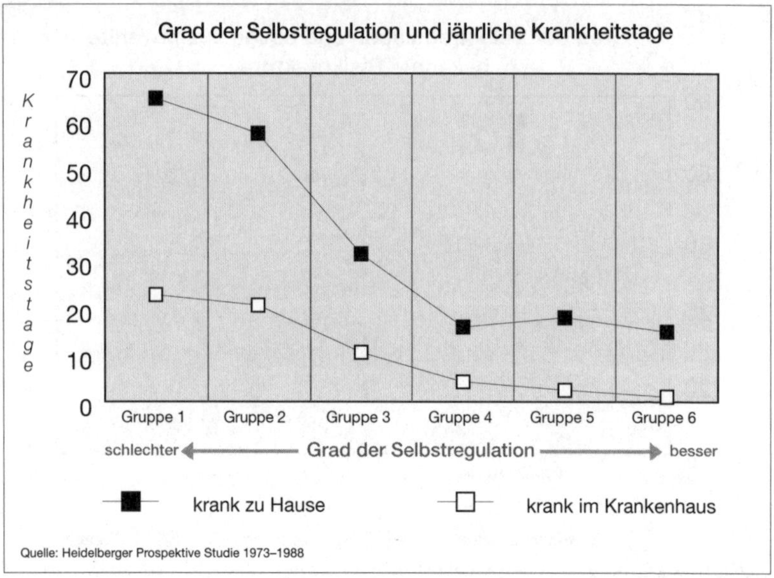

Abb. 13

6. Gruppe mit 5 bis 6 Punkten. Die Scheidemarke zwischen eher guter und eher schlechter Selbstregulation liegt ebenfalls bei 3,5 Punkten.

Abbildung 11 verdeutlicht, wie Diabetes, Übergewicht und Bewegungsmangel – drei häufig zitierte Risiko- beziehungsweise Krankheitsfaktoren – sich in dem Maße vermindern, wie sich die Selbstregulation verbessert. Abbildung 12 weist einen ähnlichen Zusammenhang mit Blick auf die Risikofaktoren „Zigarettenrauchen" und „Alkoholkonsum" auf. Abbildung 13 schließlich zeigt, wie mit der Verbesserung der Selbstregulation auch die sowohl daheim als auch im Krankenhaus mit Krankheit verbrachten Tage abnehmen.

Positive Folgen des Abbaus von Stress

Aber Streß – und das erscheint uns wichtig – erweist sich nun nicht nur als der Faktor, der mit vielen anderen Faktoren negativ, das heißt, im Sinne einer Überlebensgefährdung, korreliert. Damit einhergehend stellt er auch den Faktor dar, der sich, wie in folgenden Kapiteln zu zeigen sein wird, bei den wohl meisten Menschen am ehesten verändern läßt, was dann oft mit einem „Schleppnetzeffekt“ einhergeht. Das heißt, läßt sich Streß abbauen und dadurch Selbstregulation fördern, dann wird sich das in der Regel positiv auf andere Risikofaktoren und überhaupt auf viele Aspekte des Gesundheitsverhaltens auswirken. Man gibt etwa das Rauchen auf, ernährt sich gesünder, reduziert das Übergewicht, bewegt sich mehr, behandelt chronische Organschädigungen sinnvoll und gezielt. Gelingt es also, Streß abzubauen beziehungsweise durch Förderung der Selbstregulation in Eustreß zu überführen, eröffnen sich sowohl für die Therapie als auch für die Verhütung von Krebsleiden Aussichten, die zu berechtigter Hoffnung Anlaß geben. Dies soll uns im folgenden beschäftigen.

„Salutogene“ Faktoren

Wie wir schon andeuteten, bedeutet jede Heilung, also auch Heilung von Krebsleiden, Selbstheilung. Ein Arzt kann lediglich die innerhalb und vielleicht auch außerhalb eines Körpers zur Wirkung kommenden Faktoren beeinflussen, die einer Selbstheilung entgegenstehen. Und das gilt auch für Krebsleiden. Hier stellte sich uns die blockierte Selbstheilung als Ausdruck und Folge einer blockierten Selbstregulation dar, die sich in vielen Fällen als Hemmung, wie sie sich vor allem im Verhaltenstypus I zeigt, beschreiben läßt.

Was für das Zusammenwirken von Risikofaktoren gilt, gilt nun auch für die der Heilung förderlichen oder, wie man heute im Anschluß an den Medizinsoziologen Aaron Antonovsky oft sagt, „salutogenen“ Faktoren (von lateinisch *salus* = Heil).[57] Auch bei ihnen kommt es zur Potenzierung der Effektivität durch Synergetik, wie wir sie beschrieben haben. So lassen sich mit Blick auf salutogene Faktoren positive Zirkel den bereits beschriebenen negativen Zirkeln bzw. Teufelskreisen gegenüberstellen, wie sich diese aus dem Zusammenwirken mehrerer Risikofaktoren ergeben. Salutogene Faktoren sind nun auch, indem sie positive Zirkel anstoßen, lebensverlängernde Faktoren. Und auch an ihnen zeigt sich die zentrale Rolle der Selbstregulation.

Hier möchten wir zunächst einer ersten Antwort auf die Frage näherkommen, wann und wie lassen sich solche positiven Zirkel jeweils anstoßen? Und, muß solcher Anstoß von außen in Form einer Therapie, einer Beratung, eines Trainings kommen oder genügen unter Umständen innere Anstöße – etwa in Form von Ideen, Erfahrungen oder Entscheidungsprozessen, die auch ohne professionelle Hilfe einen Verhaltenswandel bewirken können?

Wir möchten uns zunächst der Frage zuwenden Gibt es Hinweise für solche inneren Anstöße? Wobei wir aufgrund all des bisher Gesagten der Ermöglichung oder nun vielleicht häufiger Wiederermöglichung von Selbstregulation eine zentrale Bedeutung zumessen.

Salutogene Faktoren bei Spontanremissionen?

Um einer Antwort näherzukommen, bietet sich etwa das Studium von Spontanremissionen beim Krebs an. Über solche Spontanremissionen wird schon seit Jahrzehnten in der Literatur berichtet, aber sie wurden unseres Wissens zum erstenmal im Frühjahr 1997 in Heidelberg zum Gegenstand eines internationalen wissenschaftlichen Kongresses gemacht (siehe Anm. 3, S. 211). Bei diesem Kongreß zeigte sich Spontanremissionen – also Heilungen ohne Anwendung traditioneller medizinischer Verfahren wie Chirurgie, Chemotherapie und Bestrahlung – gibt es, aber sie sind extrem selten. Manche Forscher gehen von einer Rate von 1 : 100 000 aus. Wie dem auch sei, sie lassen uns nicht nur nach den hier ins Spiel kommenden körperlichen Faktoren, sondern auch nach möglichen psychologischen salutogenen Faktoren fragen. Und als solche möglichen Faktoren kamen in Heidelberg immer wieder in die Diskussion der Überlebenswille, die Orientierung des eigenen Verhaltens daran, wieweit es Lust und Wohlergehen brachte, Sinnfindung in nahen Beziehungen und eine innere, sich mit Lebensfreude und Lebenszuversicht verbindende und oft auch religiös fundierte Gelassenheit. Diese Einstellungen vermittelten sich auch in den schriftlichen wie mündlichen Aussagen Betroffener, die auf dem besagten Kongreß zu Worte kamen, sowie auch in dem Videoporträt eines Mannes, der berichtete, wie sein Krebs ohne ärztliche Maßnahmen ausheilte.

Weiteres zu möglichen lebensverlängernden Faktoren

Andere Ansätze, um der Rolle salutogener Faktoren bei der Heilung eines Krebsleidens nachzugehen, boten sich im Rahmen der hier dargestellten Projekte an. Wie bereits angedeutet, erfaßte die zweite, in Heidelberg zwischen 1973/1978 bis 1996 durchgeführte Studie über 30 000 Menschen. Dies sollten (unter anderem) Personen sein, die zwar Risikofaktoren für unterschiedliche Erkrankungen aufwiesen, aber (noch) nicht an einer schweren chronischen Krankheit litten. Bei der Befragung stellte sich heraus, daß bei 1997 Personen bereits ein Krebs diagnostiziert worden war und sie folglich aus der Studie ausgeschlossen werden mußten. Diese Personen wurden nun in eine zusätzliche Studie aufgenommen. Diese suchte Antworten auf die Frage, ob und wieweit soziale und Verhaltensfaktoren sich auf den Verlauf ihrer Krankheit auswirkten. Aus dem Register verschiedener Heidelberger Universitätskliniken wurden weitere 1534 Krebspatienten in diese zusätzliche Studie einbezogen. Hinzu kamen noch 188 an Krebs Erkrankte aus dem Verwandten- und Bekanntenkreis der bereits erfaßten Personen.

Im Lichte der uns beschäftigenden Frage zeigt sich vor allem diese zusätzliche Studie bedeutsam. Und darin waren es nun in erster Linie die Menschen, die ihren Krebs – zumindest über 20 Jahre – überlebt hatten. Sicher, angesichts der unterschiedlichen Krebsarten und deren Verlaufsformen und der unterschiedlichen angewandten Therapien läßt sich zwar kaum Genaueres über das sagen, was im Einzelfalle ursächlich oder mitursächlich gewirkt haben könnte. Dennoch scheint die Frage nach möglichen lebensverlängernden, „salutogenen" psychosozialen Faktoren angebracht.

Dazu nun einige Kapselporträts von Personen, die trotz schlechter Prognosen (etwa wegen regionalen Lymphknotenbefalls oder Fernmetastasen bei der ersten Diagnosestellung) 20 Jahre und länger überlebt hatten.

Das erste Porträt liefert uns Herr H.: Er wurde 1905 geboren. 1975 wurde bei ihm ein Rektumkarzinom festgestellt und chirurgisch behandelt. Seither lebt er mit einem künstlichen Darmausgang. Er wohnt mit seiner zehn Jahre jüngeren Frau zusammen im eigenen Haus, das Ehepaar hat zwei erwachsene Söhne.

Äußerlich wirkt Herr H. ca. 20 Jahre jünger als er ist. Er ist geistig wach, humorvoll, selbstbewußt und auch charmant. Im März 1996 befragt, berichtet er, er fühle sich bis auf gelegentliche Ausnahmen völlig gesund. Seinen Alltag gestaltet er aktiv und gesundheitsbewußt. Noch mit 90 Jahren macht er jeden Morgen Gymnastik und Yoga, geht wöchentlich einmal zum Kegeln und spaziert mindestens einmal pro Woche ausgedehnt im Walde. Er bastelt gern in seiner Hobbywerkstatt und bewältigt auch körperlich nicht ganz leichte Gartenarbeiten. Er achtet auf eine gesunde, fettarme Ernährung. Bis zu seinem 80. Lebensjahr rauchte er maximal zehn Zigaretten pro Tag. Das gab er inzwischen auf.

Über seine Einstellung zur Krankheit befragt, antwortet er, er habe zunächst Angst gehabt und sich im ersten halben Jahr nach der Operation gehemmt gefühlt. Mit seiner Ehefrau habe er über seine Krankheit sprechen können. Nach der Operation habe sie ihn verstärkt umsorgt. Mit seinen Ärzten blieb er in engem Kontakt. War er mit einzelnen Leistungen von ihnen nicht zufrieden, beschwerte er sich darüber mündlich wie auch schriftlich. Etwa ein halbes Jahr nach der Operation nahm er alle früheren Aktivitäten wieder auf. Er fuhr wieder Auto, betätigte sich sportlich, erneuerte seine gesellschaftlichen Kontakte. Er habe, so sagt er heute, sein Leben durch den Krebs nicht umkrempeln lassen. Dabei habe ihm die Familie viel Freude gebracht und Kraft gegeben. Er bezeichnet sich als gläubig, geht jedoch selten zur Kirche.

Das zweite Porträt liefert Herr I. Er wurde 1908 geboren. 1963, 1972 und 1982 wurde er wegen eines Dickdarmkrebses operiert. Bei der letzten Operation wurde der gesamte Dickdarm entfernt. Er lebt mit seiner Frau zusammen, die beiden haben zwei Kinder.

Im März 1996, also fast 15 Jahre nach seiner letzten Darmoperation, befragt, äußert er sich zufrieden über seinen Gesundheitszustand. Allerdings sei er schon immer irgendwie kränklich gewesen.

Nach den drei Operationen habe ihn seine Frau jedesmal lange gepflegt und umsorgt. Die verordneten Diäten habe er immer eingehalten. Heute ißt er alles, was er vertragen kann. Er hat nie geraucht oder getrunken, hatte stets einen guten Schlaf.

Er habe stets gern gearbeitet, mußte sich allerdings öfter krankheitsbedingt einschränken. Sonntags traf er sich regelmäßig mit Freunden. Mit seinem Fahrrad fuhr er gern im Wald spazieren, aber er liebte auch Spaziergänge zu Fuß mit seiner Frau. Und er tanzte gern mit ihr.

Zur Zeit der Befragung – er war damals 88 Jahre alt – konnte er diese Aktivitäten nicht mehr ausüben. Er führt jedoch noch morgens regelmäßig eine leichte Gymnastik durch und massiert seinen Körper mehrmals täglich mit einem Massagegerät. Tagsüber läßt er sich gern durch Fernsehen und Radio anregen. Oft hilft er seiner Frau mit kleinen Handreichungen beim Kochen. Nach mehrfachen Umzügen fand das Ehepaar einen Ort, an dem er sich wohl fühlt und gut schlafen kann. Er hat nicht das Gefühl, daß sich sein Leben durch seine Krebserkrankung wesentlich verändert habe. Im Gespräch wirkt er ausgeglichen und zufrieden. Er sei, so erfahren wir, sehr genügsam und könne sich auch an kleinen Dingen freuen. Er zeigt sich stolz auf seine Frau, sie habe immer Stärke bewiesen. Aber er ist auch stolz, weil es ihm gelang, trotz seiner schweren Krankheit ein hohes Alter zu erreichen. Viele Menschen hätten ihn immer wieder aufgegeben. Er aber habe darauf vertraut, weiterzuleben. Das hinge auch mit seinem Vertrauen in die ihn behandelnden Ärzte zusammen. Rückblickend tue ihm nicht leid, was er alles ertragen mußte. Im Krankenhaus sei er der Mann mit dem eisernen Willen genannt worden. Eigentlich sei alles gar nicht so schlimm gewesen.

Das dritte Porträt ist von Frau J. Sie wurde 1913 geboren und 1972 wegen eines Darmkrebses operiert. Zur Zeit des Nachgesprächs, das im März 1996 stattfand, war ihr Ehemann seit zwölf Jahren verstorben. Seitdem lebt sie allein in ihrer Wohnung. Ihr ältester Sohn, eines von drei Kindern, lebt im gleichen Haus und kümmert sich um sie.

Während des Interviews sprach sie über vielerlei gesundheitliche Probleme. Dabei wirkte sie freundlich und gütig.

In ihrem Leben hatte sie viel Verantwortung zu tragen. Als ihr Mann nach dreijähriger russischer Gefangenschaft aus dem Krieg zurückkehrte, war er schwer an einer Leberzirrhose erkrankt und mußte von ihr gepflegt werden. Alle Sorgen und Probleme mit den Kindern hatte sie allein zu bewältigen. Immer wieder sei das Geld knapp gewesen. Besonders machte ihr die Aggressivität ihres Mannes zu schaffen. Der Krieg habe dessen Wesen verändert, er sei ihr und den Kindern gegenüber zunehmend autoritär und unduldsam aufgetreten. Das war nach ihrer Meinung auch der Grund dafür, daß die Kinder schon früh das Elternhaus verließen und sich dort nur zeigten, wenn der Vater nicht anwesend war. Der jahrelange Streß mit ihrem Mann habe auch, wie sie meint, ihre Krebskrankheit ausgelöst. Seit dem Tode ihres Mannes kämen die Kinder wieder häufiger ins Haus. Sie habe zu allen eine gute Beziehung.

Ein Sohn und eine Tochter sind verheiratet und haben Kinder. Auch zu ihren Enkelkindern habe sie ein gutes Verhältnis. Eine Enkeltochter, die sehr fleißig arbeite und immer Klassenbeste sei, sei ihr ganzer Stolz. Das Verhältnis zu ihrem ältesten, im Hause lebenden Sohn, sei besonders eng. Er helfe ihr bei vielen Dingen, backe sogar Kuchen für sie, wenn sie Besuch erwarte. Sie ist stolz darauf, daß alle ihre Kinder es beruflich zu etwas gebracht haben.

Zehn Jahre – bis zur Geburt ihres ersten Kindes – arbeitete sie als Verkäuferin. Das habe ihr viel Spaß gemacht. Heute versucht sie das beste aus ihrer Situation zu machen. Mit 80 Jahren entdeckte sie ihre Leidenschaft für das Malen. Sie überträgt verschiedenste Motive aus Büchern auf Papier und färbt diese dann mit Buntstiften. Inzwischen besitzt sie mehrere Ordner voller selbstgemalter Bilder, die sie gern vorzeigt. Beim Malen könne sie alles vergessen, so auch ihre Schmerzen, die eine Folge verschiedener Krankheiten wie chronische Darmentzündung, Rückgratverkrümmung und Diabetes mellitus sind. Sie hat stets gerne, zum Teil auch in einem Chor, gesungen.

Ihren Haushalt erledigt sie noch überwiegend allein. Wird sie müde, legt sie sich etwas hin. Auch nach dem Essen ruht sie täglich etwa eineinhalb Stunden. Als sie noch besser auf den Füßen war, ging sie häufig spazieren. Das könne sie heute nicht mehr. Statt dessen gehe sie einfach in den Garten. Am liebsten lese sie Bücher mit Bibelsprüchen. Sie sei oft allein, meint aber, daß es ihr dabei gutgehe. Sie könne ohnehin nicht lange sitzen. Deshalb gehe sie auch nicht mehr zur Kirche, erwarte aber, daß der Pastor sie gelegentlich zu Hause besuche.

Sie beschreibt sich als Mensch mit hoher Selbstdisziplin und Zuversicht. Im Krankenhaus habe sie stets als angenehme, bescheidene und tapfere Patientin gegolten, die erst dann um Hilfe bat, wenn es wirklich nicht mehr anders ging.

Sie ernährt sich vorsichtig, befolgt ihren Diabetikerplan, kocht fettarm und meidet Speisen, von denen sie weiß, daß sie sie nicht verträgt.

Unser viertes Porträt liefert uns Frau K. Sie wurde 1912 geboren. 1960 wurde ihre linke Lungenhälfte entfernt. Zur Zeit des Interviews, im März 1996, hatte sie von ihren sechs Kindern zehn Enkelkinder. Bis zur Geburt ihres ersten Kindes hatte sie mit viel Freude als Fürsorgerin gearbeitet. 1970 kam ihr Mann bei einem Autounfall ums Leben. Seither lebt sie allein und versorgt sich selbst. Sie wirkt ca. 20 Jahre jünger als es ihrem Alter entspräche, erscheint körperlich und geistig vital und belastbar.

Nach der Erkrankung an Krebs habe sie ihr Leben nicht verändert. Sie lebe „normal", auch was ihre Ernährung anbelangt. Weder sei sie eine besondere Genießerin noch achte sie übermäßig auf gesundes Essen. Ihr Schlaf sei gut, sie trinke keinen Alkohol und nur selten Kaffee.

Sie bewege sich gerne regelmäßig an der frischen Luft. Deshalb gehe sie täglich ca. drei Stunden mit einer Freundin spazieren. Sie lese auch viel und schaue sich gern politische Sendungen im Fernsehen an. Das Zeitgeschehen interessiere sie sehr. Besondere Freude habe ihr das Reisen gemacht. In den letzten 20 Jahren reiste sie mit Freunden mehrere Male für längere Zeit ins Ausland. Das habe keine gesundheitlichen Probleme bereitet. Noch heute nimmt sie im Alter von 84 Jahren an Tagesfahrten teil. Sie beteiligte sich auch an Seniorengymnastik und einem Yogakurs, solange es ihr möglich war. Heute betreibe sie alleine zu Hause eine moderate Gymnastik.

Zu ihrem Freundeskreis hält sie regelmäßigen Kontakt. Sie schließe nicht gleich mit jedem Freundschaft, betont sie, sondern prüfe die Menschen erst einmal. Sie ist dankbar für einige sehr gute langjährige Freunde. Einer ihrer Söhne, zu dem sie eine gute Beziehung unterhält, wohnt mit seiner Familie im gleichen Haus. Ihre Krankheit erklärt sie sich als Folge des enormen Stresses, unter dem sie seinerzeit gestanden habe. Nach der Krebsdiagnose und der Operation habe sie große Angst gehabt, jedoch nie die Hoffnung verloren. Ihre Ärzte bezeichnete sie als „sehr gut". Sie habe stets Vertrauen in ihre Kompetenz gehabt. Auch ihr Gottvertrauen habe ihr geholfen, gesund zu werden. Aber schließlich brauchten die damals noch kleinen sechs Kinder ihre Mutter. Deshalb mußte sie einfach wieder gesund werden. Nach dem Tode ihres Mannes ruhte die gesamte Verantwortung für Familie und Haushalt auf ihr. Es war eine harte, entbehrungsreiche Zeit für die Familie, aber sie habe sich nicht entmutigen lassen. Glücklicherweise sei sie schon während ihrer Ehe sehr selbständig gewesen und hatte dabei auch den Überblick über die Finanzen. Alle sechs Kinder hätten studiert und seien notgedrungen sehr selbständig und vernünftig geworden.

In der Zeit nach ihrer Operation seien ihre Eltern im Haushalt und in der Familie eine große Hilfe gewesen. Rückblickend beschreibt sie ihr Verhältnis zu ihren Eltern als sehr gut. Auch ihr Ehemann, mit dem sie sich gut verstanden habe, habe sich sehr um sie gekümmert. Sie habe mit ihm und den Kindern stets offen über ihre Krankheit sprechen können. Das sei für sie sehr wichtig gewesen.

Diese und andere Fallskizzen aus der Gruppe der Krebspatienten, die trotz schlechter Prognose viele Jahre überlebten, vermitteln uns, ähnlich wie die Geschichten anderer lang Überlebender, das Bild einer gefundenen oder wiedergefundenen Selbstregulation. Trotz zum Teil schwerer gesundheitlicher Einschränkungen strahlen diese Menschen Lebensfreude aus. Sie wirken jünger als es ihrem Alter entspräche. Ihre inneren Parlamente scheinen zu funktionieren, und sie geben insgesamt Zeugnis von einer guten bezogenen Individuation. Dabei scheinen sie ihr Handeln an dem zu orientieren, was ihnen Wohlbefinden und Lust bereitet, sei es nun das Radfahren, Waldspaziergänge, das Hobbymalen, das Reisen, der Kontakt mit Familienangehörigen und Freunden oder was auch immer.

Von woher kam der Anstoss zu Selbstregulation und Selbstheilung?

Die Frage bleibt, kam der Anstoß zur Selbstheilung eher von innen oder von außen? Genügte die medizinische Behandlung beziehungsweise die Entfernung des Tumors, um das brachliegende Selbstregulationspotential zu aktivieren, oder mußte dazu von den Betroffenen noch ein spezieller Beitrag im persönlichen und Beziehungsbereich geleistet werden?

Von den beiden Frauen in unseren Beispielen erfahren wir, daß sie ihre Krebserkrankung auf übergroßen Streß zurückführen. Die Männer sagten dagegen, sie machten weiter wie bisher. Die vorhergehend gebrachten Kapselporträts erlauben daher keine klare Antwort auf unsere Frage. Lassen wir uns aber von Erfahrungen leiten, die sich mit krebskranken Klienten in der systemischen Therapie machen ließen, dann lassen sich doch verschiedene innere wie äußere Momente annehmen, die einen positiven, die Selbstregulation fördernden Zirkel angestoßen haben könnten.

So könnte in einzelnen Fällen die schwere, lebensbedrohende Krankheit eine andere Beziehung zu nahen Familienangehörigen geschaffen haben. Einmal an Krebs erkrankt, könnten die Betroffenen die Erfahrung gemacht haben, daß es auch gut und wohltuend ist, sich pflegen zu lassen, Abhängigkeit zu akzeptieren, die Fürsorge anderer naher Menschen anzunehmen. Vor allem aber könnte die Krebskrankheit als Herausforderung erlebt worden sein. So wurde möglicherweise ein tiefgreifender Lernprozeß angestoßen. Man erlebte etwa definitiv den Bankrott der alten Lösungs- und Überlebensversuche und wurde somit endlich bereit und fähig, andere Wege zur Lösung von Problemen zu erproben. Dabei vermochte man möglicherweise weiter zu nutzen, was sich als Persönlichkeitsressource schon bewährt hatte – zum Beispiel selbständiges Planen, Sichabgrenzen- und mit gutem Gefühl Sichdurchsetzen-Können, sich realistisch zu fordern aber nicht zu überfordern etc. – und konnte diese Ressourcen doch in einer neuen Weise und in einem neuen Kontext nutzen. Immerhin, wir dürfen mehr klärende Antworten auf unsere Fragen erwarten, wenden wir uns als nächstem einigen Ergebnissen der prospektiven Interventionsstudien zu.

XI. Das Autonomietraining

Von außen kommende Anstösse? Forschungsansätze

Die Frage am Schluß des letzten Kapitels lautete: Wieweit bedarf es der Anstöße von außen, um Selbstregulation (wieder) in Gang zu setzen? Und, wie können diese Ansätze aussehen?

In den Experimenten, über die wir im folgenden berichten, wurden solche Anstöße gegeben. Es handelt sich um die bereits erwähnten prospektiven Interventionsstudien, bei denen jeweils zwei per Zufall ausgewählte Gruppen miteinander verglichen wurden, eine therapierte und eine Kontrollgruppe. Dies waren zum einen Gruppen, bei deren Mitgliedern bereits ein Krebs diagnostiziert worden war, und zum anderen Gruppen mit Mitgliedern, bei denen ein hohes Krebsrisiko bestand, ein Krebs sich jedoch (noch) nicht bemerkbar gemacht hatte. Beide Gruppen waren mit Hinblick auf die Schwere der Krebserkrankung beziehungsweise das Krebsrisiko, Alter, Geschlecht etc. vergleichbar. Nach einem Beobachtungszeitraum von durchschnittlich 15 Jahren wurden die beiden Gruppen miteinander verglichen. Dabei ließen sich nun Schlüsse dahingehend ziehen, wieweit die jeweiligen Interventionen (oder deren Unterlassung) einen Unterschied mit Blick auf Krankheitsverlauf und Lebenserwartung gemacht haben könnten.

Im Laufe des Gesamtprojekts experimentierte Grossarth-Maticek mit unterschiedlichen Interventionen wie Ernährungsberatung, Raucherentwöhnung, Anleitung zu mehr Bewegung, Multivitamingaben etc. Aber zunehmend kristallisierte sich als strategisch wirksamste Intervention das heraus, was er schließlich Autonomietraining nannte.

Die Abbildungen 14, 15 und 16 (siehe S. 117 f.) geben einen Überblick über einige Aspekte der von Grossarth-Maticek durchgeführten prospektiven Interventionsstudien.

Die Abbildung 14 veranschaulicht, wie sich nach einem 15-jährigen Beobachtungszeitraum die Überlebenszeiten bei zwei Gruppen – die eine mit, die andere ohne Autonomietraining – unterschieden, bei deren Mitgliedern zu Beginn des Trainings bereits ein Krebsleiden diagnostiziert worden war. Die Abbildung 15 veranschaulicht solche Unterschiede bei zwei Gruppen von Patientinnen mit einem Mammakarzinom, das bereits Fernmetastasen ausgelöst hatte. Die Abbildung 16 schließlich veranschaulicht die Resultate einer prospektiven Interventionsstudie, die bei zwei Gruppen ansetzte, bei denen (noch) kein Krebs ausgebrochen war, aber ein hohes Risiko dafür bestand. Sie werden im folgenden noch näher erläutert werden.

Alle drei Experimente zeigen, in der behandelten beziehungsweise trainierten Gruppe gab es im Beobachtungszeitraum signifikant weniger Todesfälle sowohl infolge von Krebs als auch infolge anderer Ursachen.

Elemente des Autonomietrainings

Hier ist nun der Ort, näher auf das Autonomietraining einzugehen, das sich nunmehr sowohl als eine Form einer präventiven Intervention, einer Psychotherapie als auch einer Forschungsstrategie verstehen läßt. Es ließe sich auch von einem Training zur Förderung der Selbstregulation sprechen.

Zunächst einiges zum Setting, zur Zahl der Gespräche und zur Dauer dieses Trainings. Es beschränkt sich in der Regel auf nur wenige Sitzungen, die zumeist 60 Minuten nicht überschreiten. Nicht selten kommt es auch zu Gesprächen von nur wenigen Minuten Dauer. Die jeweils nachfolgenden Sitzungen werden, falls sie als notwendig erachtet werden, flexibel mit unterschiedlichen Abständen vereinbart. Öfter kommen auch Gespräche mit Gruppen von Betroffenen – zumeist nicht mehr als 10 Personen – zustande.

Die Prinzipien dieses Trainings wurden bereits anderenorts dargestellt. Daher seien sie hier lediglich zusammengefaßt und an einigen Beispielen verdeutlicht. Sie entsprechen weitgehend denen, die in den letzten Jahren und Jahrzehnten auch das Vorgehen in systemischen Therapien prägten.[58]

Das heißt im einzelnen, wie die systemischen Therapien geht das Autonomietraining davon aus, daß die bisherigen Lösungsversuche oft das Problem darstellen. Was wiederum konkret heißt, daß die bisherigen Lösungsversuche die Selbstregulation erschweren oder verhindern. Und dies nun wesentlich darum, weil der Ausblick auf andere, die Selbstregulation fördernde Optionen verstellt ist. Das kann bedeuten, man bleibt Grundannahmen verhaftet, die man schon als Kind unhinterfragt verinnerlichte. Man bleibt emotional zutiefst an einen Elternteil gebunden und kann sich nicht vorstellen, ein glückliches (und damit auch besser selbstreguliertes) Leben ohne solch starke Bindung führen zu können. Man steckt gedanklich in einer Entweder-Oder-Falle, entweder ist man einem Beziehungspartner ganz nah und wird dadurch erstickt, oder man ist ganz getrennt und damit unerträglicher Leere und Einsamkeit ausgesetzt. Man läßt sich von einer Last verinnerlichter Schuld erdrücken, gegen die man erfolglos ein ganzes Leben lang anarbeitet. Kurzum, es geht um die Änderung von handlungsanleitenden Grundannahmen, Leitunterscheidungen und Beziehungsmustern, die die Betroffenen oft in Teufelskreisen einer verstrickenden Bindung gefangenhalten und sich dann in dem bekunden, was wir als Lähmung oder hilflose Erregung beschrieben haben.

Es kommt also darauf an, Lernprozesse anzustoßen. Und für solchen Anstoß bieten sich nicht nur Bezeichnungen wie Therapie und Beratung, sondern eben auch Training an. Und was nun vor allem trainiert wird, ist Lernbereitschaft und Lernfähigkeit im psychosozialen Bereich. Und das bedeutet in erster Linie, man lernt, darauf zu achten, was einem guttut, also mit Lust und Wohlbefinden einhergeht und lernt, das zu unterlassen, was einem erfahrungsgemäß auf Dauer schadet.

Solches Lernen kann zu schnellen Resultaten führen. In der Familien- und systemischen Therapie spricht man von einem „discontinuous change", einem sprunghaften Wandel. Durch den Anstoß eines Elements in einem komplex vernetzten System verändern sich auch alle anderen Elemente. Aus einem negativen Zirkel, einem Teufelskreis, kann so ein positiver Zirkel entstehen. Um auf das letzte gebrachte Beispiel zurückzugreifen: Die Frau, die ihre Freude am Hobbymalen entdeckte und diesem Malen in ihrem Leben einen immer größeren Platz einräumte, entdeckte dadurch zugleich das für sie wirksame Heilmittel gegen die Einsamkeit. So wirkte sie auch auf andere Menschen weniger bedürftig und anklammernd, rief dadurch deren positive, das heißt, freundliche und akzeptierende

Reaktionen hervor. So pendelte sie sich auf einem höheren Niveau der bezogenen Individuation ein und gewann dadurch zugleich mehr Kraft und Lebensfreude, die wiederum ihrem Malen zugute kam etc., etc.

Solche Veränderungen – auch das lehrt die systemisch-therapeutische Erfahrung – können jedoch unter Umständen zu schnell erfolgen, und dann Gegenreaktionen – im Englischen spricht man von „backlash“ – auslösen, die den vorherigen Zustand wiederherstellen, wenn nicht verfestigen. Das heißt, man muß den Klienten und ihren Beziehungen im einzelnen Falle auch Zeit lassen können, sich in dem Tempo zu verändern und zu entwickeln, das ihnen angemessen ist.[59]

So läßt sich auch sagen, das Autonomietraining erstrebt eine Veränderung des Verhaltens, die mehr Befriedigung überlebenswichtiger Bedürfnisse und damit mehr andauerndes Wohlbefinden, mehr Selbstregulation und mehr bezogene Individuation zuläßt.

Der Motor solcher Veränderung ist jeweils die Eigenaktivität, erst diese schafft die Voraussetzungen für fällige Veränderungsprozesse, schafft dafür die Bedingungen im Hier und Jetzt. Dabei orientiert sich dieses Training an der ganz individuellen Bedürfnis- und Ressourcenlage eines jeden Klienten, die es schon im Erstinterview zu erfragen gilt. Wobei es durchaus so sein kann, daß sich dieser Klient in Teilbereichen seines Lebens autonom-selbstregulativ und in anderen nicht autonom-selbstregulationseinschränkend verhalten kann.

Ganz allgemein gesprochen hat ein Mensch die Möglichkeit, über drei Wege und deren Verknüpfung sein Verhalten zu verändern:

- Er kann sich einer Situation entziehen.
- Er kann in anderer als gewohnter Weise auf eine Situation einwirken.
- Er kann eine Situation unter einer neuen Perspektive betrachten und sich dadurch in die Lage versetzen, Bedürfnisse neu zu bewerten, dadurch auch neu zu erleben und somit auch Probleme in neuer Weise anzugehen, wobei sich eben im einzelnen ganz unterschiedliche Bedürfnis-, Ressourcen- und Problemkonstellationen zeigen können.

Ein Ehemann etwa regt sich immer wieder über seine Ehefrau auf. Er läßt Vorwürfe sprudeln, verhält sich aggressiv, erlebt sich aber auch als hilflos. Das geschieht immer dann, wenn er sich von seiner Frau im Stich gelassen glaubt. Dabei arrangiert er es – ihm selbst nicht bewußt – bei den gemeinsamen Spaziergängen oft so, daß beide sich für längere Zeit aus den Augen verlieren, was beim Ehemann wiederum extreme Ängste, hilflose Übererregung und an die Adresse der Frau gerichtete Vorwürfe auslöst. Im therapeutischen Gespräch wird erkennbar, daß der Mann einst stark an seine Mutter gebunden war und als Kind in ähnlicher Weise befürchtet hatte, er könne die Mutter aus den Augen verlieren. Er erinnert sich aber auch, daß er sich besonders wohl fühlte, wenn er mit der Mutter (zum Beispiel beim Spielen mit anderen Kindern) nicht so nahe verbunden war, aber dann auch immer wieder Angst bekam, er könne die Mutter verlieren. Er erkannte im Verlauf des Autonomietrainings, wie sich in der Beziehung zu seiner Ehefrau ein ähnliches Muster wiederholte. Daraufhin lernte er die angsterzeugende Situation neu wahrzunehmen und zu bewerten. Er erkannte etwa: „Meine Ehefrau ist nicht meine Mutter", „die Situation habe ich selbst herbeigeführt", „ich sehe meine Ehefrau positiv und werfe ihr nichts vor" etc. So lernte er die Gegenwart von der Vergangenheit abzukoppeln und im Hier und Jetzt anders als bisher zu reagieren.

In einem anderen Fall litt eine Klientin unter extremen Kontaktschwierigkeiten, wollte aber gern andere Menschen kennenlernen. Im Autonomietraining lernte sie nach der „Versuch-und-Irrtum-Methode", so lange auf Menschen zuzugehen, bis sie dabei Erfolg hatte.

Eine andere Klientin lernt sich von einem Mann zu distanzieren, der sie permanent abweist. Dabei findet sie mehr zu sich selbst.

Oder ein Mann entwickelt durch das Autonomietraining neue Führungsqualitäten. Das geht mit mehr Selbstvertrauen einher. Anstatt sich wie bisher vor dem täglichen Gerangel am Arbeitsplatz zu fürchten, freut er sich jetzt täglich auf das von ihm mitgeschaffene dortige gute Arbeitsklima.

Ein weiterer Mann lernt, sich im richtigen Moment auszuruhen und in einer Weise Sport zu treiben, die ihm mehr als bisher Wohlbefinden und Lust verschafft. Und so weiter und so weiter.

In all den angedeuteten Konstellationen bleibt, das sei noch einmal betont, die Ermöglichung von Eigeninitiative zentral. Einer Eigeninitiative, die den Klienten sich als eigenständiges Kraftzentrum erleben läßt, und die beinhaltet, daß er selbst die Bedingungen schafft, er selbst die Verhaltensweisen trainiert, er selbst die Quellen von Lust und Lebensfreude wahrnimmt und sich erschließt, die Ausdruck und Folge einer gelingenden Selbstregulation sind. Also, man vermeidet Kaffee, wenn man sich dadurch über Gebühr erregt, man stellt die Nähe beziehungsweise Distanz zu nahen Menschen her, die sich auf Dauer mit Wohlbefinden verträgt, man tut mehr von dem – Hobbys, Reisen, Wandern und ähnlichem –, was einem erfahrungsgemäß Wohlbefinden und Freude verschafft und so weiter und so weiter.

So läßt sich zusammenfassend sagen: Im Autonomietraining verbinden sich Elemente , die sich der Verhaltenstherapie, der Psychoanalyse, der Familientherapie und zum Teil auch der modernen Hirnforschung verdanken, zu einem Konzept, das durchaus systemisch genannt werden kann. Obwohl jeweils ein Individuum der Ansprechpartner ist, wird doch das soziale System, in das dieses eingebettet ist, weitgehend mitbedacht.

Dazu nun ein weiteres Beispiel, das verkürzt Elemente des Autonomietrainings illustriert. Es handelt sich um Frau K., die 1973 erstmals im Rahmen der Heidelberger prospektiven Interventionsstudie befragt wurde. Sie war damals 42 Jahre alt. 1983 wurde bei ihr ein Brustkrebs diagnostiziert. Das war für sie der Anlaß, Grossarth-Maticek um eine psychotherapeutische Beratung zu bitten.

Seit ihrer frühen Kindheit erlebte sich Frau K. von ihrer Mutter emotional abgelehnt. Den Vater nahm sie als rücksichtslos, egoistisch und brutal wahr. Der Mutter gegenüber habe er sich wie ein Macho verhalten. Obschon sie die Mutter als zurückweisend erlebte, sehnte sie sich doch ihr Leben lang nach deren Zuwendung. „Gefühlsmäßig sind meine wichtigsten Erwartungen auf die Mutter ausgerichtet“, sagte sie. Dafür, daß die Mutter sie zurückwies, zeigte sie indessen Verständnis: „Meine Mutter konnte nie Zeit für mich haben. Denn sie stand unter dem Beschuß des Vaters und mußte dessen egoistische Erwartungen erfüllen. Sie teilte das Schicksal aller Frauen in unserer Gesellschaft. Aus diesem Grunde wurde ich Feministin. Überall, wo ich die Unterdrückung von Frauen vermutete, wurde ich traurig. Ich wollte mit allen Mitteln protestieren oder zumindest diskutieren. Leider konnte ich meine Meinung nie aggressiv äußern oder gar durchsetzen. Denn ich verstehe stets auch die Gegenseite. Mein Vater ist auch nur ein armer Tropf. Er kämpfte um Liebe und hat eben nichts anderes gelernt, als aggressiv zu sein und Forderungen brutal durchzusetzen." Was immer auch geschah, Frau K. verzehrte sich weiter in der Sehnsucht, von der Mutter geliebt und anerkannt zu werden – obschon diese Sehnsucht ungestillt blieb.

Sie sieht im wesentlichen zwei Ursachen dafür, daß sie so gehemmt ist und Bedürfnisse nicht äußern kann. Das seien einmal das Verhalten ihres Vaters, zum anderen die Unterdrückung der Mutter durch diesen. Da es ihr wichtig ist, die Verhaltensweisen der Eltern sowohl psychologisch einfühlend zu verstehen als auch rational zu erfassen, greift sie diese nicht an. Vielmehr rechtfertigt sie deren Verhalten. Mit 23 Jahren band sie sich an einen Mann, mit dem sie 1983, also zur Zeit der Therapie, noch zusammenlebte. Dieser Mann, sagte sie, sei nicht in der Lage, sich ihr emotional zuzuwenden und seine Gefühle zu äußern. Denn er hatte ja eine kalte und abweisende Mutter und einen brutalen, ihn häufig schlagenden Vater. Drei Jahre vor der Diagnose ihrer Krebskrankheit hatte sich ihr Partner auf eine zweite Dauerbeziehung eingelassen, die noch anhielt, als sie Grossarth-Maticek aufsuchte. Obschon sie sehr darunter litt, zeigte sie doch stets Verständnis für das Verhalten ihres Freundes. Dieser habe sich nun mal so sehr nach einer „emotionalen Frau" gesehnt, die sie selbst nie hätte sein können. Damals sei sie depressiv geworden und habe sich sehr einsam gefühlt. „Obwohl ich mich wie unter einer Glasglocke fühlte, überspielte ich das und zeigte mich nach außen stets funktionstüchtig. Meine Eltern wollten ja immer, daß ich funktioniere, da ich häufig die einzig stabile Stütze der Familie war."

So war sie auch stets bereit, sich um der äußeren Harmonie willen selbst zurückzustellen und fühlte sich auch nie fähig, ihre Wut und ihren Ärger zu äußern. Häufig träumte sie von Frauen – darunter auch von ihrer Mutter –, die sich ihr eines Tages emotional zuwenden würden. Aber sie sah selbst keinen Weg, um ihre Träume Wirklichkeit werden zu lassen. Selbst wenn sie sich depressiv fühlte, hörte sie nicht auf zu arbeiten und machte sogar Überstunden. Und auch wenn ihr alles sinnlos vorkam und sie jede Hoffnung aufgegeben hatte, übte sie sich in strahlendem Optimismus und „positivem Denken". Und sie war weiterhin bereit, alle zu verstehen. Sie sagte:

„Bei meinem Freund ist es letztlich doch wichtiger, daß er durch seine andere Freundin befriedigt wird, als daß er mit mir unglücklich bleibt."

Als Grossarth-Maticek sie im Jahre 1983 zum erstenmal sah, fragte er sie, was ihr derzeit hauptsächliches Problem sei. Darauf antwortete sie wie folgt: „Ich leide seit Jahren unter der Unterdrükkung der Frau, weil die Männer durch ihr Machogehabe alle Gefühlsäußerungen der Frauen verhindern. Ich habe große Probleme mit meinem Freund. Zur Zeit scheint er zwar gut auf mich einzugehen, aber er bestimmt stets selbst, ob ich von ihm Zuwendung oder Ablehnung bekomme. Zur Zeit leide ich an einer schweren Depression, die sich als Schmerz im ganzen Körper ausdrückt. Streckenweise erlebe ich große Angst: Ich weiß nicht mehr, wie es mit mir weitergehen soll. Dann fühle ich mich wieder depressiv, so wie unter einer Glasglocke, isoliert von allen Menschen. Ich versuche ja, mit allen Mitteln zu kämpfen, aber weiß nicht, wie ich es anstellen soll. Jetzt habe ich doch den Eindruck gewonnen, daß mein Freund mich liebt. Sofort nach meiner Krebsdiagnose hat er sich von seiner langjährigen Freundin getrennt und betreut mich jetzt auf rührende Weise. In Wirklichkeit ist er aber ziemlich hilflos und erwartet von mir, daß ich weiter die optimistische und strahlende Frau spiele, die in allen Bereichen perfekt funktioniert. Trotz seiner Fürsorge habe ich den Eindruck, daß er meine Krankheit nicht wirklich akzeptiert. Obschon mich die Diagnose Krebs nicht übermäßig erschüttert hat, ja, ich diese Erkrankung fast als notwendige Folge meines vergangenen Lebens ansehe, bin ich jetzt völlig verunsichert. Ich weiß nicht, ob mein Leben noch einen Sinn hat, ob es sich noch lohnt zu kämpfen und an die Behandlung zu glauben, wo ich mich jetzt in Chemotherapie befinde."

Die Behandlung wurde über insgesamt 5 Stunden geführt, an die sich noch 2 kurze Gespräche von etwa je 5 Minuten Dauer anschlossen. Insgesamt kam es mit Frau K. zu etwas häufigeren Gesprächen als sie für das Autonomietraining typisch sind. Als Einführung dazu wurde sie kurz über das Autonomietraining informiert:

„Beim Autonomietraining gehen wir von der Annahme aus, daß seelische Probleme wie zum Beispiel Depressionen, Hoffnungslosigkeit, Angst oder Partnerschaftsprobleme dann entstehen, wenn ein Mensch nicht in der Lage ist, aktiv die Bedingungen herzustellen, die für die Befriedigung seiner wichtigen Bedürfnisse günstig sind. Resignation, passive Anpassung, das Hinnehmen von Zuständen, die einem nicht guttun, können Zeichen dafür sein, daß diese notwendige Eigenaktivität blockiert ist. Um erfolgreich aktiv zu werden, ist einmal eine genaue Selbstbeobachtung wichtig. Zum anderen gilt es, neue Verhaltensweisen zu erproben. Dabei darf man sich durch vorübergehende Mißerfolge nicht entmutigen lassen. Die Suche nach neuen Problemlösungen muß weitergehen. Die Selbstbeobachtung soll dazu dienen, herauszufinden, was einem guttut und was nicht, was man sich wünscht, und was man nicht möchte. Das Autonomietraining kann einem Menschen helfen, plötzlich Mut zu fassen und Dinge zu tun, die er schon lange tun wollte. Dazu kann gehören, sich mehr an den eigenen Einsichten und Bedürfnissen zu orientieren, statt sich selbst immer zurückzustellen und an andere anzupassen, um es denen recht zu machen."

Als nächstes wurde sie dann gefragt, was sie ihrer Meinung nach tun könnte, um sich wohl zu fühlen und wie sie sich eine Lösung ihrer Probleme vorstellen könnte. Hierzu sagte sie: „Seit Jahren bricht über mich soviel herein, daß mir die Zeit und Energie fehlen, um mir Gedanken darüber zu machen, was ich zur Lösung meiner Probleme tun könnte. Statt dessen ertrage ich mein Leben eher einfach so, wie es ist, anstatt darüber nachzudenken. Aber wenn Sie mich so fragen, wird mir klar, daß ich wohl selbst etwas tun muß, um mein Leben in den Griff zu bekommen. Eigentlich wollte ich von Ihnen ja einige Ratschläge erhalten und hören, was gut für mich ist. Zur Zeit ist das Wichtigste für mich, daß ich spüre, daß mich mein Freund doch mag und selbst eigentlich hilflos ist. Im Grunde möchte ich von ihm ohne Ja und Aber geliebt werden und mich nicht ewig an seinen Erwartungen ausrichten müssen. Die kann ich ja doch nicht erfüllen. Ich möchte von ihm aber auch nicht erwarten, was er nun einmal nicht geben kann. Ich will noch heute mit ihm darüber sprechen."

In der folgenden Sitzung berichtete Frau K. über das Gespräch mit ihrem Freund. Sie ließ ihn wissen, daß sie ihn zwar sehr möge, sich aber lieber von ihm trennen wolle, als länger nach seiner Pfeife tanzen zu müssen. Sie wünschte sich, daß sie sich beide so akzeptierten, wie sie nun einmal waren. In den folgenden Tagen sei es dann zu starken Auseinandersetzungen mit ihm gekommen. Die seien aber letztendlich fruchtbar gewesen und hätten die Beziehung vorangebracht.

In den nächsten Sitzungen äußerte sie den Wunsch, mit ihren Eltern ähnlich klärende Gespräche zu führen.

In dem Maße, in dem sie aktiver wurde, erlebte sie sich weniger depressiv. Sie fühlte sich ihrer selbst zunehmend sicherer und in der Beziehung zu ihrem Freund gefestigter. Das habe ihr geholfen, ihre Abweisung durch die Mutter endlich bewältigen zu können. Sie gewann auch mehr Zutrauen in die Wirkung der Chemotherapie. Im Rahmen des Autonomietrainings wünschte sie sich hypnotische Entspannungsübungen, die ihr helfen sollten, die positiven Effekte der Chemotherapie zu verstärken.

1991 sah Grossarth-Maticek sie wieder. Sie berichtete, sie fühle sich physisch und psychisch wohl. Seit drei Jahren war sie mit ihrem Freund verheiratet. Auf die Frage, was sie im Autonomietraining gelernt habe, antwortete sie: „Ich hatte mich bislang immer als jemand erlebt, der sich an die gegebene Situation anpassen mußte. Dadurch habe ich mich selbst blockiert. Ich habe dann zu begreifen gelernt, daß sich der Mensch seine Welt selbst erschaffen muß, wenn er sich in ihr wohl fühlen will. Dabei gab es manchen Kampf, viel Angst, vorübergehende Niederlagen und Konflikte mit meinem Mann und meinen Eltern. Aber letztendlich hat sich das alles ausgezahlt. Die Selbstbeobachtung hat mir viel geholfen. Auch mein Mann hat von mir profitiert. Beide haben wir gelernt, daß man sich entwickelt, wenn man Schwächen und Ängste zugibt. Wir sind mehr ein Team geworden, das sich hilft, wenn es darum geht, daß jeder mit seinen Bedürfnissen auf seine Kosten kommt. Ich fühle mich jetzt ausgefüllt, stabil und auch fähiger, zukünftige Krisen zu bewältigen.“

XII. Befunde der Heidelberger Krebsstudien

Zurück zur Frage: Beeinflussen psychosoziale Faktoren den Krankheitsverlauf bei Krebspatienten?

Im Jahre 1985 publizierten B. R. Cassileth et al. im *New England Journal of Medicine* einen vielbeachteten Aufsatz.[60] Die Autoren meinten definitiv nachweisen zu können, daß der Krankheitsverlauf bei Krebspatienten nicht von seelischen und Beziehungsfaktoren bzw. vom psychosozialen Status abhänge. Der Editor der Zeitschrift nahm in seinem Kommentar den Aufsatz zum Anlaß, um einen derartigen Zusammenhang in die Welt der Märchen und Fabeln zu verweisen.

Der genannte Artikel führte indessen zu heftigen Kontroversen. Diese entzündeten sich an der Frage: War die von den Autoren angewendete Methode überhaupt geeignet, den Einfluß psychosozialer Faktoren auf den Verlauf von Krebskrankheiten zu erfassen?

Im folgenden möchten wir nun zusammenfassend darstellen, wie wir in Heidelberg vorgingen, um eine Antwort auf diese Frage – ob und wie weit sich seelische und Beziehungsfaktoren auf den Verlauf von Krebskrankheiten auswirken – mit wissenschaftlich nachvollziehbaren Methoden zu finden.

Aus der Gruppe der ursprünglich für die Heidelberger prospektive Studie vorgesehenen Personen sowie aus dem Register einiger Heidelberger Universitätskliniken (zum Beispiel dem der chirurgischen Universitätsklinik) erfaßten wir 3410 Krebspatienten, die für eine Krankheitsverlaufstudie in Frage kamen. Die Interviews fanden in den Jahren 1973/74 statt. Zunächst bat ein Universitätsprofessor die zu Befragenden brieflich, wissenschaftlichen Helfern und Helferinnen einen Hausbesuch zu gestatten und deren Fragen zu beantworten. Letztere verwendeten dabei unterschiedliche Fragebögen. Nach einem mehrstündigen Gespräch füllten diese dann noch einen Beobachtungskatalog über den betreffenden Patienten aus. Die folgenden Fragebögen bzw. Beobachtungskataloge – sie finden sich als Übersichten 8 bis 11 im Anhang II dieses Buches – wurden verwendet: 1. ein Fragebogen zur Erfassung der Selbstregulation, 2. ein Fragebogen zur Erfassung des Grades von Lust und Wohlbefinden, 3. ein Fragebogen zur Erfassung von günstigen und ungünstigen Verhaltens- und Erlebnisweisen im Hinblick auf die Überlebenszeiten von Krebspatienten und 4. ein Beobachtungs- und Recherchenkatalog zur Erfassung von Indikatoren, die eher für eine lange Überlebenszeit bei Krebspatienten oder eher gegen eine lange Überlebenszeit sprechen.

Nach Abschluß der Befragung wurde bis zum Jahre 1995 gewartet, ehe man daranging, die Überlebenszeiten der interviewten Krebspatienten zu bestimmen. 458 Personen ließen sich nicht mehr auffinden. So standen schließlich noch 2952 Personen für die Auswertung zu Verfügung. Die Überlebenszeiten seit der im Jahre 1974 durchgeführten Befragung wurden in sieben Kategorien erfaßt (z. B. Überlebenszeiten von 1–3 Jahren, von 3–6 Jahren usw. bis hin zu 18–20 Jahren). Die Ergebnisse zeigten dann: Je ausgeprägter der Grad der Selbstregulation sowie der Grad des Wohlbefindens und der Lust und je höher die durchschnittliche Punktzahl der günstigen und je geringer die Punktzahl der ungünstigen Faktoren waren, (wie sich diese mit den Fragebögen und dem Recherchen- und Beobachtungskatalog hatten ermitteln lassen), um so länger war die über den zwanzigjährigen Beobachtungszeitraum hinweg erfaßte Überlebenszeit der seinerzeit interviewten Krebspatienten.

Allerdings, die befragten Personen hatten an unterschiedlichen Krebsarten gelitten, sie hatten unterschiedliche Behandlungen hinter sich, und es waren seit der ersten Diagnosestellung auch unterschiedlich lange Zeiträume verstrichen. Darum bleiben die hier angedeuteten Befunde immer noch wenig aussagekräftig, Personen mit einer guten Prognose könnten auch einen guten psychosozialen Status und schwerkranke Patienten einen schlechten psychosozialen Status aufweisen. Ursache und Wirkung ließen sich dann leicht verwechseln.

Unsere Forschungsstrategie verlangte daher nach einem weiteren Schritt. Aus der gesamten Population der 3410 in den Jahren 1973/74 befragten Krebspatienten wurden kleine Gruppen gebildet, die im Hinblick auf Alter, Geschlecht, Tumorart, Tumorausbreitung und Therapieform (z. B. Bestrahlung, Chemotherapie, Operation oder alternative Behandlungen wie etwa mit Iscador) vergleichbar waren und die zur Zeit der Erstbefragung auch schon eine vergleichbar lange Zeit an ihrem Krebs litten, bei denen also auch die Diagnosestellung eine vergleichbare Zeit zurücklag. Das heißt, die so gebildeten relativ kleinen Gruppen waren als sogenannte *matched pairs* mit Blick auf viele der genannten Charakteristika vergleichbar – bis eben auf die psychosozialen Faktoren bzw. den psychosozialen Status. Beispielsweise war eine Gruppe von 41 Personen sowohl mit Bestrahlung als auch mit Chemotherapie behandelt worden, bei der sich mit der genannten Methode auch ein guter psychosozialer Status (mit guter Selbstregulation, ausgeprägtem Wohlbefinden und anderen Positivfaktoren) ermitteln ließ. Eine ebenfalls aus 41 Personen bestehende Vergleichsgruppe wies dagegen einen schlechten psychosozialen Status auf. Als dann im Jahre 1995 nachgeforscht wurde, wer von den ursprünglich Befragten zu welchem Zeitpunkt verstorben war, ließ sich feststellen, daß sich bei allen verglichenen Gruppen und allen Therapieformen der psychosoziale Status ganz wesentlich auf die Überlebenszeit ausgewirkt hatte.

Das zeigen die in den folgenden Tabellen dargestellten Ergebnisse:

1. Personen, die eine Bestrahlung nach der Operation bekamen

	guter psychosozialer Status	schlechter psychosozialer Status
Anzahl der Personen (n)	34	34
durchschnittliche Überlebenszeit nach der Befragung (im Jahre 1974)	9,6 Jahre	3,2 Jahre
Grad der Selbstregulation	3,9	2,6
Grad von Wohlbefinden und Lust	4,5	2,1
Verhältnis von günstigen und ungünstigen Faktoren auf dem Fragebogen	+10	-3
Verhältnis von günstigen und ungünstigen Faktoren auf dem Recherchen- und Beobachtungskatalog	+28	-6,5

2. Chemotherapie nach Operation

	guter psychosozialer Status	schlechter psychosozialer Status
Anzahl der Personen (n)	37	37
durchschnittliche Überlebenszeit nach der Befragung (im Jahre 1974)	10,9 Jahre	3,1 Jahre
Grad der Selbstregulation	4,1	2,4
Grad von Wohlbefinden und Lust	4,8	2,0
Verhältnis von günstigen und ungünstigen Faktoren auf dem Fragebogen	+8	-5,3
Verhältnis von günstigen und ungünstigen Faktoren auf dem Recherchen- und Beobachtungskatalog	+25	-8,6

3. Chemotherapie und Bestrahlung nach Operation

	guter psychosozialer Status	schlechter psychosozialer Status
Anzahl der Personen (n)	41	41
durchschnittliche Überlebenszeit nach der Befragung (im Jahre 1974)	7,6 Jahre	2,8 Jahre
Grad der Selbstregulation	4,2	2,4
Grad von Wohlbefinden und Lust	5,1	2,3
Verhältnis von günstigen und ungünstigen Faktoren auf dem Fragebogen	+10	-5
Verhältnis von günstigen und ungünstigen Faktoren auf dem Recherchen- und Beobachtungskatalog	+23	-17

4. nur Operation

	guter psychosozialer Status	schlechter psychosozialer Status
Anzahl der Personen (n)	48	48
durchschnittliche Überlebenszeit nach der Befragung (im Jahre 1974)	11,9 Jahre	4,2 Jahre
Grad der Selbstregulation	4,9	3,1
Grad von Wohlbefinden und Lust	5,9	3,0
Verhältnis von günstigen und ungünstigen Faktoren auf dem Fragebogen	+7	-9
Verhältnis von günstigen und ungünstigen Faktoren auf dem Recherchen- und Beobachtungskatalog	+29	-2

5. Behandlung mit Iscador (zusätzlich zur schulmedizinischen Behandlung

	guter psychosozialer Status	schlechter psychosozialer Status
Anzahl der Personen (n)	31	31
durchschnittliche Überlebenszeit nach der Befragung (im Jahre 1974)	12,6 Jahre	5 Jahre
Grad der Selbstregulation	4,9	2,2
Grad von Wohlbefinden und Lust	5,6	2,0
Verhältnis von günstigen und ungünstigen Faktoren auf dem Fragebogen	+9	-3
Verhältnis von günstigen und ungünstigen Faktoren auf dem Recherchen- und Beobachtungskatalog	+31	-1

Die in den Tabellen angeführten Ergebnisse sprechen eindrucksvoll dafür, daß sich der psychosoziale Status auf den Krankheitsverlauf auswirkt. Dennoch ließe sich argumentieren, daß die Gruppenmitglieder mit schlechtem psychosozialem Status, obschon im Hinblick auf Tumorart, Tumorausbreitung und Behandlung vergleichbar, eben kränker waren und so oder so letztlich doch der physische Gesundheitsstatus das psychische Befinden und nicht umgekehrt das psychische Befinden den physischen Status beeinflußte.

Um nun auch diese Möglichkeit auszuschließen, wurden vier Therapieexperimente mit Krebspatienten durchgeführt. In diesen Experimenten erhielt eine per Zufall ausgewählte Gruppe ein Autonomietraining mit dem Ziel einer Verbesserung ihres psychosozialen Status. In all diesen Experimenten zeigte sich, die trainierten Krebspatienten lebten signifikant länger als die untrainierten. In drei Experimenten (außer dem ersten) wurde der psychosoziale Status mit Hilfe der erwähnten Meßinstrumente sowohl bei den trainierten als auch bei den Kontrollgruppen erhoben. Drei bis sechs Monate nach dem Zeitpunkt der therapeutischen bzw. Beratungsgespräche wurde dann der psychosoziale Status sowohl in den trainierten als auch in den Kontrollgruppen erneut ermittelt. Dabei erwies sich, daß sich in den trainierten Gruppen bei ca. 40 % ihrer Mitglieder der psychosoziale Status wesentlich verbessert hatte. Zum Beispiel verbesserte sich eine schlechte Selbstregulation (unter 3,5 Punkten) hin zu einer guten Selbstregulation (über 3,5 Punkten). Insgesamt bestätigte sich bei der späteren Überprüfung der Überlebensdauer, die Personen, die ihren psychosozialen Status verbessern konnten, lebten signifikant länger.

Im folgenden möchten wir die wichtigsten Befunde, die sich für uns aus den verschiedenen prospektiven Interventionsstudien ergaben, noch einmal zusammenfassen. Diese betrafen zum einen Teil die vorhergehend erwähnten Gruppen von Klienten, bei denen zu Beginn der Studie beziehungsweise des Trainings bereits ein Krebsleiden bestanden hatte, und zum anderen Gruppen, bei denen „nur" gehäuft Risikofaktoren festgestellt worden waren.

Interventionsstudien an an Krebs erkrankten Personen

Mit der ersten Klientengruppe kam es wie schon beschrieben zu vier Experimenten. Das erste wurde an 24 Krebspatienten und einer

Kontrollgruppe durchgeführt. In der Therapie- und Kontrollgruppe waren jeweils sechs unterschiedliche Krebsarten vertreten. In der Therapiegruppe lebten ca. acht Jahre später 19 Personen länger als die Vergleichspersonen in der Kontrollgruppe. Im Durchschnitt lebten die Menschen in der behandelten Gruppe zwei Jahre länger als die in der Kontrollgruppe. Diese erste Studie wurde innerhalb der Jahre 1969–1979 durchgeführt und 1980 veröffentlicht.[61]

Das zweite Experiment wurde in der Zeit zwischen 1977 und 1983 an Patientinnen durchgeführt, die an Brustkrebs erkrankt waren. Hier ließ sich nachweisen, daß Psychotherapie in Kombination mit Chemotherapie einen synergistischen Effekt zeitigt. Im Vergleich zu nur Psychotherapie oder nur Chemotherapie erhöhte sich die Überlebenszeit der behandelten Personen um ein Mehrfaches. Diese Studie wurde 1984 veröffentlicht.[62]

Das dritte Experiment wurde 1974/75 durchgeführt und ebenfalls bereits erwähnt. Die Nachbeobachtung fand 1993, das heißt ungefähr 18 Jahre später, statt. Diesmal wurden 60 therapierte Krebspatienten mit einer ebenso großen Zahl in der Kontrollgruppe verglichen. In den Gruppen fanden sich acht verschiedene Tumorarten. In beiden Gruppen wurde die Selbstregulation gezielt mit dem dafür entwickelten Fragenkatalog erfaßt. Und in der Therapiegruppe ging es nun darum, Selbstregulation auch gezielt durch ein Autonomietraining zu fördern.

Die Abbildung 14 gibt hier den Überblick. 47 Personen in der therapierten Gruppe (78,3 %) lebten länger als die Vergleichspersonen in der Kontrollgruppe, 13 Personen (21,7 %) lebten kürzer. Hier ließ sich der Therapieerfolg mit der Verbesserung der Selbstregulation vor und nach der Therapie vorhersagen. Auch diese Studie wurde bereits veröffentlicht.[63]

Über das vierte, 1977 an Krebspatienten durchgeführte Experiment haben wir ebenfalls bereits berichtet.

Die Abbildung 15 gibt darüber Auskunft. Es betraf 36 an Brustkrebs erkrankte Frauen, die bei Behandlungsbeginn bereits Fernmetastasen aufwiesen.

Insgesamt legen die Ergebnisse aus diesen vier Experimenten nahe: Beim Vorliegen eines Krebsleidens besteht ein Zusammenhang zwischen der Förderung der Selbstregulation (mit stärkerer Orientierung am Wohlbefinden) und der Überlebenszeit.

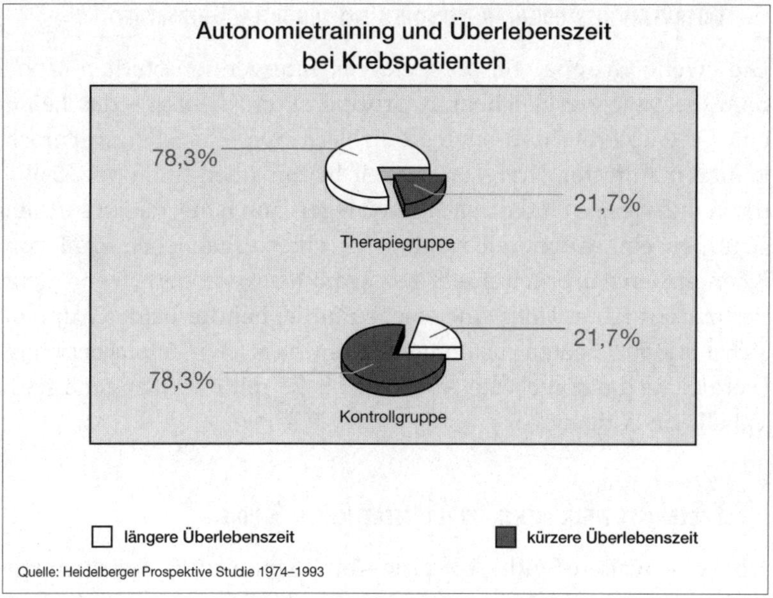
Autonomietraining und Überlebenszeit
bei Krebspatienten
78,3%
21,7%
Therapiegruppe
21,7%
78,3%
Kontrollgruppe
längere Überlebenszeit
kürzere Überlebenszeit
Quelle: Heidelberger Prospektive Studie 1974–1993

Abb. 14

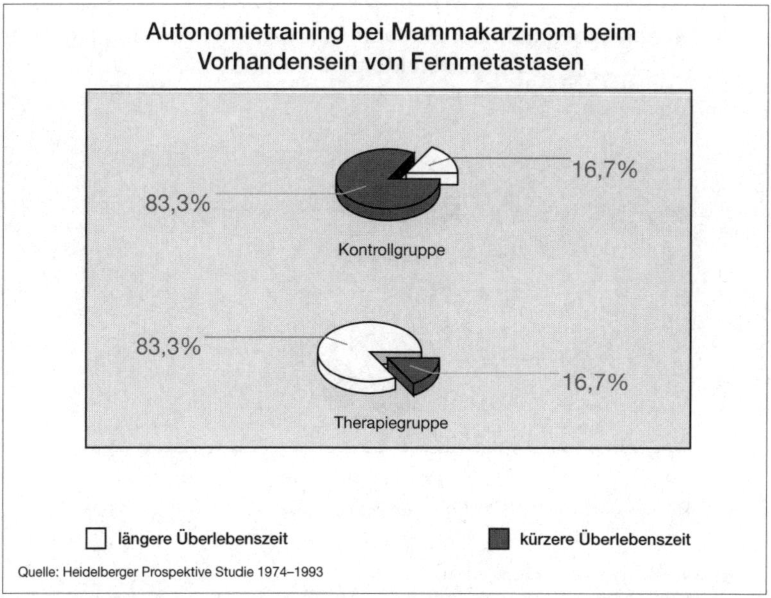
Autonomietraining bei Mammakarzinom beim
Vorhandensein von Fernmetastasen
16,7%
83,3%
Kontrollgruppe
83,3%
16,7%
Therapiegruppe
längere Überlebenszeit
kürzere Überlebenszeit
Quelle: Heidelberger Prospektive Studie 1974–1993

Abb. 15

Interventionsstudien an Personen mit erhöhtem Krebsrisiko

Die zweite Gruppe von prospektiven Interventionsstudien setzte dann bei zwei vergleichbaren Gruppen von Klienten – das heißt, einer therapierten und einer Kontrollgruppe – an, die zwar noch keinen manifesten Krebs entwickelt hatten, aber ein hohes Risiko dafür aufwiesen. Und diese Studien legen nun nahe, daß in solchen Gruppen ein Autonomietraining bei einer erheblichen Zahl von Klienten den Ausbruch einer Krebskrankheit verzögern, wenn nicht verhindern kann. Über eine solche Studie, bei der beide Gruppen sich aus je 50 Klienten zusammensetzten, haben wir bereits berichtet (vergleiche dazu auch die Abb. 3 auf S. 73 mit der dazugehörigen Tabelle im Anhang I, 3.).

Ergebnisse einer bisher unveröffentlichten Studie

Über eine weitere Studie, über die Abb. 16 informiert, berichten wir hier zum erstenmal. Darin wurde die familiäre Belastung als Risikofaktor miterfaßt.

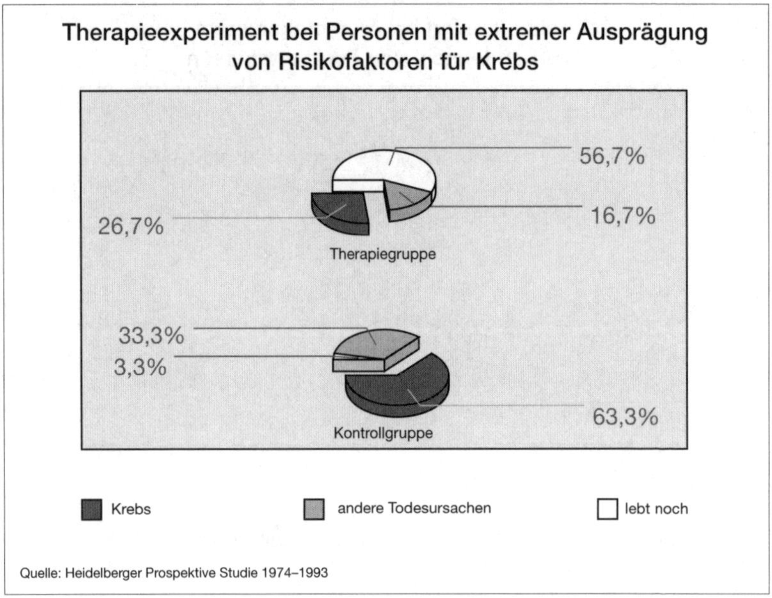

Abb. 16

Daneben wurden Organvorschädigungen, Zigarettenrauchen, die Einnahme dämpfender Psychopharmaka, Fehlernährung und stark ausgeprägter Streß in dem schon beschriebenen Sinn als Risikofaktoren mitberücksichtigt. Das Autonomietraining wurde 1973/74 durchgeführt. Die Nachuntersuchung fand 1988 statt. Zu diesem Zeitpunkt wurden auch die Todesursachen ermittelt. In der Therapiegruppe waren ca. 20 Jahre nach Beginn der Studie von 30 behandelten Personen acht (das heißt 26,7 %), an Krebs verstorben, in der unbehandelten Kontrollgruppe waren dies dagegen 19 (63,3 %). Und in dieser letzteren Gruppe überlebte insgesamt nur eine Person (3,3 %), während dies in der Therapiegruppe bei 17 Personen (das heißt 56,7 %) der Fall war. In diesem Experiment wurde auch der Grad der gelingenden oder mißlingenden Selbstregulation mit Hilfe des bereits beschriebenen Punktesystems erfaßt. Die Punktzahl auf dem Fragebogen zur Selbstregulation wurde unmittelbar vor dem Training, beziehungsweise unmittelbar vor der Erstbefragung und dann noch einmal sechs Monate später sowohl in der trainierten als auch in der per Zufall ausgewählten Kontrollgruppe ermittelt. Es zeigte sich, daß bei den Teilnehmern, die nach 20 Jahren noch lebten, die Punktzahl im Laufe der 6 Monate deutlich angestiegen war. Und ebenfalls zeigte sich, daß in der Therapiegruppe all diejenigen verstorben waren, deren Selbstregulation sich sechs Monate nach Trainingsbeginn noch nicht verbessert hatte. Dagegen wies der eine Teilnehmer in der Kontrollgruppe, der die zwanzig Jahre überlebt hatte, sechs Monate nach Beginn des Experimentes eine verbesserte Selbstregulation auf. Also auch dies ein Hinweis darauf, daß es zu Änderungen der Selbstregulation auch ohne Therapie kommen kann, daß aber eine Therapie etwa in Form eines Autonomietrainings die Überlebenschancen um ein Vielfaches zu erhöhen vermag.

XIII. Epilog: Überlegungen zu einer systemischen Psychoonkologie

Die vorhergehend berichteten Befunde führen uns nun zurück zu der Frage: Wie weit bedarf es innerer und / oder äußerer Anstöße, die mit Blick auf die Verhütung und Heilung von Krebsleiden einen Unterschied zum Besseren zu machen vermögen?

Um einer Antwort näher zu kommen, vergegenwärtigen wir uns zunächst noch einmal, wer im Lichte der in den Übersichten 8 bis 13 (im Anhang II) vermittelten Daten eine gute Chance hat, auch dann noch lange zu leben, wenn er oder sie bereits an einem Krebs (unter Umständen auch einem anderen schweren Leiden) erkrankt ist.

Diese Übersichten zeigen: Die besten Chancen hat, wer sich regelmäßig bewegt, sich gesund ernährt, in seiner Religion, seinen Tätigkeiten, seinen Beziehungen und seiner Lebenswelt überhaupt einen ihn erfüllenden Sinn findet; wer sich Menschen verbunden fühlt, die ihn schätzen und gern mit ihm kommunizieren; wer in seinem inneren Parlament die unterschiedlichen Bedürfnis- und Antriebsfraktionen zu ihrem Recht kommen läßt; wer sich an seinem Wohlbefinden orientierend sich gut selbst reguliert und dabei auch für sein anhaltendes Wohlbefinden sorgt; wer sich immer wieder für etwas begeistern und sich auch immer wieder auf den nächsten Tag freuen kann; und wer, sollte er schwer erkranken, die Krankheit möglichst auch als Chance für eine fällige Umorientierung in seinem Verhalten und Denken zu nutzen vermag.

Die Übersicht II, 13 faßt noch einmal zusammen, wie sich nach etwa zwanzigjähriger Beobachtungszeit die Teilnehmer der im Zuge der zweiten Heidelberger prospektiven Studie gebildeten Therapie- und Kontrollgruppen mit Blick auf das Gesundbleiben unterschieden.

Insgesamt, so kann man sagen, differenzieren und ergänzen die durch diese Übersichten vermittelten Informationen das Bild, das sich bereits bei der Darstellung der Risiko- und salutogenen Faktoren in den Kapiteln acht bis zehn ergab. All diejenigen unter den Leserinnen und Lesern, die bewußt ihre Gesundheit erhalten und ihre Überlebenschancen verbessern möchten, finden in diesen Übersichten Wegweiser.

Wer lässt sich motivieren?

Welche Antworten auf die uns beschäftigende Frage: „Wieweit bedarf es innerer und/oder äußerer Anstöße zur Verhütung beziehungsweise Heilung einer Krebskrankheit?" lassen sich nun den in diesen Übersichten enthaltenen Befunden entnehmen?

Sie lassen, allgemein gesprochen, die Antwort zu: Viele Menschen, die sowohl die für ein langes Überleben günstigen als auch ungünstigen Faktoren beachten, können sich selbst helfen. Hilfe zu solcher Selbsthilfe können in diesen Fällen schon schriftliche Instruktionen leisten, die gefährdeten Menschen nahelegen, die obigen Faktoren zu beachten. Es war daher folgerichtig, daß Grossarth-Maticek im Verlaufe des Gesamtprojektes auch schriftliche und zum Teil mittels Computerprogrammen zu nutzende Interventionsstrategien entwickelte und anwendete.

Aber ob es nun darum geht, gefährdeten Klienten mittels eines Autonomietrainings, mittels einer Verhaltens- oder systemischen Therapie oder auch nur mittels eines schriftlichen Informationsangebotes bei der Verbesserung ihrer Selbstregulation zu helfen, es stellt sich immer wieder die Frage, wie sich diese Klienten zu dem jeweils notwendigen verhaltensändernden Engagement motivieren lassen. Und diese Frage erweist sich nun als ebenso wichtig wie schwierig zu beantworten. Unser beider Erfahrungen zeigen zwar, daß viele gefährdete Menschen zu solch notwendigem Engagement motiviert sind oder sich dazu motivieren lassen, viele andere lassen sich indessen nicht motivieren – und dies selbst dann nicht, wenn sie, auch und gerade im Rahmen eines Autonomietrainings oder einer systemischen Therapie, dazu eine Chance bekommen. Denn auch bei etwas mehr als der Hälfte der prospektiv mit einem Autonomietraining behandelten Personen ließ sich nach Verstreichen der ca. zwanzigjährigen Beobachtungsfrist weder eine Verbesserung der Selbstregulation noch eine damit (in der Regel) einhergehende Verlängerung der Lebenszeit feststellen.

Motivierung ohne Therapieangebot?

Wollen wir der Frage der vorhandenen oder fehlenden, der aktivierbaren oder nichtaktivierbaren Motivation nachgehen, bietet es sich an, bei Erfahrungen anzusetzen, die Grossarth-Maticek schon während seiner ersten, von 1964 bis 1966 im ehemaligen Jugoslawien durchgeführten Studie machte. (Er war bei deren Beginn 24 Jahre alt.) Die Frage lautete für ihn schon zu dieser Zeit: Wie ließ sich beim Ansprechen von Interviewpartnern die Verweigerungsquote möglichst gering halten? Weitere Erfahrungen konnte er gewinnen, als er es in Deutschland im Rahmen seiner damaligen Studien über jugendliche studentische Rebellen mit einer großen Zahl von Studenten mit unterschiedlichen Problemen wie Examensängsten, Angstattacken, reaktiven Depressionen nach Trennungen und anderen Symptombildern zu tun hatte. Dabei experimentierte er auch mit hypnotischen Verfahren.[64]

Das Fazit dieser Erfahrungen: Es war einem Wissenschaftler möglich, eine große Anzahl von Studenten (aber auch andere Menschen wie zum Beispiel Spitzensportler) helfend zu beraten, ohne den Anspruch zu erheben oder die Erwartung zu wecken, es handele sich um Therapie. Und diese Erkenntnis half ihm nun auch, als es darum ging, für die großen Studien, über die wir hier berichten, genügend zu Befragende zu rekrutieren und zu motivieren.

Der Rekrutierungs- und Motivierungsprozeß spielte sich dann wie folgt ab: Die vom Einwohnermeldeamt als repräsentativ ermittelten Personen wurden zunächst von einem Universitätsprofessor (zum Beispiel Prof. Dr. W. E. Mühlmann oder Prof. Dr. F. Linder) und dem damaligen Oberbürgermeister der Stadt Heidelberg R. Zundel schriftlich gebeten, an den von Grossarth-Maticek und seinen Mitarbeitern durchgeführten Interviews teilzunehmen. Danach machten in der Regel zwei Studenten einen Hausbesuch. Diese baten ihre potentiellen Informanten nicht sogleich, sich dem Interview zu stellen. Vielmehr erklärten sie zunächst die dem Interview zugrundeliegende Absicht wie folgt: „Es gibt Studien, die nur die körperlichen Risikofaktoren erfassen, und andere, die nur seelische Faktoren erfragen. Wir gehen jedoch davon aus, daß körperliche und seelische Faktoren miteinander in Wechselwirkung treten. Indessen blieb solche Wechselwirkung bisher weitgehend unerforscht." Über 90 % der Befragten waren der Meinung, daß dieser Ansatz stimmte. Nach dem Vorgespräch waren diese Personen dann sofort und unentgeltlich bereit, sich an der Befragung zu beteiligen.

Ähnlich wurde später vorgegangen, als es darum ging, für das präventive Verhaltenstraining Teilnehmer zu rekrutieren. Dafür kamen nur Personen in Betracht, die bereits massive psychische und physische Risikofaktoren aufwiesen. Letztere wurden nun nicht gebeten, sich einer präventiven Therapie zu stellen. Vielmehr wurde ihnen mitgeteilt, sie würden im Rahmen der sich aus dem Forschungsprojekt ergebenden Fragen Informationen erhalten, mittels derer sie sich selbst in die Lage versetzen könnten, ihr Wohlbefinden zu steigern. Das heißt, es wurde ihnen nicht gesagt, daß sie auf Grund unserer Hypothesen ein erhebliches Erkrankungsrisiko aufwiesen und daher eine Therapie angezeigt wäre. Dennoch oder (wohl deswegen), es kam – sei dies individuell oder in einer Gruppe – im Rahmen der Befragung zu einer anhaltenden Beratung und einem Informationsaustausch mit den Interviewpartnern. Die Verweigerung lag bei allen Befragungen, Trainings- und informationsvermittelnden Gesprächen unter 10 %.

Personen, die während der Befragung Hinweise auf eine noch nicht entdeckte Krebserkrankung (wie Blut im Stuhl, Knoten in der Brust, nicht verheilende Wunden etc.) gaben, wurden sofort zum Hausarzt oder in die Klinik geschickt. So konnten in der Periode von 1973 bis 1978, während der über 30 000 Personen befragt wurden, insgesamt 283 Krebserkrankungen in einem frühen Stadium entdeckt und fast alle auch erfolgreich in Kliniken behandelt werden.

Anspielungen auf Probleme vermeiden

So wie Grossarth-Maticek bei seinen Motivierungsversuchen lernte, Anspielungen auf Krankheit, auf Probleme und auf Therapie zu vermeiden und statt dessen zukunfts- und ressourcenorientiert um Kooperation zu bitten, lernten wir auch in unserem Heidelberger Team bei der Entwicklung unseres systemischen Vorgehens, Fragen zu vermeiden und damit möglichst Assoziationen zu blockieren, die nahelegen konnten, mit dem Klienten sei etwas nicht in Ordnung.

Denn solche Fragen waren dazu angetan, einen düsteren Erwartungshorizont heraufzubeschwören und damit auch eine wenig produktive Suche nach tiefsitzenden Problemen wie auch nach den daran Schuldigen auszulösen. Allerdings, hier mußte es auch zu Reibungen mit dem einer langen Tradition verhafteten medizinischen Modell kommen, das besagt, daß die Diagnose der Therapie vorauszugehen hat, daß man zuerst festzustellen hat, was nicht in Ordnung ist – zum Beispiel ein Infekt, ein Defekt, eine Störung des Metabolismus oder was auch immer – ehe man daran gehen kann, es in Ordnung zu bringen. (Stierlin[65] ist der sich daraus für ein systemisches Therapieverständnis ergebenden Problematik an anderer Stelle nachgegangen.) Wie dem auch sei, die Frage, „wie lassen sich Menschen zu einer Verhaltensänderung mit der Aussicht auf bessere Selbstregulation motivieren und was steht solchen Motivierungsbemühungen entgegen?", bleibt für uns nach wie vor zentral.

Noch einmal: die Frage der Motivation

Und mit dieser Frage vor Augen möchten wir am Schluß dieses ersten Buchteils auch noch einmal der Frage nachgehen: Wie lassen sich Möglichkeiten der Therapie, vor allem aber der Verhütung nutzen, die sich zeigen, betrachten wir die Wechselwirkungen zwischen körperlichen, psychischen und sozialen Faktoren mit Blick darauf, wie sich Selbstregulation fördern läßt.

Allerdings, auch ohne genauere Kenntnis dieser Wechselwirkungen läßt sich, wie unter anderem in der im Februar 1997 erschienenen Nummer der Zeitschrift „Psychologie Heute"[66] zu lesen ist, bereits heute das Krebsrisiko beträchtlich reduzieren, so etwa, „wenn man reichlich Obst und Gemüse ißt, sich regelmäßig körperlich bewegt und Übergewicht, Tabak, dunkles Fleisch und zu hohen Alkoholgenuß vermeidet. Während Tabak vor allem den Lungenkrebs fördert, erhöht eine falsche Ernährung mit zuviel tierischem Fett das Risiko von Darm-, Brust - und Prostatakrebs beträchtlich. Zuviel Alkohol dagegen macht Leber-, Speiseröhren- und Darmkrebserkrankungen wahrscheinlich. Wer dazu noch in der Lage ist, riskanten Sexualpraktiken zu entsagen und keinen krebsfördernden Stoffen („Karzinogene") wie Asbest, Benzol oder Formaldehyd ausgesetzt ist, kann dem Krebs gar bis zu 90 Prozent vorbeugen. Der Rest ist praktisch nicht zu beeinflussen, da er genetisch bedingt ist."

Aber ob wir nun solch einer recht optimistischen Einschätzung beistimmen oder nicht: Die Resultate der Grossarth-Maticekschen mit einem Autonomietraining verbundenen prospektiven Interventionsstudien legen nahe, daß sich in vielen Fällen einer Krebserkrankung oder auch Krebsausbreitung selbst dann noch erfolgreich vorbeugen beziehungsweise darin intervenieren läßt, wenn man sich bereits über längere Zeit den oben genannten Risiken verstärkt ausgesetzt hatte. Aber die Resultate dieser Studien lassen auch – und das scheint nicht weniger bedeutsam – erkennen, daß dies in vielen Fällen auch mit Autonomietraining nur schwer, wenn nicht gar unmöglich ist. Und das hat offenbar damit zu tun, daß sich viele gefährdete Menschen nur schwer, wenn überhaupt zu einem gesundheitsbewußteren Verhalten motivieren lassen.

Das geht auch aus dem bereits zitierten Übersichtsaufsatz in „Psychologie Heute" hervor: 90 Prozent der Menschen in unserer Gesellschaft, so erfahren wir darin, wissen derzeit um krebsfördernde Risiken in Umwelt, Arbeitswelt sowie durch falsche Ernährung, übermäßige Sonnenbestrahlung und Solarien, Rauchen oder Passivrauchen. Aber nur jeder fünfte erklärt sich bereit, „alles zu tun", um gesund zu sein oder zu bleiben. Und dieser Tatbestand verweist nun wieder auf die Bedeutung der – vorhandenen oder fehlenden – Motivation zu einer aktiven Verhaltensänderung.

Sicher, mangelnde Motivation läßt sich einfach der menschlichen Natur bzw. der menschlichen Neigung zuschreiben, Unangenehmes zu verdrängen und nicht an ein Morgen zu denken. Wir möchten es jedoch nicht bei solcher Art von Erklärungsversuchen belassen und uns statt dessen fragen, ob und wieweit hier eine systemische Sicht der Verhältnisse erhellend sein könnte.

Zwei Szenarien einer blockierten bezogenen Individuation

Innerhalb solcher Sicht lassen sich dann ganz allgemein zwei Sachverhalte unterscheiden, die sich beide wieder als Spielarten oder vielleicht besser, Szenarien einer gestörten oder blockierten bezogenen Individuation verstehen lassen.

Im einen Falle mangelt es überhaupt an Beziehungen, die den Nährboden für einen lebendigen zwischenmenschlichen Austausch, für ein Gefühl von Geborgenheit, Zugehörigkeit und Solidarität, für sinnvolles Tun und damit letztlich auch für eine gelingende

Selbstregulation abgeben könnten. Hier dominiert, lassen wir uns von den von Stierlin schon früh entwickelten Konzepten zur Ablösungsdynamik und der bezogenen Individuation leiten, der Ausstoßungsmodus. Es ließe sich auch von einem Mangel an Sicherheit gebender Bindung überhaupt sprechen. Er kommt dadurch zustande, daß man sich selbst von anderen ausschließt oder von diesen ausgeschlossen oder eben auch ausgestoßen wird. Ein großer Teil des von krebsgefährdeten Menschen gezeigten selbstschädigenden Verhaltens wie übermäßiger Genuß von Tabak und Alkohol oder zu reichliches Essen ließe sich dann als eine Art Ersatzbefriedigung deuten: Man versucht sich durch solche Stimulantien die Anregungen und das Gefühl von Lebendigsein zu verschaffen, die sich eigentlich ganz natürlich aus dem in lebendigen menschlichen Beziehungen gelebten Leben ergeben sollten.

Das andere Szenarium einer blockierten bezogenen Individuation wäre das einer – so oder so – sich verstrickend auswirkenden und häufig mit Hemmung und hilfloser Erregung einhergehenden Bindung. Und es waren vor allem solche, im Setting einer Paar- oder Familientherapie beobachtbaren verstrickenden Bindungen – wir haben sie bereits in den Kapiteln 6 und 8 angedeutet –, die es für uns verständlicher machten, warum in vielen Fällen das bereits verfügbare Wissen über Risikofaktoren so häufig nicht in die Praxis, das heißt, nicht in gesundheitsbewußteres und die Selbstregulation förderndes Verhalten umgesetzt wird. Anders ausgedrückt, wir wurden eines Kontextes gewahr, der nun auch die Motivationslage der Mitglieder eines Problemsystems in einem neuen Licht erscheinen ließ. Oder noch genauer gesagt, eines Kontextes, der neben bestimmten innerpsychischen nun auch zwischenmenschliche Konflikte oder, wenn man so will Beziehungszwickmühlen in den Blick brachte, die verständlicher machen konnten, warum Betroffene wenig oder keine Bereitschaft zeigten, etwas an ihrem Verhalten zu verändern.

Dies gilt insbesondere für innerpsychische Konflikte, die sich als Ausdruck und Folge von Konflikten der Loyalitäten und Aufträge verstehen lassen. So zeigte sich etwa das, was sich bei einem erwachsenen krebskranken Sohn zunächst als eine ihn mit seiner Mutter verstrickenden Bindung darstellte, bei näherem Kennenlernen (auch) als Ausdruck und Folge einer besonderen Liebe für und Sorge um diese Mutter, ohne ihn, den inzwischen erwachsenen Sohn, würde sie ihren Lebensinhalt verlieren, würde sie wahrscheinlich schnell dahinwelken. Man konnte von dem Sohn als einem gebundenen Delegierten sprechen, der sich für die Mutter überverantwortlich fühlte. Was immer er tat, der Sohn zeigte sich durch Ausbruchsschuld belastet. Je mehr er sich aber zu befreien und individuieren, das heißt, seine eigenen Wege zu gehen suchte, um so mehr mußte er befürchten, daß sich die Gesundheit der Mutter verschlechterte, und um so mehr wuchsen wiederum seine Schuldgefühle, die nun ihrerseits wieder, indem sie die Bindung an seine Mutter verstärkten, seine bezogene Individuation und damit auch seine Selbstregulation zu blockieren drohten. Es zeigten sich uns im Laufe der an dem Heidelberger Institut durchgeführten Gespräche mit Krebspatienten viele derartige, wenn auch immer wieder andersgeartete Teufelskreise und Zwickmühlensituationen, aus denen es für die Betroffenen kein Entrinnen zu geben schien.

Beispiel einer Beziehungszwickmühle

Eine solche Zwickmühlensituation läßt sich auch dem Verbatimtranskript des Gesprächs mit einem krebskranken Ingenieur von 38 Jahren und seiner Frau entnehmen, das Stierlin vor nunmehr etwa 15 Jahren mit dem Paar führte. Es ist in Teilen im Anhang Seite 192 ff. mit Kommentaren Stierlins wiedergegeben.

Dieses Transkript vermag einen Eindruck davon zu vermitteln, wie es dazu kommen kann, daß sich bei einem Menschen verschiedene, für ein Bronchialkarzinom typische Risikofaktoren häufen und synergistisch verstärken. Der an einem Bronchialkrebs tödlich erkrankte Patient hatte über lange Zeit viel geraucht und Alkohol konsumiert. Wir erfahren auch, daß sein Vater wie er selbst an einem Lungenkrebs erkrankt und dem Sterben nahe ist. Wir bekommen somit Hinweise auf ein stark selbstschädigendes Verhalten, auf eine erbliche Disposition für ein Lungenkarzinom und auf den sich sowohl mit der tödlichen Krankheit des Vaters verbindenden als auch auf anderen, sich aus seiner familiären Situation ergebenden Streß.

Zugleich vermittelt sich in dem Transkript ein extremes Bemühen der Partner zu harmonisieren und Konflikte zu meiden, ein Bemühen, das nun vor dem Hintergrund ihrer Lebenssituation und ihrer Beziehung verständlicher wird. Beide haben sie gescheiterte

Ehen beziehungsweise Partnerschaften hinter sich. Im Kontext dieser sie belastenden Beziehungen trieben sie dann mit ihrem starken Tabak- und Alkoholkonsum Raubbau an ihrer Gesundheit. Während der kurzen Zeit ihrer Ehe verschlimmerte sich auch der Lungenkrebs des Vaters des Patienten. Und beide hatten offenbar auch in ihren Ursprungsfamilien nicht gelernt, Konflikte offen auszutragen und sich anschließend nichts nachzutragen, also das zu entwikkeln, was Stierlin[67] als eine liebende familiäre Streitkultur beschrieben hat. Denn wie sich dem Transkript entnehmen läßt, lieferte die Ehe von des Patienten Eltern, in der Streit und Chaos geherrscht hatten, alles andere als ein Modell für solche Kultur. So wirkte vieles zusammen, das die Ehepartner auch existentiell zusammenband. Sie konnten einfach nicht riskieren, irgend etwas zu tun oder zu sagen, das ihre enge Bindung und ihr Aufeinanderangewiesensein bedroht hätte. Aus ihrer Beziehungszwickmühle schien es keinen Ausweg zu geben, es sei denn, den Ausweg durch Krankheit oder den (von dem Patienten auch zur Sprache gebrachten) selbstgewählten Tod.

Problematische Auswege aus Zwickmühlen

In den Therapien, die die Mitglieder unseres Heidelberger Teams vor allem auch mit Familien von schwer psychotisch gestörten Patienten durchführten, wurde allerdings deutlich, daß es Auswege aus solchen oder ähnlichen Zwickmühlensituationen gab. Diese brachten aber ihre eigenen Probleme mit sich. So fanden wir etwa bei Familien mit entweder als manisch-depressiv, als schizoaffektiv oder als schizophren diagnostizierten Klienten ähnliche Ausweglosigkeiten, ähnliche Vermeidungen von Konflikten, ähnliche Blokkaden der bezogenen Individuation und somit auch ähnliche Störungen der Selbstregulation. Aber viele dieser Familien – besonders solche im schizophrenen Spektrum – fanden nun einen (anscheinenden) Ausweg aus ihrem Dilemma, indem sie ihre Beziehungswirklichkeit „erweichten". Sie kommunizierten in einer Weise, die den Konflikt gleichsam zerschwätzte und in Wortdunst auflöste. Man verschob ständig den Fokus der Aufmerksamkeit, antwortete auf einer anderen Wellenlänge als der des Gesprächspartners, übte sich in dem, was in der Literatur zur Schizophrenie als Mystifizierung, Verrücktquatschen oder ähnliches beschrieben worden ist.

Wir fanden aber auch in nicht wenigen solcher Familien, in dem Maße, in dem – womöglich als Folge der Therapie – die Kommunikation klarer wurde, zeigten sich nicht nur vermehrt Konflikte und Sackgassen der Kompromißlosigkeit, es bahnten sich auch als lebensbedrohlich erlebte Trennungen an und es traten – zumindest in einigen Fällen – auch vermehrt schwere körperliche Krankheiten auf.[68]

Die Individuation des einen kann die Individuation des anderen sein

Kurzum, in einem Familiensetting gewonnene Beobachtungen können verständlicher machen, warum viele Menschen, geht es darum, einem Krebs oder einer anderen schweren Krankheit vorzubeugen, so unmotiviert erscheinen. Es zeigen sich nun (mehr oder weniger verborgene und wenn man so will) existentielle Konflikte oder eben Zwickmühlen, die es den Betroffenen von Anfang an aussichtslos erscheinen lassen, Veränderungs- und Lösungsmöglichkeiten zu sehen, zu suchen und/oder zu nutzen.

Falls es aber zutreffen sollte, daß eine (wirklich oder anscheinend) fehlende Motivation zur Änderung des Verhaltens in vielen Fällen auf derartige Konfliktlagen zurückzuführen ist, ergeben sich vom Ansatz einer systemischen Psychoonkologie her neue Fragen, Herausforderungen und Leitlinien für potentielle Helfer. Sie lassen sich wie folgt andeuten, wann immer sich Eigenmotivation und Eigenaktivität finden oder anstoßen lassen, sollte es sich für die Helfer anbieten, diese für eine Verhaltensänderung zu nutzen, die zu mehr Selbstregulation und dauerndem Wohlbefinden führt. Und dabei zeigen nun unsere therapeutischen Erfahrungen und nicht zuletzt die Erfahrungen, die sich mit dem Grossarth-Maticekschen Autonomietraining gewinnen ließen: die Individuation des einen ist hier oft auch die Individuation des anderen. Oder anders ausgedrückt: der Zuwachs des einen an Selbstregulation, an (relativer) Autonomie, an Wohlbefinden und Lebensfreude, aber auch an Bereitschaft, für das eigene Verhalten und insbesondere das eigene Gesundheitsverhalten Verantwortung zu übernehmen, sind hier oft der Anstoß, der auch diesem anderen hilft, mit seiner Individuation voranzukommen. Ein Beispiel dafür liefert die Beschreibung eines Autonomietrainings in Kapitel 11, wo der Zuwachs an Individuation bei der – seinerzeit an einem Mammakarzinom erkrankten –

Frau letztlich auch einen Zuwachs an Individuation bei ihrem Ehemann (und wohl auch bei ihrer Mutter) auslöste.

Eine weitere Herausforderung für Betroffene und potentielle Helfer

Aber das muß nicht so sein. Denn die systemisch-familientherapeutische Erfahrung zeigt ebenfalls: Verstrickende Bindungen und Delegationen können in Verbindung mit starr verinnerlichten Grundannahmen und Leitunterscheidungen so mächtig werden, daß jeder Individuations- und Abgrenzungsversuch des einen zunächst zu Angst und Schuld auslösenden Reaktionen des anderen führt, mit dem Resultat, daß sich die verstrickende Bindung und damit der die Selbstregulation gefährdende Streß noch verstärken.

So zeigt sich als weitere Herausforderung für Betroffene und potentielle Helfer, zu erkennen, wie und wann – auch und gerade bei der Arbeit mit Einzelpersonen – das jeweils existentiell bedeutsame (Problem-)System mitzuberücksichtigen oder auch mitzubeeinflussen ist.

Was indessen im Lichte des anfangs Gesagten noch nicht bedeuten muß, daß sich die Mitglieder dieses Systems auch zu einer Mitarbeit motivieren lassen. So stoßen wir auch hier wieder auf das Problem der (wirklich oder anscheinend) mangelnden Motivation. Immerhin, unser beider Erfahrungen, wie wir sie im vorhergehenden Kapitel angedeutet haben, lassen es auch unter diesen Umständen ratsam erscheinen, daß man, will man hilfreich sein, besser der Pose eines Experten oder Heilers entsagt, der nach etwas fahndet, das nicht in Ordnung ist. Eher ist die Rolle eines Dialogpartners angezeigt, der Betroffene bittet, an einem sich ganz an deren Bedürfnissen orientierenden, aber voraussichtlich auch anderen Menschen zugute kommenden Forschungsprojekt mitzuwirken. Dabei spielt es dann eine untergeordnete Rolle, ob man dieses Projekt nun Autonomietraining, Psychotherapie oder einfach Beratung nennt.

Anhang-Inhalt

Anhang I

Erklärungen der Graphiken und Tabellen

Im folgenden werden ausschließlich deskriptive Ergebnisse dargestellt. Bei statistischer Berechnung erwiesen sich alle berichteten Zusammenhänge als hochsignifikant. Detailliertere Angaben finden sich in dem für 1999 geplanten Buch „Systemische Epidemiologie und präventive Verhaltensmedizin chronischer Erkrankungen" von Ronald Grossarth-Maticek.

Tabelle und Graphik 1: Grad der Selbstregulation bei Männern und Frauen

Tabelle 1: Grad der Selbstregulation bei Männern und Frauen (prozentuale Verteilung)

Geschlecht	schlecht	gut	Summe in %
Männer	60,6	39,4	100
Frauen	38,4	61,6	100

Tabelle 1a: Grad der Selbstregulation bei Männern und Frauen (Anzahl in Personen)

Geschlecht	schlecht	gut	Anzahl in Personen
Männer	1884	1224	3108
Frauen	1001	1607	2608
Anzahl in Personen	2885	2831	5716

Die Ergebnisse zeigen, daß sich Frauen in einem höheren Prozentsatz besser regulieren als Männer. Bedenkt man, daß eine schlechte Selbstregulation auch andere Risikofaktoren nach sich zieht wie zum Beispiel einen höheren Zigaretten- und Alkoholkonsum, Bewegungsmangel, Übergewicht, Bluthochdruck, Fehlernährung u. a., dann könnte dieses Ergebnis einen Beitrag zur Diskussion leisten, warum Frauen bedeutend länger leben als Männer.

Die Selbstregulation wurde bei 5716 Personen (3108 Männer und 2608 Frauen) im Jahre 1973/74 mit dem Fragebogen zur Selbstregulation, der sich im Anhang dieses Buches befindet, gemessen. Alle Personen, die einen durchschnittlichen Punktwert unter 3,5 Punkten im Test hatten, wurden in die Gruppe mit schlechter Selbstregulation eingeordnet und alle Personen, die zwischen 3,5 bis 6 Punkten lagen, wurden in die Gruppe mit guter Selbstregulation eingeordnet.

Tabelle und Graphik 2: Grossarth-Maticeksche Typologie, Todesursachen und Überlebensraten

Tabelle 2: Grossarth-Maticeksche Typologie, Todesursachen und Überlebensraten (prozentuale Verteilung)

Grossarth-Maticeksche Typologie	Krebs	Herzinfarkt	andere Todesursache	Überlebensrate in %	Summe
Typ I	18,6	8,4	18,7	54,3	100
Typ II	8,9	33,6	20,8	36,7	100
Typ III	4,4	5,7	11,7	78,1	99,9
Typ IV	2,3	2,3	8,9	86,6	100,1
TYP V	9,8	8,3	16,7	65,2	100
Typ VI	9,7	8,2	23,9	58,2	100

Tabelle 2a: Grossarth-Maticeksche Typologie, Todesursachen und Überlebensraten (Anzahl in Personen)

Grossarth-Maticeksche Typologie	Krebs	Herzinfarkt	andere Todesursache	Überlebensrate	Anzahl der Personen
Typ I	121	55	122	354	652
Typ II	54	204	126	223	607
Typ III	20	26	53	354	453
Typ IV	12	12	47	458	529
TYP V	84	71	143	558	856
Typ VI	13	11	32	558	134
Anzahl der Personen	304	379	523	2505	3231

Die Ergebnisse zeigen, daß Krebs am häufigsten beim sogenannten Typ-I-Verhalten vorkommt. Dabei arrangiert sich die Person mit der sie hemmenden Situation, Herzinfarkt findet sich dagegen am häufigsten beim Typ-II-Verhalten, d. h. bei hilfloser Übererregung und ineffektivem Protest gegen

Objekte und Zustände, die als störend und verhindernd empfunden werden. Die Überlebensrate ist am höchsten beim sogenannten Typ-IV-Verhalten, d.h. bei Personen, die ein hohes Maß an innerer Autonomie und Selbstregulation aufweisen, ausgeprägt.

Weitere, hier nicht dargestellte Auswertungen zeigen, daß es nicht nur von Bedeutung ist, welchem Typ eine Person angehört (also auf welcher Skala des Fragebogens sie die höchste Punktzahl aufweist), sondern auch welche Kombination von Typen stark oder schwach ausgeprägt ist, also wie sich ein bestimmter Mischtyp strukturiert. Wenn sich eine Person beispielsweise als ausgeprägter Typ I und/oder Typ II darstellt, dann ist auch die Information wichtig, ob sie gleichzeitig noch erhöhte Werte des Typ IV oder III aufweist. Eine Kombination des Typs V mit Typ I oder II zeigt sich als krankmachender als eine Kombination des Typs V mit Typ IV. Das heißt, wenn eine Person zu rational-antiemotionalen Verhaltensweisen neigt, sich aber im Rahmen solcher Verhaltensweisen autonom verhält und sich noch gut hinsichtlich ihres Wohlbefindens reguliert, dann ist sie weniger gefährdet, krank zu werden, als wenn sie rational-antiemotional auftritt und gleichzeitig durch hilflose Übererregung und innere Hemmung der Selbstregulation entgegenwirkt.

Die Tabelle und Graphik 2 beziehen sich auf sogenannte reine Typen, d. h. auf Personen, die auf dem Typ, dem sie zugeordnet sind, 80 bis 100 % der Punktzahl erreichen, während sie bei allen anderen Typen nur 0 bis 20 % der möglichen Punktzahl aufweisen. Alle anderen Typenkombinationen, wie z. B. bei Personen mit mehreren gleich oder ähnlich stark ausgeprägten Verhaltensmustern sind nicht dargestellt. Die hier dargestellten Ergebnisse können somit lediglich Hinweise dahingehend geben, ob ein Zusammenhang zwischen Überlebensrate und unterschiedlichen Erkrankungen und dem jeweiligen Verhaltensmuster besteht. Sie lassen sich allerdings nicht monokausal in dem Sinne deuten, daß allein die dem Verhaltensmuster zugrundeliegende psychische Struktur und damit die Hemmung oder Übererregung einen Krebs bzw. Herzinfarkt verursachen. Denn das Typ-I- und Typ-II-Verhalten korrelieren auch mit anderen physischen Risikofaktoren signifikant. Beispielsweise ist der Zigaretten- und Alkoholkonsum beim Typ-I- und Typ-II-Verhalten bedeutend höher als beim Typ-IV-Verhalten. Ebenfalls finden sich im Typ-II-Verhalten deutlich mehr Diabetes, Bluthochdruck, Übergewicht, Fehlernährung und Bewegungsmangel. Auch wenn bei zusätzlichen Auswertungen der Befunde der Anteil solcher physischen Risikofaktoren als Variable mit berücksichtigt wurde, ergab sich noch immer eine signifikante, wenn auch eine etwas weniger ausgeprägte Korrelation zwischen der Einordnung in die Grossarth-Maticeksche Typologie und bestimmten Erkrankungen. Dieser Befund deutet darauf hin, daß im zentralen Nervensystem ablaufende hemmende Prozesse mit der Krebsausbreitung zusammenhängen könnten. Es ist auch daran zu erinnern, daß sich Typ-I- und Typ-II-Verhalten nicht gegenseitig ausschließen, ja bei vielen Personen gleich stark ausgeprägt sein können. Wie wir bereits im ersten Teil des Buches zeigten, kann eine innere Hemmung in eine hilflose Übererregung umschlagen und umgekehrt. Natürlich gibt es auch Menschen, die im längeren Zeitverlauf eher überruhig und gehemmt sind und sich mit der sie hemmenden Situation abgefunden haben, und Personen, die vor allem angespannt, übererregt und jederzeit zu explodieren bereit sind. Weil es häufig schwer ist, zwischen Typ I und Typ II zu unterscheiden, finden sich im Fragebogen zur Einordnung in die Grossarth-Maticeksche Typologie auch Fragen, die eine differenzierende Einordnung erleichtern.

Die Einordnung in die Verhaltenstypologie erfolgte im Jahre 1973/74 mit Hilfe des im Anhang (II, 7) wiedergegebenen Fragebogens zur Einordnung in die Grossarth-Maticeksche Typologie. Die Todesursachen wurden bis einschließlich dem Jahre 1988 erfaßt. Dabei wurde festgestellt, welche Personen an Krebs, Herzinfarkt oder anderen Todesursachen verstorben waren und welche Personen noch lebten.

Tabelle und Graphik 3: Präventive Effekte des Autonomietrainings bei Risiko für Krebs

Tabelle 3: Präventive Effekte des Autonomietrainings bei Risiko für Krebs (prozentuale Verteilung)

Status	Kontrollgruppe	trainierte Gruppe	Summe in %
lebt	27,0	73,0	100
verstorben an Krebs	70,4	29,6	100
andere Todesursachen	58,3	41,7	100

Tabelle 3a: Präventive Effekte des Autonomietrainings bei Risiko für Krebs (Anzahl der Personen)

Mortalitätsraten	Kontrollgruppe	trainierte Gruppe	Anzahl in Personen
lebt	10	27	37
verstorben an Krebs	19	8	27
andere Todesursachen	21	15	36
Anzahl der Personen	50	50	100

Um der Frage nachzugehen, ob ein ausgeprägtes Typ-I-Verhalten mit der klinischen Manifestation einer Krebserkrankung zusammenhängen kann,

wurden im Jahre 1974 zweimal 50 Personen aus der Heidelberger prospektiven Studie identifiziert. Sie zeigten eine extreme Ausprägung des Typ-I-Verhaltens und waren gleichzeitig starke Zigarettenraucher. Hinsichtlich Alter, Geschlecht und auch anderer physischer Risikofaktoren waren die Gruppen vergleichbar. Alle 100 Personen ließen sich als anhaltend depressiv und hoffnungslos beschreiben. Viele von ihnen stürzten sich kompensatorisch in eine Arbeit, die sie auslaugte und erschöpfte. Die Hoffnungslosigkeit erwuchs unter anderem aus einer nicht überwundenen Trauer nach dem Tod eines Partners oder Kindes, aus der als ungerecht empfundenen Ausstoßung aus einer wichtigen Gruppe, oder aus einer Überforderung nach extrem belastenden Lebensereignissen. Auch ein anhaltendes Unwohlsein in einer familiären oder partnerschaftlichen Situation konnten dazu beitragen. Oder Hilflosigkeit und Resignation stellten sich aufgrund des gescheiterten Versuches ein, ein subjektiv wichtiges Ziel, wie z. B. die Herstellung der Harmonie zwischen einem Elternteil und/oder dem Ehegatten zu erreichen. Alle Personen neigten dazu, sich mit der die Hemmung verursachenden Situation zu arrangieren und diese als unabdingbar hinzunehmen. Somit fühlten sie sich dieser Situation hilflos ausgeliefert.
Per Zufall wurde dann diese Personen einer zu trainierenden und einer Kontrollgruppe zugeordnet. Erstere erhielt das im 11. Kapitel näher beschriebene Autonomietraining.

Die Mitglieder der trainierten Gruppe und der Kontrollgruppe wurden mehrfach nachuntersucht, um festzustellen, wer von ihnen an Krebs oder einer anderen Ursache verstorben war und wer noch lebte. Die letzte Nachuntersuchung fand im Jahre 1995 statt. Zu diesem Zeitpunkt waren in der Kontrollgruppe 19 Personen (38,0 %) an Krebs verstorben, in der trainierten Gruppe dagegen nur 8 Personen (16,0 %). Dieses Ergebnis ist hoch signifikant.

Tabelle und Graphik 4: Ausgewählte Risikofaktoren und Synergieeffekte bei Rektumkarzinom

Tabelle 4: Ausgewählte Risikofaktoren und Synergieeffekte bei Rektumkarzinom (prozentuale Verteilung)

Ausgewählte Risikofaktoren	ohne Rektumkarzinom	mit Rektumkarzinom	Summe in %
chronische Verstopfung	3,8	96,2	100
familiäre Belastung	7,0	93,0	100
schlechte Selbstregulation	3,3	96,7	100
Verlusterlebnisse	4,2	95,8	100
kein Faktor	1,8	98,2	100
Synergieeffekte (alle 4 Faktoren)	48,6	51,4	100

Tabelle 4a: Ausgewählte Risikofaktoren und Synergieeffekte bei Rektumkarzinom (Anzahl in Personen)

Ausgewählte Risikofaktoren	ohne Rektumkarzinom	mit Rektumkarzinom	Anzahl der Personen
chronische Verstopfung	400	16	416
familiäre Belastung	187	14	201
schlechte Selbstregulation	556	19	575
Verlusterlebnisse	341	15	356
kein Faktor	1043	19	1062
Synergieeffekte (alle 4 Faktoren)	54	51	105
Anzahl der Personen	2581	134	2715

Zur Überprüfung der Synergieeffekte bei Rektumkarzinom wurden hier zwei physische und zwei psychische Risikofaktoren berücksichtigt. Die physischen Risikofaktoren waren die familiengenetische Belastung (Vater und Mutter waren an einem Rektumkarzinom erkrankt oder verstorben) und die chronische Verstopfung, (die Person hatte in den letzten 10 Jahren höchstens zweimal pro Woche Stuhlgang, in der Regel aber seltener). Die psychosozialen Risikofaktoren waren einmal Streß, einhergehend mit schlechter Selbstregulation, zum anderen Verlusterlebnisse, die zu anhaltenden depressiven Zuständen und Hoffnungslosigkeit geführt hatten. Nach der Datenerfassung wurden sechs Gruppen zusammengestellt. Diese waren hinsichtlich Alter und Geschlecht vergleichbar, wiesen aber eine unterschiedliche Verteilung der oben erwähnten Risikofaktoren auf. Eine Gruppe mit 416 Personen litt nur an chronischer Verstopfung, eine andere Gruppe mit 201 Personen war nur familiär belastet, eine dritte Gruppe mit 575 Personen hatte eine schlechte Selbstregulation, eine vierte Gruppe mit 356 Personen litt an immer wiederkehrenden Depressionen infolge schwerwiegender Verlusterlebnisse (bei häufig noch guter Regulation in anderen Bereichen), eine fünfte Gruppe mit 1262 Personen wies im Kontext der Befragung keinen der oben genannten Faktoren auf, eine sechste Gruppe mit 105 Personen hatte alle Faktoren (d. h. chronische Verstopfung, beide Eltern waren an Rektumkarzinom verstorben, schlechte Selbstregulation und immer wiederkehrende Depressionen nach Verlusterlebnissen).

Die unterschiedlichen Todesursachen wurden dann innerhalb des 15-jährigen Beobachtungszeitraumes bis einschließlich 1988 erfaßt. Dabei wurde auch registriert, wenn der Tod durch ein Rektumkarzinom eingetreten war.

Es zeigte sich folgendes:

1. Jedes der erfaßten Einzelrisiken erhöht die Rektumkarzinom-Mortalität, wenn wir Personen, die keinen der genannten Risikofaktoren aufweisen, zum Vergleich heranziehen.
2. Der stärkste einzelne Risikofaktor ist die familiengenetische Belastung.
3. Wenn alle vier Faktoren zusammenkommen, ergibt sich ein Synergieeffekt, der viel stärker ausfällt als es die bloße Addition der Einzelfaktoren erwarten ließe. Die Summe der einzelnen Faktoren ergäbe 18,3 %, der Synergieeffekt dagegen, der eintritt, wenn alle vier der für ein Rektumkarzinom bedeutsamen Faktoren vorhanden sind, beläuft sich auf 48,6 %.

Insgesamt wurden in der prospektiven Studie noch mehr Risikofaktoren erfaßt und ausgewertet, das heißt, im vorliegenden Fall wurden zwecks Illustration des Synergieeffektes nur einige Risikofaktoren und deren Wechselwirkungen herausgegriffen und analysiert. Dies gilt auch für die folgende Darstellung der Synergieeffekte bei Magen-, Leber- und Bronchialkarzinom.

Tabelle und Graphik 5: Wechselwirkungen zwischen Risikofaktoren bei Magenkarzinom

Tabelle 5: Wechselwirkungen von Risikofaktoren bei Magenkarzinom (prozentuale Verteilung)

Ausgewählte Risikofaktoren	Magenkrebs	andere Todesursachen	lebend	Summe in %
keine Risikofaktoren	0,3	29,9	69,7	100
genetische Disposition	2,0	48,7	49,2	100
Streß	1,4	45,5	53,1	100
Organvorschädigung	0,4	32,8	66,8	100
physische Risikofaktoren	0,7	35,3	64,0	100
Synergieeffekt	41,3	23,1	35,5	100

Tabelle 5a: Wechselwirkungen von Risikofaktoren bei Magenkarzinom (Anzahl in Personen)

Ausgewählte Risikofaktoren	Magenkrebs	andere Todesursachen	lebend	Anzahl der Personen
keine Risikofaktoren	5	473	1102	1580
genetische Disposition	4	96	97	197
Streß	12	402	469	883
Organvorschädigung	1	77	157	235
physische Risikofaktoren	4	195	354	553
Synergieeffekt	50	28	43	121
Anzahl der Personen	76	1271	2222	3569

Zwecks Analyse der psychophysischen Wechselwirkungen und der Synergieeffekte beim Magenkarzinom wurden hier folgende Risikofaktoren berücksichtigt:

1. die familiengenetische Disposition (Vater und Mutter waren an einem Magenkarzinom erkrankt oder verstorben).
2. Organvorschädigung (eine diagnostizierte Gastritis oder ein Magengeschwür mußten vorliegen).
3. bestimmte physische Risikofaktoren (über Jahre wurden große Mengen von geräuchertem oder gepökeltem Fleisch konsumiert).
4. Streß, der sich in einer schlechten Selbstregulation bekundete (mit einem Wert von unter 3,5 Punkten auf dem Fragebogen).

Die Datenerfassung fand 1973/74 statt, die Todesursachen wurden bis Ende 1988 erfaßt.

Die Ergebnisse zeigen folgendes:

1. Alle erfaßten Einzelfaktoren haben eine gewisse Relevanz. Der sich am stärksten auswirkende Einzelfaktor ist die familiengenetische Belastung, gefolgt vom chronischen Streß. Organvorschädigungen und die genannten physischen Risikofaktoren wirken sich nur sehr schwach aus.
2. Kommen alle vier Risikofaktoren zusammen, zeigt sich ein hochsignifikanter Synergieeffekt, der weit über die additive Wirkung der Faktoren hinausgeht (diese läge bei 4,5 %, wohingegen der Synergie-

effekt der beim Magenkrebs zusammenwirkenden Faktoren 41,3 % ausmacht).

Tabelle und Graphik 6: Wechselwirkungen zwischen Risikofaktoren bei Leberkarzinom

Tabelle 6: Wechselwirkungen von Risikofaktoren bei Leberkarzinom (prozentuale Verteilung)

Ausgewählte Risikofaktoren	Leberkrebs	krebsfrei	Summe in %
keine Risikofaktoren	0,1	99,9	100
genetische Disposition	2,8	97,2	100
Streß	0,2	99,8	100
Organvorschädigung	0,6	99,4	100
physische Risikofaktoren	0,2	99,8	100
Synergieeffekt	56,3	43,8	100

Tabelle 6a: Wechselwirkungen von Risikofaktoren bei Leberkarzinom (Anzahl der Personen)

Ausgewählte Risikofaktoren	Leberkrebs	krebsfrei	Anzahl der Personen
keine Risikofaktoren	1	1611	1612
genetische Disposition	2	70	72
Streß	1	470	471
Organvorschädigung	1	164	165
physische Risikofaktoren	1	582	583
Synergieeffekt	9	7	16
Anzahl der Personen	15	2904	2919

Bei der Entstehung des Leberkarzinoms läßt sich der Synergieeffekt beim Zusammewirken der einzelnen Risikofaktoren besonders gut nachweisen.

Die folgende Einzelfaktoren wurden erfaßt:

1. Genetische Disposition (Vater und Mutter oder ein Elternteil und ein Großelternteil waren an einem Leberkarzinom erkrankt oder verstorben).
2. Eine Organvorschädigung der Leber aufgrund einer Leberzirrhose lag vor.
3. Bestimmte physische Risikofaktoren (wie regelmäßiger Alkoholkonsum über mindestens zwanzig Jahre hinweg mit mehr als sechzig Gramm Alkohol pro Tag).
4. Streß in Form einer gehemmten bzw. schlechten Selbstregulation. Auch hier wurden die Daten in den Jahren 1973/74 erfaßt und die Todesursachen bis Ende 1988 recherchiert.

Die Ergebnisse zeigen:

1. Der weitaus am stärksten wirkende Einzelfaktor ist die familiengenetische Belastung. Ohne die oben genannten Risikofaktoren liegt die Wahrscheinlichkeit, in einem Beobachtungszeitraum von 15 Jahren ein Leberkarzinom zu entwickeln bei 0,06 %. Im Falle einer familiengenetischen Belastung (und ohne physische Risikofaktoren oder Streß) steigt sie dagegen auf 2,8 % an, tritt also, unter Berücksichtigung dieser Prozentzahlen 47mal häufiger auf. Daß der genetische Faktor beim Leberkarzinom so stark ins Gewicht fällt, dürfte angesichts der Tatsache nicht verwundern, daß dieses Karzinom eine sehr seltene Tumorart darstellt – obschon die menschliche Leber als „Entgiftungslaboratorium" einer große Menge von Noxen (z. B. durch Zigarettenrauchen, Alkoholkonsum, Medikamente u. a.) ausgesetzt ist. So bleibt zu hoffen, daß die Genforscher in der Zukunft auch die Gene, die für die Entstehung des Leberkarzinoms mitverantwortlich sind, entdecken.
2. Wenn physische und genetische Risikofaktoren mit Streß in Wechselwirkung treten, dann ergibt sich beim Leberkarzinom ein hochsignifikanter Synergieeffekt (56,3 % anstatt eines zu erwartenden Additionswertes von 3,8 %).

Wir waren bemüht, beim Leberkrebs das sogenannte primäre Leberkarzinom zu erfassen, d. h. die Krebsart, die primär aus den Leberzellen entsteht. Bekanntlich wird die Leber auch häufig von unterschiedlichen Metastasen heimgesucht. Wir haben uns bemüht, jeweils den primären Leberkrebs zu erfassen, können aber nicht sicher ausschließen, daß uns bei der Datenerfassung trotzdem Fehler unterlaufen sind. So könnte ein Arzt auf dem Totenschein bescheinigt haben, daß ein Leberkarzinom vorlag, während es sich in Wirklichkeit um Metastasen der Leber handelte. Dieses Beispiel dürfte auch erkennen lassen, wie wichtig bei etwaigen zukünftigen Replikationsstudien ein Obduktionsbefund sein könnte, um klarzustellen, ob ein primärer Tumor oder eine Lebermetastase vorliegt.

Tabelle und Graphik 7: Wechselwirkungen von Risikofaktoren bei Bronchialkarzinom

Tabelle 7: Wechselwirkungen von Risikofaktoren bei Bronchialkarzinom

Ausgewählte Risikofaktoren	Bronchial-karzinom	anderer Krebs	kein Krebs	noch lebend	Summe in %
keine Risikofaktoren	0,5	5,0	26,3	68,2	100
genetische Disposition	1,4	14,0	37,2	47,4	100
Streß	0,9	16,9	32,8	49,4	100
Organvor-schädigung	0,5	7,1	27,8	64,6	100
physische Risikofaktoren	1,3	12,3	23,2	63,2	100
alle 4 Faktoren	62,0	12,7	13,9	11,4	100

Tabelle 7a: Wechselwirkungen von Risikofaktoren bei Bronchialkarzinom

Ausgewählte Risikofaktoren	Bronchial-karzinom	anderer Krebs	kein Krebs	noch lebend	Anzahl der Personen
keine Risikofaktoren	8	64	439	1141	1672
genetische Disposition	3	30	80	102	215
Streß	9	162	315	475	961
Organvor-schädigung	1	14	55	128	198
physische Risikofaktoren	6	59	111	302	478
alle 4 Faktoren	49	10	11	9	79
Anzahl der Personen	76	339	1011	2157	3603

Auch bei der Entwicklung des Bronchialkarzinoms sind deutliche Synergieeffekte nachweisbar. In der Tabelle 7 werden fünf Einzelfaktoren angeführt, die sich wie folgt noch näher bestimmen lassen:

1. die familiengenetische Disposition: Vater und Mutter oder ein Elternteil und ein Großelternteil sind an einem Bronchialkarzinom erkrankt oder verstorben.
2. Organvorschädigung: Es bestand eine chronische obstruktive Bronchitis.
3. der physische Risikofaktor: intensives und ununterbrochenes Zigarettenrauchen mit mehr als 20 Zigaretten pro Tag mehr als 30 Jahre lang.
4. Streß, sich bekundend in einer schlechten Selbstregulation.
5. Bei der fünften Gruppe wurden alle Risikofaktoren ausgeschlossen. Es handelte sich also um Personen, die nie geraucht hatten, eine gute Selbstregulation und keine chronische Bronchitis aufwiesen und deren beide Eltern und vier Großeltern ein hohes Lebensalter erreichten, ohne daß vom Arzt ein Lungenkrebs diagnostiziert wurde.

Die Daten wurden 1973/74 erfaßt. Danach wurden die fünf unterschiedlichen Gruppen mit den unterschiedlichen Risikofaktoren gebildet, (die selbstverständlich nach Alter und Geschlecht vergleichbar waren). Es wurde bis Ende 1988 gewartet, ehe man untersuchte, ob die einzelnen Risikofaktoren sich als relevant und in ihrer Kombination Synergieeffekte aufwiesen.

Die Ergebnisse zeigen:

1. Die zwei sich am stärksten und in annähernd gleichem Maße auswirkenden Einzelrisikofaktoren sind die familiengenetische Belastung und das Zigarettenrauchen.
2. Beim Vorhandensein aller erfaßten Einzelfaktoren zeigt sich ein hochsignifikanter Synergieeffekt (62 % Lungenkrebs anstatt 3,1 %, was dem additiven Wert entspräche).

Dieser Befund legt folgende Interpretation nahe: Bei der Entwicklung des Lungenkrebses ist eine Wechselwirkung zwischen genetischen Faktoren, der Organvorschädigung und der Schädigung des Gewebes durch krebserzeugende Noxen anzunehmen. Für die Ausbreitung des Krebses bis hin zur klinischen Manifestation scheint der sich in einer gehemmten Selbstregulation zur Wirkung bringende psychosoziale Streß von Bedeutung zu sein.

Graphik 8: Wechselwirkungen zwischen Risikofaktoren

Die Graphik 8 gibt einen zusammenfassenden Überblick über die Synergieeffekte bei drei Krebsarten.

Insgesamt ließen sich in der Heidelberger prospektiven Interventionsstudie Synergieeffekte bei 22 unterschiedlichen Krebsarten sowie bei unterschiedlichen Herz-Kreislauferkrankungen nachweisen.

Die detaillierten Ergebnisse werden voraussichtlich Anfang 1999 in einem Buch mit dem Titel: „Systemische Epidemiologie und präventive Verhaltensmedizin chronischer Erkrankungen" publiziert werden.

Tabelle und Graphik 9: Grad der Selbstregulation, Todesursache und Überlebensrate bei Männern

Tabelle 9: Grad der Selbstregulation, Todesursache und Überlebensrate bei Männern (prozentuale Verteilung)

Grad der Selbstregulation	Krebs	Herz-Kreislauf	andere Todesursachen	lebt	Summe in %
Gruppe 1 (schlecht)	14,3	31,8	33,1	20,8	100
Gruppe 2	12,4	23,8	25,1	38,7	100
Gruppe 3	10,3	20,6	28,6	40,5	100
Gruppe 4	3,6	5,9	11,3	79,2	100
Gruppe 5	2,6	3,2	4,9	89,3	100
Gruppe 6 (sehr gut)	1,9	1,9	4,9	91,3	100

Tabelle 9a: Grad der Selbstregulation, Todesursache und Überlebensrate bei Männern (Anzahl in Personen)

Grad der Selbstregulation	Krebs	Herz-Kreislauf	andere Todesursachen	lebt	Anzahl der Personen
Gruppe 1 (schlecht)	22	49	51	32	154
Gruppe 2	63	121	128	197	509
Gruppe 3	126	251	349	495	1221
Gruppe 4	29	48	92	644	813
Gruppe 5	8	10	15	275	308
Gruppe 6 (sehr gut)	2	2	5	94	103
Anzahl der Personen	250	481	640	1737	3108

Im Jahre 1973/74 wurde der Grad der Selbstregulation bei mehreren tausend Männern mit dem Fragebogen zur Selbstregulation erfaßt. Ende 1988 wurden dann bei 3108 von ihnen die unterschiedlichen Todesursachen erforscht – dies zuerst durch einen Hausbesuch, dann durch das Studium der im Gesundheitsamt festgehaltenen Todesursachen. (Bei einer relativ kleinen Gruppe war es zu einer Verweigerung gekommen oder die Betreffenden hatten sich nicht mehr auffinden lassen.) Nach der Befragung wurden die 3108 Personen je nach Grad der Selbstregulation und der demgemäß erzielten durchschnittlichen Punktzahl in die folgenden sechs Gruppen eingeteilt:

1. sehr schlechte Selbstregulation (Mittelwert 1–2 Punkte)
2. schlechte Selbstregulation (Mittelwert 2–3 Punkte)
3. mittelmäßige, eher schlechte als gute Selbstregulation (Mittelwert 3–3,5 Punkte)
4. mittelmäßige, eher gute als schlechte Selbstregulation (Mittelwert 3,5–4 Punkte)
5. gute Selbstregulation (Mittelwert 4–5 Punkte)
6. sehr gute Selbstregulation (Mittelwert 5–6 Punkte)
   Die Ergebnisse zeigen deutlich: Je geringer der Grad der Selbstregulation, desto höher ist die Mortalität an Krebs. Die *Tabelle 10* zeigt ein entsprechendes Ergebnis mit Bezug auf Frauen.

Tabelle 10: Grad der Selbstregulation, Todesursache und Überlebensrate bei Frauen

Tabelle 10: Grad der Selbstregulation, Todesursache und Überlebensrate bei Frauen (prozentuale Verteilung)

Grad der Selbstregulation	Krebs	Herz-Kreislauf	andere Todesursachen	lebt	Summe in %
Gruppe 1 (schlecht)	16,7	30,0	34,7	18,7	100
Gruppe 2	13,6	19,0	25,0	42,4	100
Gruppe 3	10,8	17,9	27,5	43,7	100
Gruppe 4	3,8	5,6	14,3	76,3	100
Gruppe 5	3,0	2,8	7,4	86,9	100
Gruppe 6 (sehr gut)	2,1	2,6	3,6	91,7	100

Tabelle 10a: Grad der Selbstregulation, Todesursache und Überlebensrate bei Frauen (Anzahl in Personen)

Grad der Selbstregulation	Krebs	Herz-Kreislauf	andere Todes-ursachen	lebt	Anzahl der Personen
Gruppe 1 (schlecht)	25	45	52	28	150
Gruppe 2	43	60	79	134	316
Gruppe 3	58	96	147	234	535
Gruppe 4	35	51	130	696	912
Gruppe 5	15	14	37	436	502
Gruppe 6 (sehr gut)	4	5	7	177	193
Anzahl der Personen	180	271	452	1705	2608

Die deutlichen Zusammenhänge zwischen dem Grad der Selbstregulation, sowohl mit Krebserkrankungen, Herz-Kreislauferkrankungen, anderen Todesursachen, als auch dem Prozentsatz der noch Lebenden, dürfte nicht verwundern, bedenken wir, daß eine gute Selbstregulation typischerweise auch mit einer großen Anzahl gesunder Verhaltensweisen wie weniger Rauchen und Trinken, gesunder Ernährung, wohltuender körperlicher Bewegung, Fähigkeit zur regelmäßigen Erholung usw. einhergeht.

Die Graphik 11 zeigt beispielsweise, daß Bewegungsmangel, Übergewicht und Diabetes überwiegend in Gruppen mit schlechter Selbstregulation vorkommen.

Die Graphik 12 zeigt, daß auch andere Risikofaktoren, wie z. B. Alkoholkonsum, Zigarettenrauchen in Gruppen mit geringer Selbstregulation stärker ausgeprägt sind als in Gruppen mit guter Selbstregulation.

Tabelle 13: Grad der Selbstregulation und jährliche Krankheitstage

Grad der Selbstregulation	Tage krank	Tage im Krankenhaus
Gruppe 1 (sehr schlecht)	64,7	22,8
Gruppe 2	57,2	20,6
Gruppe 3	31,5	10,6
Gruppe 4	16	4,3
Gruppe 5	18	2,5
Gruppe 6 (sehr gut)	15	1,1

Die Graphik 13 zeigt, daß die Tage im Krankenhaus und die Tage, an denen die Person im Laufe eines Jahres krank (also arbeitsunfähig oder nur beschränkt arbeitsfähig) ist, mit dem Grad der Selbstregulation zusammenhängen.

Tabelle 14: Autonomietraining und Überlebenszeit bei Krebspatienten

Tabelle 14: Autonomietraining und Überlebenszeit bei Krebspatienten (prozentuale Verteilung)

Überlebenszeit	mit Autonomie-training	ohne Autonomie-training	Summe in %
längere Überlebenszeit	78,3	21,7	100
kürzere Überlebenszeit	21,7	78,3	100

Tabelle 14a: Autonomietraining und Überlebenszeit bei Krebspatienten (Anzahl der Personen)

Überlebenszeit	mit Autonomie-training	ohne Autonomie-training	Anzahl der Personen
längere Überlebenszeit	47	13	60
kürzere Überlebenszeit	13	47	60
Anzahl in Personen	60	60	120

1974 bis Ende 1975 wurden 60 Krebspatienten mit Hilfe des Autonomietrainings beraten, um Wege zu finden, ihre Selbstregulation zu verbessern. Sie wurden einer ebenso großen, per Zufall ermittelten Gruppe von Krebspatienten gegenübergestellt. Beide Gruppen waren hinsichtlich Tumorart, Tumorausbreitung und medizinischer Behandlung vergleichbar. Bis auf drei Vergleichspaare hatten alle Personen zum Zeitpunkt der Erstbefragung regionale oder Fernmetastasen. Ebenfalls waren beide Gruppen hinsichtlich des Ausmaßes des Stresses vergleichbar; alle Personen wiesen eine sehr geringe Selbstregulation (unter 3 Punkten) und einen geringen Ausprägungsgrad von Lust und Wohlbefinden auf. Dazu lagen die Verhaltensindikatoren, die der Hypothese zufolge mit einem guten Krankheitsverlauf zusammenhängen, im Minusbereich (siehe Anhang II, 10 und 11).

Auch die Zeitspanne, die von der Diagnosestellung bis zur ersten Befragung verstrichen war, war in beiden Gruppen vergleichbar.

Ursprünglich wurden 66 Vergleichspaare gebildet; drei Personen verweigerten jedoch das Gespräch und drei weitere Personen ließen sich 1993 nicht mehr für die Nachuntersuchung auffinden. So blieben 60 Personenpaare für die Endauswertung übrig.

Die Auswahl bzw. Rekrutierung der Krebspatienten geschah zum einen Teil aus der Kartei der Krebsnachsorge der Chirurgischen Universitätsklinik Heidelberg. Zum anderen Teil handelte es sich um Personen, die im Rahmen der Heidelberger prospektiven Studie als Krebspatienten identifiziert worden waren und somit nicht in die Vorhersagestudien aufgenommen werden konnten.

Die Krebspatienten wurden gebeten, sich einem Gespräch von 1–2 Stunden zur Verfügung zu stellen, um der wissenschaftlichen Forschung mit ihren Ratschlägen zu helfen. Das Gespräch fand einige Tage nach dem Interview durch studentische Hilfskräfte statt.

In den ersten 20–30 Minuten beschrieben die Patienten ihre aktuelle Lage, besonders mit Blick auf die Frage, was ihr Wohlbefinden verbesserte oder aufrechterhielt und was zu Unwohlsein und Unlust führte. Im Anschluß daran wurden die Betreffenden gefragt, was sie selbst tun könnten, um ihre Lebensqualität und ihr Wohlbefinden zu verbessern. Im anschließenden Gesprächsteil wurden gemeinsam Verhaltensalternativen erarbeitet, und es wurden Wege für die Umsetzung im täglichen Leben gesucht. Insgesamt zeigten sich bei den Probanden drei verschiedene Verhaltensmuster, die auch nach unterschiedlichen Interventionen verlangten.

Eine erste Gruppe konnte die Alternative klar formulieren, benötigte aber noch einen Anstoß zur Realisierung. Die zweite Gruppe suchte nach alternativen Verhaltensweisen, konnte sie aber noch nicht formulieren. Die dritte Gruppe betonte die Ausweglosigkeit der Situation und die Unmöglichkeit, ein alternatives Verhalten zu finden. Diese Unterschiede lassen sich an drei Krebspatienten illlustrieren, die an einer immer wiederkehrenden seelisch-körperlichen Erschöpfung und Überreizung leiden. Der erste Patient sagt: „Ich muß mich einfach egoistisch hinlegen und ausruhen, wenn ich erschöpft bin. Aber leider tue ich das nicht, weil mein Pflichtgefühl zu groß ist.“ Der zweite Patient sagt: „Ich bin laufend erschöpft und gereizt, weiß aber nicht, wie ich aus diesen Zustand herauskommen kann.“ Der dritte Patient sagt: „Ich bin seelisch und körperlich erschöpft, und daran wird sich auch nichts ändern.“

In der kurzen Zeit der Beratungsgespräche konzentrierten sich die Trainer auf die Probleme, die für die Patienten die subjektiv größte Bedeutung hatten. Jedesmal war es das Ziel, ein alternatives Verhaltensmodell anzuregen, das sich an Wohlbefinden, Lust und Gesundheit orientiert.

1993 wurde der Zeitpunkt des Todes mittels Hausbesuchen, Recherchen im Gesundheitsamt oder Telefonaten rückwirkend ermittelt (alle 120 Personen waren bis dahin verstorben).

Es erwies sich, daß die Gruppe mit Autonomietraining zu 78,3 % länger gelebt hatte als die Kontrollgruppe (47 von 60 Personen). 13 Personen in der Kontrollgruppe lebten länger als ihre Vergleichspartner in der Therapiegruppe. Dieses Ergebnis ist auf dem 0,001 %-Niveau signifikant. Die Mitglieder der trainierten Gruppe lebten im Vergleich zu denen der untrainierten Gruppe 3,4 Jahre länger.

Der mutmaßliche Therapieerfolg bei den 47 Personen in der trainierten Gruppe, aber auch der (relative) Überlebenserfolg bei den 13 nichttrainierten Personen in der Kontrollgruppe, die länger als ihre behandelten Partner lebten, ließ sich aufgrund des psychosozialen Status, der 3–6 Monate nach den beratenden Gesprächen zum zweiten Mal gemessen wurde, signifikant voraussagen. Das Kriterium war jeweils die positive Veränderung, die zwischen der ersten und zweiten Messung erfolgte.

Tabelle 15: Autonomietraining bei Mammakarzinom mit Fernmetastasen

Tabelle 15: Autonomietraining bei Mammakarzinom beim Vorhandensein von Fernmetastasen (prozentuale Verteilung)

Gruppenstatus	längere Überlebenszeit	kürzere Überlebenszeit	Summe in %
Kontrollgruppe	16,7	83,3	100
Therapiegruppe	83,3	16,7	100

Tabelle 15a: Autonomietraining bei Mammakarzinom beim Vorhandensein von Fernmetastasen (Anzahl der Personen)

Gruppenstatus	längere Überlebenszeit	kürzere Überlebenszeit	Anzahl der Personen
Kontrollgruppe	6	30	36
Therapiegruppe	30	6	36
Anzahl der Personen	36	36	72

Im Jahre 1977 wurde ein Therapieexperiment an 36 Brustkrebspatientinnen mit Fernmetastasen durchgeführt und die Überlebenszeit mit der einer ebenso großen, in Alter und Tumorausbreitung vergleichbaren Gruppe verglichen. Therapie- und Kontrollgruppe wurden per Zufall ermittelt. Die Nachuntersuchung wurde 1993 durchgeführt.

Die Ergebnisse zeigen, daß die Mitglieder der Gruppe mit Autonomietraining zu 83,3 % länger als die der Kontrollgruppe lebten. Im Durchschnitt lebten die Personen in der behandelten Gruppe 2,3 Jahre länger als ihre Vergleichspartner in der unbehandelten Gruppe. Auch hier erwies sich die Verbesserung des psychosozialen Status als wichtiger Indikator für die Überlebenszeit.

Tabelle 16: Therapieexperiment bei Personen mit extremer Ausprägung von Risikofaktoren für Krebs

Tabelle 16: Therapieexperiment bei Personen mit extremer Ausprägung von Risikofaktoren für Krebs (prozentuale Verteilung)

Prozentwerte	Krebs	andere Todes - ursachen	lebt noch	Summe in %
Therapiegruppe	26,7	16,7	56,7	100,1
Kontrollgruppe	63,3	33,3	3,3	100,1

Tabelle 16a: Therapieexperiment bei Personen mit extremer Ausprägung von Risikofaktoren für Krebs (Anzahl der Personen)

	Krebs	andere Todes-ursachen	lebt noch	Anzahl der Personen
Therapiegruppe	8	5	17	30
Kontrollgruppe	19	10	1	30
Anzahl der Personen	27	15	18	60

In den Heidelberger prospektiven Studien konnte immer wieder nachgewiesen werden, daß bei der Krebsentstehung die Wechselwirkung von familiär-genetischer Belastung, Organvorschädigung (z. B. durch Bronchitis, Gastritis, Lungentuberkulose, Leberzirrhose usw.), physischen Risikofaktoren (z. B. Zigaretten- und Alkoholkonsum, berufliche Berührung mit Asbest, Fehlernährung usw.) und Streß in Form einer blockierten Selbstregulation (Hemmung in der Äußerung und Befriedigung subjektiv wichtiger Bedürfnisse) bedeutsam ist und daß synergistische Effekte auftreten. Es zeigte sich aber auch, daß Streß für sich genommen nicht der wichtigste Einzelrisikofaktor ist, daß er z. B., wenn allein vorhanden, weitgehend schwächer in seiner krankheitserzeugenden Wirkung ist als die familiengenetische Belastung oder bestimmte physische Risikofaktoren wie das Zigarettenrauchen. Andererseits potenziert der Streß die physischen Risikofaktoren und erzeugt in Kombination mit ihnen synergistische Effekte. Dies möglicherweise, weil er für die Tumorausbreitung bis hin zur klinischen Manifestation eine große Rolle spielt. Um in dieser Frage (die Rolle des Streß bei der Krebsentstehung) Klarheit zu bekommen, wurde das Therapieexperiment durchgeführt.

Aus der prospektiven Studie 1973/1974 wurden 35 Vergleichspaare gebildet und die Paarlinge per Zufall einer Therapie- oder einer Kontrollgruppe zugeordnet. Drei Personen verweigerten die Beratung, zwei Personen konnten in der Nachuntersuchung 1993/94 nicht mehr gefunden werden. Das Training wurde 1975 durchgeführt. Alle Personen waren familiengenetisch für unterschiedliche Krebsarten schwer belastet (beide Eltern und alle vier Großeltern verstarben an Krebs). Alle Personen waren Zigarettenraucher, litten an mindestens einer Organvorschädigung, nahmen vorübergehend (mindestens länger als 1 Jahr) dämpfende Psychopharmaka ein (Valium oder Schlafmittel) und zeigten eine sehr schlechte Selbstregulation und einen geringen Grad an Wohlbefinden und Lust. Das Autonomietraining in Form eines kurzen Beratungsgespräches war darauf konzentriert, das Unlust und Unwohlsein bringende Verhaltensmuster abzubauen und Wohlbefinden anzuregen.

Das Ergebnis zeigt, daß in der therapierten Gruppe in einem Beobachtungszeitraum von 18–19 Jahren 8 Personen (26,7 %) an Krebs verstarben, während in der nichttrainierten Kontrollgruppe 19 Personen (63,3 %) durch Krebs zu Tode kamen. Dieser Unterschied ist signifikant.

Anhang II

II, 1

Übersicht über an noch nicht erkrankten Personen durchgeführte prospektive Studien (1964–1996)
(Personen, bei denen Krebs, Herzinfarkt oder Hirnschlag diagnostiziert wurde, wurden aus der Studie ausgeschlossen.)

(siehe Seite 154)

II, 2

Mitarbeiter, Unterstützung und Kosten der prospektiven Studien

1. Kosten der Datenerhebung 1964–1978: zirka 12 000 000 DM
2. Anzahl der Interviewer (alle Studien): 150
3. Anzahl der durchgeführten Interviews: 72 318 (bei einer Anzahl der Befragten wurden mehrfach Interviews durchgeführt)
4. Anzahl der Mitarbeiter mit abgeschlossenem Hochschulstudium: 53
5. Professoren und Hochschullehrer als Mitarbeiter und Koautoren: 18
6. Anzahl der Supervisoren, die Kontrollfunktionen und Einsicht in die Datenerfassung, Dokumentation und Durchführung hatten: 31
7. Stiftungen und Organisationen, die die Studie unterstützt haben:
   - Stiftung für Bildung und Behindertenförderung Stuttgart
   - Deutsche Forschungsgemeinschaft Bonn
   - Deutsche Krebshilfe Bonn
   - Universitätsgesellschaft Heidelberg
   - Institute of Psychiatry, Universität London
   - Eduard Aeberhardt Stiftung, Zürich
   - Deutsches Krebsforschungszentrum, Heidelberg
   - Institut für Sozialmedizin, Universität Heidelberg

II, 1 Übersicht über an noch nicht erkrankten Personen durchgeführte prospektive Studien (1964–1996)

Ort der Untersuchung Jahr der Befragung	Anzahl der Befragten Männer/Frauen	Ver-wei-gerer	Art und Jahr der Nachuntersuchung	Prozentsatz der Gefundenen	Begleiter Studie/Kontrolle	neue Aspekte
1.) *ehemaliges Jugoslawien, Crevenka* 1964/65-1986 Anzahl der Interviewer: 3	1353 71 % M, 29 % F 90%ige Altersspanne bei Beginn der Untersuchung: 48–68 Jahre	67	1976 Mortalität u. Inzidenz 1985/86 Mortalität u. Gesundgebliebene	1976 100 % 1985/86 98 %	Ärzte der örtl. Ambulanz, Leitung: Dr. Eugen Fuchs Univ. Belgrad (Übergabe der gesamten Datenbank)	psychosoziale u. med. Daten ~~u. med. Fakultät~~
2.) *Heidelberg, Deutschland* 1971/72–1996 Anzahl der Interviewer: 24	2563 52 % M, 48 % F 90%ige Altersspanne bei Beginn der Untersuchung: 41–62 Jahre	574	1982 Mortalität 1987 Mortalität 1995/96 Mortalität u. Gesundgebliebene	1982 88,1 % 1995/96 86 %	Institut für Statistik u. mathem. Wirtschaftstheorie Univ. Karlsruhe, Dir. Prof. M. Rutsch, PD W. Heller (Datenabgabe 1981, Datenabgabe an den Oberbürgermeister von Heidelberg 1977) Prof. N. Bischof, Zürich usw.	exp. Therapie mit Autonomietraining
3.) *Heidelberg, Deutschland* 1973/1978–1996 Anzahl der Interviewer: 123	29 938 55,2 % M, 44,8 % F +5876 (Angehörige und Bekannte) 49,6 % M, 50,4 % F Alter 1973: zw. 32 und 68 Jahren	2317	1982, 1988, 1994 1995/96 (untersch. Subgruppen, Mortal. u. Gesundgebliebene)	zw. 87 % und 92 %	Institut of Psychiatry, Univ. London (Prof. H.-J. Eysenck), Prof. R. Frentzel-Beyme, Deutsches Krebsforschungszentrum usw.	Erweiterung von 4 auf 6 Typen, neue Fragebögen, neue Konzepte (Selbstregulation), fam.-gen. Belastung

Fragebogen zur Selbstregulation

1. Ich verfolge ein oder mehrere für mich sehr wichtige Ziele.
Wie stark ist dieses Verhalten bei Ihnen ausgeprägt?

1	2	3	4	5	6

(Zutreffendes bitte ankreuzen)
(1 = sehr selten, 2 = selten, 3 = mittelmäßig, eher in Richtung selten, 4 = mittelmäßig, eher in Richtung stark, 5 = stark, 6 = sehr stark) => entsprechende Antwortmöglichkeiten auch bei allen folgenden Fragen.

2. Ich spreche über meine seelischen und persönlichen Probleme und Wünsche mit anderen.
Wie häufig kommt dieses Verhalten bei Ihnen vor?

1	2	3	4	5	6

3. Ich bin in einer für mich angenehmen Weise aktiv (zum Beispiel sportlich, beruflich, in der Beziehung usw.).
Wie oft erreichen Sie diesen Zustand?

1	2	3	4	5	6

4. Durch die Art und Weise meines Verhaltens zu gefühlsmäßig wichtigen Personen kann ich meine innere Selbständigkeit erhalten.
Wie stark ist dieses Verhalten bei Ihnen ausgeprägt?

1	2	3	4	5	6

5. Durch mein Verhalten mir und anderen gegenüber erreiche ich immer wieder Wohlbefinden.
Wie stark ist dieses Verhalten bei Ihnen ausgeprägt?

1	2	3	4	5	6

6. Meine Hoffnung in die Zukunft ist wie folgt ausgeprägt:

1	2	3	4	5	6

7. Im allgemeinen ist mein Lebenswille wie folgt ausgeprägt:

1	2	3	4	5	6

8. Im allgemeinen ist die Äußerung und Befriedigung meiner gefühlsmäßig wichtigsten Wünsche und Bedürfnisse wie folgt ausgeprägt:

1	2	3	4	5	6

9. Wenn mein inneres Gleichgewicht gestört ist und mein Wohlbefinden gering, dann entwickle ich Aktivitäten, die mich wieder ins Gleichgewicht bringen und mein Wohlbefinden verbessern.
Wie ausgeprägt ist dieses Verhalten bei Ihnen?

1	2	3	4	5	6

10. Wenn ich Probleme im zwischenmenschlichen Bereich habe, dann entwickle ich solange Aktivitäten, bis ich die Probleme in den Griff bekommen habe.
Wie ausgeprägt ist dieses Verhalten bei Ihnen?

1	2	3	4	5	6

11. Ich verändere mein Verhalten solange, bis für mich wünschenswerte Ergebnisse eintreten. Wie stark ausgeprägt ist dieses Verhalten bei Ihnen?

1	2	3	4	5	6

12. Durch mein Verhalten erzeuge ich Bedingungen, die mich in angenehmer Weise anregen (zum Beispiel im zwischenmenschlichen oder körperlichen Bereich).
Wie stark ausgeprägt ist dieses Verhalten bei Ihnen?

1	2	3	4	5	6

13. Ich vermeide in der Regel seelisch-körperliche Überforderungen.
Wie stark ausgeprägt ist dieses Verhalten bei Ihnen?

1	2	3	4	5	6

14. In der Regel ist meine Überzeugung, meine Gesundheit durch eigenes Verhalten positiv beeinflussen zu können, wie folgt ausgeprägt:

1	2	3	4	5	6

15. In der Regel ist meine Bereitschaft, auf meine körperliche Befindlichkeit zu achten, wie folgt ausgeprägt:

1	2	3	4	5	6

16. Ich bete zu Gott für die Überwindung meiner Probleme.
Wie oft kommt dieses Verhalten bei Ihnen vor?

1	2	3	4	5	6

17. Ich werde in der Bewältigung meiner Probleme durch für mich gefühlsmäßig wichtige Personen in der folgenden Ausprägung unterstützt:

1	2	3	4	5	6

18. Wenn seelisch-körperliche Übermüdung bei mir auftritt, dann bin ich bereit, mich ausreichend zu erholen (Schlaf, Spazierengehen, Abstand nehmen, usw.).
Wie stark ist Ihre Bereitschaft zu solch einem Verhalten?

1	2	3	4	5	6

19. Ich nehme Abstand von Personen, die meine gefühlsmäßigen Erwartungen dauerhaft nicht befriedigen.
Wie stark ist dieses Verhalten bei Ihnen ausgeprägt?

1	2	3	4	5	6

20. Ich äußere und befriedige meine Bedürfnisse ohne innere Hemmungen.
Wie stark ist dieses Verhalten bei Ihnen ausgeprägt?

1	2	3	4	5	6

21. Ich bin für andere Personen wichtig.
Wie ausgeprägt ist bei Ihnen diese Überzeugung?

1	2	3	4	5	6

22. Ich achte mich selbst.
Wie stark ist dieses Verhalten bei Ihnen ausgeprägt?

1	2	3	4	5	6

23. Ich erkenne Bereiche in meinem Leben, in denen ich bedeutungsvoll bin.
Wie stark ausgeprägt ist diese Erkenntnis bei Ihnen?

1	2	3	4	5	6

24. Ich habe Einfluß auf die Vorgänge in meinem Leben und in der Welt.
Wie stark ausgeprägt ist diese Überzeugung bei Ihnen?

1	2	3	4	5	6

25. Mein Leben ist sinnvoll und steuert auf ein Ziel zu.
Wie stark ausgeprägt ist diese Überzeugung bei Ihnen?

1	2	3	4	5	6

26. Ich ernähre mich so, daß ich mich dabei wohl fühle.
Wie stark ist dieses Verhalten bei Ihnen ausgeprägt?

1	2	3	4	5	6

27. Ich betätige mich körperlich so, daß ich mich dabei wohl fühle. Wie stark ist dieses Verhalten bei Ihnen ausgeprägt?

1	2	3	4	5	6

28. Ich habe eine Einstellung zur Religion erreicht, die mich zufriedenstellt. Wie stark ist Ihre diesbezügliche Zufriedenheit?

1	2	3	4	5	6

29. Ich distanziere mich von Zuständen und Bedingungen, die mir auf Dauer nicht guttun.
Wie ausgeprägt ist dieses Verhalten bei Ihnen?

1	2	3	4	5	6

30. Verhaltensweisen, die mir auf Dauer nicht guttun, verändere ich. Wie stark ist diese Verhaltensweise bei Ihnen ausgeprägt?

1	2	3	4	5	6

31. Ich gestalte mein tägliches Leben so, daß ich mich immer wieder entspanne. Wie ausgeprägt ist dieses Verhalten bei Ihnen?

1	2	3	4	5	6

32. Wenn ich in einem negativen seelischen Zustand bin, dann resigniere ich nicht, sondern entwickle Aktivitäten mit dem Ziel, diesen zu überwinden. Wie stark ausgeprägt ist dieses Verhalten bei Ihnen?

1	2	3	4	5	6

33. Wenn ich verärgert und aufgeregt bin, dann entwickle ich Aktivitäten, die es mir ermöglichen, sowohl den benötigten Abstand als auch die gewünschte Veränderung zu erreichen.
Wie stark ausgeprägt sind bei Ihnen solche Aktivitäten?

1	2	3	4	5	6

34. Ich verhalte mich auf eine Art und Weise, die meine Bedürfnisse befriedigt und auch anderen Menschen guttut.
Wie stark ausgeprägt ist dieses Verhalten bei Ihnen?

1	2	3	4	5	6

35. In meinem Verhalten respektiere ich stets die Selbständigkeit meiner Mitmenschen. Wie stark ausgeprägt ist dieses Verhalten bei Ihnen?

1	2	3	4	5	6

36. Ich sehe und berücksichtige bei meinen Mitmenschen sowohl ihre positiven wie auch negativen Eigenschaften.
Wie stark ausgeprägt ist dieses Verhalten bei Ihnen?

1	2	3	4	5	6

37. Ich bevorzuge Verhaltensweisen, die zu langfristig positiven Folgen führen. Wie stark ausgeprägt ist dieses Verhalten bei Ihnen?

1	2	3	4	5	6

38. Ich verzichte auf Verhaltensweisen, die zu langfristig negativen Folgen führen.
Wie stark ist dieses Verhalten bei Ihnen?

1	2	3	4	5	6

39. Ich stimme meine Verhaltensweisen in unterschiedlichen Bereichen meines Lebens derart ab, daß sie bei mir zu einem anhaltenden Wohlbefinden führen (Ernährung, Arbeit, Bewegung, Beziehung zum Partner, usw.).
Wie stark ist dieses Verhalten bei Ihnen?

1	2	3	4	5	6

40. Ich beobachte mich selbst im Hinblick auf meinen körperlichen Zustand.
Wie stark ausgeprägt ist dieses Verhalten bei Ihnen?

1	2	3	4	5	6

41. Ich beobachte mich selbst im Hinblick auf meinen seelischen Zustand.
Wie stark ausgeprägt ist dieses Verhalten bei Ihnen?

1	2	3	4	5	6

42. Ich achte auf die Folgen meines Verhaltens für mich und andere.
Wie stark ausgeprägt ist dieses Verhalten bei Ihnen?

1	2	3	4	5	6

43. Ich stelle mir in meiner Phantasie unterschiedliche Verhaltensweisen vor, die ich einsetzen kann, wenn mein bisheriges Verhalten zu Mißerfolg führt.
Wie stark ausgeprägt ist dieses Verhalten bei Ihnen?

1	2	3	4	5	6

44. Ich richte mein Verhalten an den aufgetretenen Folgen aus, das heißt, ich gebe Verhaltensweisen auf, die zu negativen Folgen führen, und ich

halte Verhaltensweisen aufrecht, die zu positiven Folgen führen.
Wie stark ausgeprägt ist dieses Verhalten bei Ihnen?

1	2	3	4	5	6

45. Wenn ich einen Mißerfolg erlebe, bin ich durch diesen nicht erschüttert, sondern deute ihn als einen Hinweis darauf, daß ich es in Zukunft anders machen muß. Wie stark ausgeprägt ist dieses Verhalten bei Ihnen?

1	2	3	4	5	6

46. Ich übe täglich mehrere verschiedene Aktivitäten aus, die mir guttun und sich dabei gegenseitig ergänzen.
Wie stark ausgeprägt ist dieses Verhalten bei Ihnen?

1	2	3	4	5	6

47. Ich lebe stets mein eigenes Leben (indem ich das tue, was mir guttut).
Wie stark ausgeprägt ist dieses Verhalten bei Ihnen?

1	2	3	4	5	6

48. Wenn ich die Nähe zu einer gefühlsmäßig wichtigen Person nicht herstellen kann, dann lasse ich diese Person los.
Wie stark ausgeprägt ist dieses Verhalten bei Ihnen?

1	2	3	4	5	6

49. Ich lebe sowohl mit einer als auch ohne eine Person, die mir gefühlsmäßig wichtig ist, zufrieden und entspannt.
Wie stark ausgeprägt ist dieses Verhalten bei Ihnen?

1	2	3	4	5	6

50. Ich bin immer wieder bemüht, neue Gesichtspunkte und Verhaltensweisen zu finden, die eine überraschende und angenehme Problemlösung ermöglichen. Wie stark ausgeprägt ist dieses Verhalten bei Ihnen?

1	2	3	4	5	6

51. Ich bin in meinem Verhalten selbständig, das heißt, von niemandem zu meinen Ungunsten auf lange Sicht abhängig.
Wie stark ausgeprägt ist dieses Verhalten bei Ihnen?

1	2	3	4	5	6

52. Durch mein Verhalten erreiche ich eine gute gefühlsmäßige Stimmung.
Wie stark ausgeprägt ist dieses Verhalten bei Ihnen?

1	2	3	4	5	6

53. Ich verhalte mich so, daß bei mir Langeweile, Eintönigkeit und mangelnde Anregung nur äußerst selten auftreten.
Wie stark ausgeprägt ist dieses Verhalten bei Ihnen?

1	2	3	4	5	6

54. Ich habe häufig ausgeprägt lustvolle/lustbetonte Erlebnisse.
Wie stark trifft diese Aussage auf Sie zu?

1	2	3	4	5	6

55. Durch mein Verhalten erreiche ich häufig ein sehr angenehmes Körpergefühl. Wie stark trifft diese Aussage auf Sie zu?

1	2	3	4	5	6

56. Ich verlasse mich regelmäßig auf meine Intuition.
Wie stark trifft diese Aussage auf Sie zu?

1	2	3	4	5	6

57. Wenn ein Verhalten zu Mißerfolg führt, dann halte ich dieses nicht fest, sondern probiere ein anderes aus.
Wie stark trifft diese Aussage auf Sie zu?

1	2	3	4	5	6

58. Durch mein Verhalten erreiche ich innere Zufriedenheit.
Wie stark ausgeprägt ist dieses Verhalten bei Ihnen?

1	2	3	4	5	6

59. Durch mein Verhalten erreiche ich häufig eine gefühlsmäßige Hochstimmung.
Wie stark trifft diese Aussage auf Sie zu?

1	2	3	4	5	6

60. Wenn mich jemand bedroht oder aufregt, dann kann ich dementsprechend Aggressionen äußern.
Wie stark trifft diese Aussage auf Sie zu?

1	2	3	4	5	6

61. Wenn mich bestimmte Personen ungerechtfertigt angreifen, dann verändere ich mein Verhalten so lange, bis ich befähigt bin, mich erfolgreich zu wehren. Wie stark ausgeprägt ist dieses Verhalten bei Ihnen?

1	2	3	4	5	6

62. Wenn mich jemand gerechtfertigt kritisiert, dann versuche ich, mein Verhalten positiv zu verändern.
Wie stark ausgeprägt ist dieses Verhalten bei Ihnen?

1	2	3	4	5	6

63. Ich suche regelmäßig nach Personen und Zuständen, die mir guttun.
Wie stark ausgeprägt ist dieses Verhalten bei Ihnen?

1	2	3	4	5	6

64. Ich klebe nicht an Personen und Zuständen, die mir nicht guttun, ich distanziere mich von diesen früher oder später.
Wie stark ausgeprägt ist dieses Verhalten bei Ihnen?

1	2	3	4	5	6

65. Ich gebe Gedanken und Verhaltensweisen, die mich hemmen, auf.
Wie stark ausgeprägt ist dieses Verhalten bei Ihnen?

1	2	3	4	5	6

66. Gedanken und Verhaltensweisen, die bei mir zu Aufregung und Verärgerung führen, gebe ich auf.
Wie stark ausgeprägt ist dieses Verhalten bei Ihnen?

1	2	3	4	5	6

67. Ich suche immer nach Verhaltensweisen, die sowohl mir als auch anderen guttun. Wie stark trifft diese Aussage auf Sie zu?

1	2	3	4	5	6

68. Wenn ich kurzfristig nicht in der Lage bin, Abstand von Personen oder Zuständen zu erreichen, die mir nicht guttun, an die ich aber noch positive Erwartungen habe, dann versuche ich trotzdem, meine Bedürfnisse und Wünsche zu äußern und lustvoll zu befriedigen.
Wie stark ausgeprägt ist dieses Verhalten bei Ihnen?

1	2	3	4	5	6

69. Wenn ich persönliche Probleme habe, dann gebe ich diese vor mir selbst und anderen zu. Wie stark trifft diese Aussage auf Sie zu?

1	2	3	4	5	6

70. Ich gebe meine Schwächen genauso zu wie meine Stärken.
Wie stark ausgeprägt ist dieses Verhalten bei Ihnen?

1	2	3	4	5	6

71. Wenn ich Probleme habe, dann zögere ich nicht, andere um Hilfe zu bitten.
Wie stark ausgeprägt ist dieses Verhalten bei Ihnen?

1	2	3	4	5	6

72. Wenn es mir nicht gutgeht, dann weiß ich, daß ich mein Verhalten ändern muß.
Wie stark trifft diese Aussage auf Sie zu?

1	2	3	4	5	6

73. Ich wiederhole kein Verhalten, das andauernd zu negativen Folgen führt. Wie stark trifft diese Aussage auf Sie zu?

1	2	3	4	5	6

74. Ich halte nichts von Schuldgefühlen – weil diese die positive Selbstanregung hemmen.
Wie stark trifft diese Aussage auf Sie zu?

1	2	3	4	5	6

75. Wenn mir jemand Schuldgefühle macht, dann weiche ich seinem Einfluß aus und rege mich anderweitig positiv an.
Wie stark ist dieses Verhalten bei Ihnen ausgeprägt?

1	2	3	4	5	6

76. Ich stehe solange zu meinen Schwächen, bis ich sie überwunden habe.
Wie stark trifft diese Aussage auf Sie zu?

1	2	3	4	5	6

77. Mein Verhalten ist immer darauf ausgerichtet, Lust und Wohlbefinden im Rahmen einer bestmöglichen Problemlösung zu erreichen.
Wie stark ausgeprägt ist dieses Verhalten bei Ihnen?

1	2	3	4	5	6

78. Ich bin nicht nachtragend und verzeihe leicht.
Wie stark trifft diese Aussage auf Sie zu?

1	2	3	4	5	6

79. Ich beobachte anhaltend die Vorgänge in meinem Körper, um herauszufinden, was mir guttut. Wie stark trifft diese Aussage auf Sie zu?

1	2	3	4	5	6

80. Ich beobachte anhaltend meine Beziehung zu meinen Mitmenschen mit dem Ziel, die bestmögliche Umgangsform zu entwickeln.
Wie stark ausgeprägt ist dieses Verhalten bei Ihnen?

1	2	3	4	5	6

81. Wenn ich gehemmt bin, meine Wünsche und Erwartungen zu äußern, dann entfalte ich solange Aktivitäten, bis die Hemmung verschwindet.
Wie stark trifft dieses Verhalten auf Sie zu?

1	2	3	4	5	6

82. Wenn ich innerlich aufgeregt oder verärgert bin, dann entfalte ich Aktivitäten mit dem Ziel, Zustände zu erreichen, die die Aufregung auflösen.
Wie stark trifft diese Aussage auf Sie zu?

1	2	3	4	5	6

83. Wenn es mir nicht gutgeht, dann finde ich heraus, wo die Ursache liegt und nehme von dieser Abstand.
Wie stark ist dieses Verhalten bei Ihnen ausgeprägt?

1	2	3	4	5	6

84. Ich bin äußerst gehemmt, für mich Ansprüche zu stellen.
Wie stark ist dieses Verhalten bei Ihnen ausgeprägt?

6	5	4	3	2	1

85. Ich gehe eher auf andere ein, als für mich Forderungen zu stellen.
Wie stark ist dieses Verhalten bei Ihnen ausgeprägt?

6	5	4	3	2	1

86. Ich richte mein Verhalten eher an den Erwartungen eines nahestehenden Menschen als an meinen eigenen Wünschen aus.
Wie stark ist dieses Verhalten bei Ihnen ausgeprägt?

6	5	4	3	2	1

87. Meine eigenen Wünsche stelle ich für die Aufrechterhaltung eines bestimmten Zustandes zurück (zum Beispiel für die zwischenmenschliche Harmonie).
Wie stark ist dieses Verhalten bei Ihnen ausgeprägt?

6	5	4	3	2	1

88. Ich bin über Jahre hinweg nicht in der Lage, meine wichtigsten Gefühle und Bedürfnisse anderen Personen gegenüber zu äußern.
Wie stark ist dieses Verhalten bei Ihnen ausgeprägt?

6	5	4	3	2	1

89. Seit Jahren ertrage ich Zustände, die mir nicht guttun, ohne dagegen zu protestieren.
Wie stark ist dieses Verhalten bei Ihnen ausgeprägt?

6	5	4	3	2	1

90. Ich habe große Hemmungen, negative Gefühle (zum Beispiel Wut, Haß, Aggression) nach außen hin zu zeigen.
Wie stark ist dieses Verhalten bei Ihnen ausgeprägt?

6	5	4	3	2	1

91. Ich neige dazu, seelische Erschütterungen soweit wie möglich nicht nach außen zu zeigen.
Wie stark ist dieses Verhalten bei Ihnen ausgeprägt?

6	5	4	3	2	1

92. Wenn meine gefühlsmäßig wichtigsten Erwartungen enttäuscht werden, fühle ich mich innerlich gehemmt und gelähmt.
Wie stark ist dieses Verhalten bei Ihnen ausgeprägt?

6	5	4	3	2	1

93. Nach ungünstigen Lebensereignissen (zum Beispiel Tod einer wichtigen Person, Trennung, schockierenden Ereignissen) bin ich anhaltend nicht in der Lage, meine wichtigsten Gefühle und Wünsche zu äußern.
Wie stark ist dieses Verhalten bei Ihnen ausgeprägt?

6	5	4	3	2	1

94. Ich protestiere seit Jahren gegen Zustände, die mir nicht gut tun, bin aber nicht in der Lage, sie zu ändern.
Wie stark ist dieses Verhalten bei Ihnen ausgeprägt?

6	5	4	3	2	1

95. Bestimmte Personen sind dauerhaft die wichtigste Ursache für mein persönliches Unglück.
Wie stark sind Sie dieser Meinung?

6	5	4	3	2	1

96. Bestimmte Zustände sind dauerhaft die wichtigste Ursache für mein persönliches Unglück.
Wie stark sind Sie dieser Meinung?

6	5	4	3	2	1

97. Ich fühle mich störenden Personen oder Zuständen immer wieder hilflos ausgeliefert (zum Beispiel, weil ich nicht in der Lage bin, sie zu verändern oder mich von ihnen zu distanzieren).
Wie stark ist dieser Zustand bei Ihnen ausgeprägt?

6	5	4	3	2	1

98. Ich komme anhaltend mit den negativen Eigenschaften bestimmter Personen in Berührung.
Wie stark trifft diese Aussage auf Sie zu?

6	5	4	3	2	1

99. Bestimmte Personen stören und verhindern mich dauerhaft in meiner persönlichen Entwicklung.
Wie stark sind Sie dieser Meinung?

6	5	4	3	2	1

100. Bestimmte Zustände verhindern und stören mich dauerhaft in meiner Entfaltung.
Wie stark sind Sie dieser Meinung?

6	5	4	3	2	1

101. Ich kann die Ursache anhaltender Aufregung und Anspannung nicht verändern, weil sie im Verhalten anderer Personen liegt.
Wie stark sind Sie dieser Meinung?

6	5	4	3	2	1

102. Ich kann die Ursache anhaltender Aufregung und Anspannung nicht verändern, weil sie in bestimmten Zuständen liegt, die ich nicht beeinflussen kann.
Wie stark sind Sie dieser Meinung?

6	5	4	3	2	1

103. Ich äußere meine Absichten und Ziele, fühle mich aber in ihrer Verwirklichung von außen völlig verhindert.
Wie stark sind Sie dieser Meinung?

6	5	4	3	2	1

104. Obwohl meine Beziehung zu bestimmten Personen immer wieder zu negativen Folgen führt, kann ich sie nicht verändern.
Wie stark trifft diese Aussage auf Sie zu?

6	5	4	3	2	1

105. Obwohl ein bestimmter körperlicher Zustand (zum Beispiel Übergewicht) immer wieder zu negativen Folgen führt, bin ich nicht in der Lage, ihn zu verändern.
Wie stark trifft diese Aussage auf Sie zu?

6	5	4	3	2	1

Auswertungsschlüssel

Nach der Beantwortung der Fragen wird der Mittelwert errechnet, indem die Summe aller Punkte durch 105 dividiert wird.*

Die Ergebnisse sind wie folgt zu interpretieren:

Mittelwert 5–6 Punkte:	sehr gute Selbstregulation
Mittelwert 4–5 Punkte:	gute Selbstregulation
Mittelwert 3,5–4 Punkte:	befriedigende Selbstregulation
Mittelwert 1–3,5 Punkte:	es wird ein Training zur Verbesserung der Selbstregulation vorgeschlagen

* Es wird durch die Anzahl der *beantworteten* Fragen dividiert, das heißt, wenn nicht alle Fragen beantwortet sind, wird nicht durch 105 dividiert, sondern durch die jeweilige Zahl der beantworteten Fragen.

Die Gütekriterien des Fragebogens zur Erfassung des Grades der Selbstregulation: Test-Retestreliabilität: 0,79; interne Konsistenz (Cronbachs Alpha): 0,80.

Variablenkatalog
Fragebogen zur Selbstregulation

1. Sinn- und Zielorientierung (Fragen 1, 25)

2. Fähigkeit, über die eigenen Probleme und Wünsche mit anderen Menschen reden zu können / Fähigkeit zur Selbstenthüllung (Frage 2)

3. Wohltuende Aktivität in unterschiedlichen Lebensbereichen (Frage 3)

4. Innere Autonomie / Fehlen von Abhängigkeiten (Fragen 4, 47, 49, 51)

5. Erreichung von Wohlbefinden für sich und andere durch eigenes Verhalten sich selbst und anderen gegenüber (Fragen 5, 52, 55, 58, 59, 63, 67)

6. Hoffnung in die Zukunft (Frage 6)

7. Ausgeprägter Lebenswille (Frage 7)

8. Äußerung und Befriedigung der gefühlsmäßig wichtigsten Bedürfnisse ohne innere Hemmungen, die auch anderen Menschen guttut (Fragen 8, 20, 34, 68)

9. Fähigkeit, gestörtes inneres Gleichgewicht und Wohlbefinden durch eigenes Verhalten wieder herzustellen (Frage 9)

10. Ausgeprägte problemlösende Aktivität versus Resignation (Fragen 10, 32, 33, 50)

11. Orientierung an den Folgen des eigenen Verhaltens/Flexibilität im Verhalten (Fragen 11, 30, 42, 44, 57, 72, 73)

12. Aktive Herstellung anregender Bedingungen (Frage 12)

13. Vermeidung seelisch-körperlicher Überforderungen (Fragen 13, 18)

14. Überzeugung, die eigene Gesundheit durch eigenes Verhalten positiv beeinflussen zu können (Frage 14)

15. Ausgeprägte Selbstbeobachtung im körperlichen, seelischen und zwischenmenschlichen Bereich, um herauszufinden, was guttut beziehungsweise um optimale Umgangsformen zu entwickeln (Fragen 15, 40, 41, 79, 80)

16. Beten zu Gott um Problemlösung (Frage 16)

17. Soziale Unterstützung (Frage 17)

18. Distanzierung von Personen oder Zuständen, die auf Dauer zu Unwohlsein oder Frustration von Bedürfnissen führen (Fragen 19, 29, 48, 64)

19. Selbstachtung und Gefühl persönlicher Bedeutung (Fragen 21, 22, 23)

20. Kontrollüberzeugung (Frage 24)

21. Wohltuende Ernährungsweise (Frage 26)

22. Wohltuende körperliche Bewegung (Frage 27)

23. Wohltuende Einstellung zur Religion (Frage 28)

24. Respektierung der Selbständigkeit anderer Menschen (Frage 35)

25. Wahrnehmung und Berücksichtigung der positiven und negativen Eigenschaften von Mitmenschen (Frage 36)

26. Ausrichtung des Verhaltens auf langfristig positive Folgen (Fragen 37, 38)

27. Wohltuende Integration verschiedener Lebensbereiche (Fragen 31, 39, 46)

28. Problemlösende Phantasien (Frage 43)

29. Konstruktiver Umgang mit Mißerfolg (Frage 45)

30. Fähigkeit, Aggressionen zu äußern und sich erfolgreich gegen Angriffe zu wehren versus Hemmung, negative Gefühle zu zeigen (Fragen 60, 61, 90)

31. Abwesenheit von Langeweile, Eintönigkeit und mangelnder Anregung (Frage 53)

32. Ausgeprägte lustvolle Erlebnisse (Frage 54)

33. Offenheit für gerechtfertigte Kritik an der eigenen Person und positive Verhaltenskorrektur (Frage 62)

34. Berücksichtigung von Intuition (Frage 56)

35. Aufgabe von Gedanken und Verhaltensweisen, die das innere Gleichgewicht stören und entweder zu Hemmung oder zu Übererregung führen (Fragen 65, 66)

36. Eingeständnis persönlicher Probleme, Schwächen und Stärken sich selbst und anderen gegenüber (Fragen 69, 70, 76)

37. Bereitschaft, bei persönlichen Problemen andere Personen um Hilfe zu bitten (Frage 71)

38. Abwesenheit beziehungsweise aktive Vermeidung von Schuldgefühlen (Fragen 74, 75)

39. Ausrichtung des Verhaltens auf Lust und Wohlbefinden im Rahmen einer bestmöglichen Problemlösung (Frage 77)

40. Fähigkeit, anderen Personen zu vergeben (Frage 78)

41. Aktive Überwindung von Hemmung oder Übererregung (Fragen 81, 82)

42. Aktive Suche nach den Ursachen von Unwohlsein und Abstandnahme von diesen (Frage 83)

43. Ausgeprägte Selbstzurückstellung (Fragen 84, 85, 86, 87)

44. Dominanz innerer Hemmung (Fragen 88, 89, 91, 92, 93)

45. Dominanz innerer hilfloser Übererregung (Fragen 94, 97, 98, 103)

46. Schuldprojektionen auf bestimmte andere Personen oder bestimmte Zustände, die als verhindernd für das persönliche Glück oder die persönliche Entfaltung angesehen werden (Fragen 95, 96, 99, 100)

47. Überzeugung, die Ursache der Übererregung nicht verändern zu können, weil sie außerhalb der eigenen Person liegt (Fragen 101, 102)

48. Gefühl, in der Verwirklichung persönlicher Ziele und Absichten von außen behindert zu werden (Frage 103)

49. Rigidität im Verhalten (Unfähigkeit, das Verhalten zu ändern, welches dauerhaft zu negativen Folgen führt (Fragen 104, 105)

II, 5

Fragebogen zur Erfassung des Grades von Lust und Wohlbefinden
Einführende Erläuterung

Es werden Ihnen 15 Fragen vorgelegt, um den Grad Ihres Wohlbefindens und Ihrer Lustfähigkeit zu erfassen. Bitte konzentrieren Sie sich in der Beantwortung auf die vergangenen 12 Monate und antworten Sie, wie Sie es jeweils durchschnittlich während dieser Zeit empfunden haben.

Im Fragebogen unterschieden wir zwischen Wohlbefinden und Lust, wobei Lust als gesteigertes Wohlbefinden definiert wird, zum Beispiel extremes Wohlbefinden mit Glückserlebnissen und Begeisterung.

Unter Wohlbefinden verstehen wir das Erreichen eines inneren Gleichgewichtes, was als angenehm und sicherheitsvermittelnd erlebt wird.

1. Wie stark erleben Sie Lust (lustvolle Zufriedenheit, lustbetontes Wohlbefinden, lustvolle Bedürfnisbefriedigung, zum Beispiel im Sport, Sexualität, Essen und so weiter)?

1	2	3	4	5	6	7

(1 = äußerst schwach, mein Lusterleben ist völlig blockiert, 2 = schwach, 3 = mittelmäßig, eher in Richtung schwach, 4 = mittelmäßig, eher in Richtung stark, 5 = stark, 6 = sehr stark, 7 = äußerst stark, mein Lusterleben ist extrem)

2. Wie *lange dauert* Ihre Lust *zeitlich* an, wenn sie auftritt?

1	2	3	4	5	6	7

(1 = sehr kurz, nur einige Sekunden, 2 = kurz, nur einige Minuten, 3 = mittelmäßig, eher kurz als lang, 4 = mittelmäßig, eher lang als kurz, 5 = lang anhaltend, zum Beispiel einen halben Tag, 6 = sehr lang, zum Beispiel einen ganzen Tag anhaltend, 7 = äußerst lang anhaltend, zum Beispiel mehrere Tage)

3. Wie häufig erleben Sie Lust (lustvolle Anregung oder Erholung, zum Beispiel Sport, Schlaf, Sexualität, lustvolle Befriedigung und so weiter?)

1	2	3	4	5	6	7

(1 = so gut wie nie, 2 = nur sehr selten, zum Beispiel einmal im Monat, 3 = ab und zu, aber eher selten als häufig, 4 = eher häufig als selten, 5 = häufig, 6 = sehr häufig, fast täglich, 7 = äußerst häufig, mindestens täglich)

4. Ich verzichte auf kurzfristige Lust, wenn ich dafür langfristige negative Folgen in Kauf nehmen muß. Ich tue das in der Gewißheit, daß sich danach größere Lust einstellt. Wie stark ausgeprägt ist dieses Verhalten bei Ihnen?

1	2	3	4	5	6	7

(1 = äußerst schwach, 2 = schwach, 3 = mittelmäßig, eher in Richtung schwach, 4 = mittelmäßig, eher in Richtung stark, 5 = stark, 6 = sehr stark, 7 = äußerst stark)

5. Haben Sie Angst vor dem Auftreten der eigenen Lust, besonders in Bereichen, in denen die Lust für Sie von großer gefühlsmäßiger Bedeutung ist (zum Beispiel in der Liebe)?

1	2	3	4	5	6	7

(1 = absolute Angst, die die Lust völlig verhindert, 2 = sehr starke Angst, so daß sich die Lust nur sehr selten durchsetzen kann, 3 = starke Angst, so daß die Lust zwar da ist, aber mehr behindert als entfaltet ist, 4 = mittlere Angst, wobei sich die Lust aber durchsetzt, 5 = schwache Angst, so daß sich die Lust meistens durchsetzt, 6 = sehr schwache Angst, so daß sich die Lust immer ganz durchsetzt, 7 = überhaupt keine Angst, so daß sich die Lust immer vollkommen ungehindert entfaltet)

6. Wie ausgeprägt ist Ihre Gewißheit, daß Sie in der Zukunft immer wieder Lust (lustvolle Zufriedenheit und Befriedigung) erreichen können?

1	2	3	4	5	6	7

(1 = äußerst schwach, 2 = schwach, 3 = mittelmäßig, eher in Richtung schwach, 4 = mittelmäßig, eher in Richtung stark, 5 = stark, 6 = sehr stark, 7 = absolut sicher)

7. Glauben Sie, daß Sie den Gipfel der Lust, den Sie bisher in der Vergangenheit erlebt haben, in der Zukunft wiederholen können?

1	2	3	4	5	6	7

(1 = äußerst schwach, 2 = schwach, 3 = mittelmäßig, eher in Richtung schwach, 4 = mittelmäßig, eher in Richtung stark, 5 = stark, 6 = sehr stark, 7 = absolut sicher)

8. Wie stark erleben Sie Wohlbefinden?

1	2	3	4	5	6	7

(1 = äußerst schwach, 2 = schwach, 3 = mittelmäßig, eher in Richtung schwach, 4 = mittelmäßig, eher in Richtung stark, 5 = stark, 6 = sehr stark, 7 = äußerst stark)

9. Wie *lange dauert* Ihr Wohlbefinden *zeitlich* an, wenn es auftritt?

1	2	3	4	5	6	7

1 = sehr kurz, nur einige Sekunden, 2 = kurz, nur einige Minuten, 3 = mittelmäßig, eher kurz als lang, 4 = mittelmäßig, eher lang als kurz, 5 = lang anhaltend, zum Beispiel einen ganzen Tag, 6 = sehr lang, mehrere Tage anhaltend, 7 = äußerst lang, fast durchgehend)

10. Wie häufig erleben Sie Wohlbefinden?

1	2	3	4	5	6	7

(1 = so gut wie nie, 2 = nur sehr selten, zum Beispiel einmal im Monat, 3 = ab und zu, aber eher selten als häufig, 4 = eher häufig als selten, 5 = häufig, 6 = sehr häufig, fast täglich, 7 = äußerst häufig, mehrmals täglich)

11. Ich verzichte auf kurzfristiges Wohlbefinden, wenn ich dafür langfristige negative Folgen in Kauf nehmen muß. Ich tue das in der Gewißheit, daß sich danach größeres Wohlbefinden einstellt.
Wie stark ausgeprägt ist dieses Verhalten bei Ihnen?

1	2	3	4	5	6	7

(1 = äußerst schwach, 2 = schwach, 3 = mittelmäßig, eher in Richtung schwach, 4 = mittelmäßig, eher in Richtung stark, 5 = stark, 6 = sehr stark, 7 = äußerst stark)

12. Wenn Ihr Wohlbefinden auftritt, verhalten Sie sich dann so, daß Sie Ihr Wohlbefinden wieder zerstören?

1	2	3	4	5	6	7

(1 = fast immer, 2 = sehr häufig, 3 = häufig, 4 = mittelmäßig, eher häufig, 5 = mittelmäßig, eher selten, 6 = selten, 7 = sehr selten, so gut wie nie)

13. Wie ausgeprägt ist Ihre Gewißheit, daß Sie in der Zukunft immer wieder Wohlbefinden erreichen können?

1	2	3	4	5	6	7

(1 = äußerst schwach, 2 = schwach, 3 = mittelmäßig, eher in Richtung schwach, 4 = mittelmäßig, eher in Richtung stark, 5 = stark, 6 = sehr stark, 7 = absolut sicher)

14. Glauben Sie, daß Sie das stärkste Wohlbefinden, das Sie bisher in der Vergangenheit erlebt haben, in der Zukunft wieder erlangen können?

1	2	3	4	5	6	7

(1 = äußerst schwach, 2 = schwach, 3 = mittelmäßig, eher in Richtung schwach, 4 = mittelmäßig, eher in Richtung stark, 5 = stark, 6 = sehr stark, 7 = absolut sicher)

15. Wie häufig stellen sich bei Ihnen nach erlebter Lust negative Folgen ein, zum Beispiel Schuldgefühle, schlechtes Gewissen, Depressionen, körperliche Symptome?

1	2	3	4	5	6	7

(1 = fast immer, 2 = sehr häufig, 3 = häufig, 4 = mittelmäßig, eher häufig, 5 = mittelmäßig, eher selten, 6 = selten, 7 = sehr selten, so gut wie nie)

Auswertung:

Die Punktzahl auf dem Fragebogen zu Wohlbefinden, Lust und Lustkompetenz ergibt sich, indem die Punkte der einzelnen Fragen addiert werden und die Summe dann durch 15 (Anzahl aller Fragen) dividiert wird.

1–2 Punkte: sehr geringes Wohlbefinden und Lusterleben
2–3 Punkte: geringes Wohlbefinden und Lusterleben
3–3,5 Punkte: eher geringes als ausgeprägtes Wohlbefinden und Lusterleben
3,5–4 Punkte: eher ausgeprägtes als geringes Wohlbefinden und Lusterleben
4–5 Punkte: stark ausgeprägtes Wohlbefinden und Lusterleben
5–6 Punkte: sehr stark ausgeprägtes Wohlbefinden und Lusterleben
6–7 Punkte: extrem stark ausgeprägtes Wohlbefinden und Lusterleben

Die Test-Retestreliabilität beträgt 0,75 (erhoben an 815 Personen), die interne Konsistenz der Skala (Cronbachs Alpha) beträgt 0,78.

II, 6

Variablenkatalog zum Fragebogen zur Erfassung von Wohlbefinden, Lust, Lustkompetenz

1. Intensität der Lust
2. Zeitliche Dauer der Lusterlebnisse
3. Häufigkeit von Lusterlebnissen
4. Verzicht auf kurzfristige zugunsten langfristiger Lustgefühle
5. Angst vor eigener Lust
6. Hoffnung auf Lust in der Zukunft
7. Glaube, den bisher erlebten Gipfel der Lust auch in der Zukunft wieder erreichen zu können
8. Intensität des Wohlbefindens
9. Zeitliche Dauer des Wohlbefindens
10. Häufigkeit von Wohlbefinden
11. Verzicht auf kurzfristiges zugunsten langfristigen Wohlbefindens
12. Angst vor Wohlbefinden
13. Hoffnung auf Wohlbefinden in der Zukunft
14. Glaube, das bisher erlebte größte Wohlbefinden auch in der Zukunft wieder erreichen zu können
15. Negative Folgen auf Lustempfinden

II, 7

Fragebogen zur Einordnung in die Grossarth-Maticeksche Typologie (mit Auswertungsschlüssel)

Typ 1

1. Ich bin äußerst gehemmt, für mich Ansprüche zu stellen.
2. Ich gehe eher auf andere ein, als für mich Forderungen zu stellen.
3. Ich richte mein Verhalten eher an den Erwartungen eines nahestehenden Menschen als an meinen eigenen Wünschen aus.
4. Meine eigenen Wünsche stelle ich für die Aufrechterhaltung eines bestimmten Zustandes zurück (z. B. für zwischenmenschliche Harmonie).
5. Ich bin über Jahre hinweg nicht in der Lage, meine wichtigsten Gefühle und Bedürfnisse anderen Personen gegenüber zu äußern.
6. Seit Jahren ertrage ich Zustände, die mir nicht guttun, ohne dagegen zu protestieren.
7. Ich habe große Hemmungen, negative Gefühle (z. B. Wut, Haß, Aggression) nach außen hin zu zeigen.
8. Ich neige dazu, seelische Erschütterungen soweit wie möglich nach außen nicht zu zeigen.

9. Wenn meine gefühlsmäßig wichtigsten Erwartungen enttäuscht werden, fühle ich mich innerlich gehemmt und gelähmt.
10. Nach ungünstigen Lebensereignissen (z. B. Tod einer wichtigen Person, Trennung, schockierenden Ereignissen) bin ich nicht in der Lage, meine wichtigsten Gefühle und Wünsche zu äußern.

Typ 2

1. Ich protestiere seit Jahren gegen Zustände, die mir nicht guttun, bin aber nicht in der Lage, sie zu ändern.
2. Bestimmte Personen sind dauerhaft die wichtigste Ursache für mein persönliches Unglück.
3. Bestimmte Zustände sind dauerhaft die wichtigste Ursache für mein persönliches Unglück.
4. Ich fühle mich störenden Personen oder Zuständen immer wieder hilflos ausgeliefert (z. B., weil ich weder in der Lage bin, sie zu verändern, noch von ihnen genügend Abstand zu erreichen).
5. Ich komme anhaltend mit den negativen Eigenschaften bestimmter Personen oder Zustände in Berührung.
6. Bestimmte Personen stören und verhindern mich dauerhaft in meiner Entfaltung.
7. Bestimmte Zustände stören und verhindern mich dauerhaft in meiner Entfaltung.
8. Ich kann die Ursache anhaltender Aufregung und Anspannung nicht verändern, weil sie im Verhalten anderer Personen liegt.
9. Ich kann die Ursache anhaltender Aufregung und Anspannung nicht verändern, weil sie in bestimmten Zuständen liegt, die ich nicht beeinflussen kann.
10. Ich äußere meine Absichten und Ziele, fühle mich aber in der Verwirklichung von außen völlig verhindert.

Typ 3

1. Ich bin in erster Linie auf mich konzentriert (in einer die eigene Bedeutung betonende Weise).
2. Bei meinem Partner flüchte ich regelmäßig aus größter Entfernung in erdrückende Nähe und aus großer Nähe in übergroße Entfernung.
3. Ich schwanke extrem zwischen positiver und negativer Bewertung Personen und Zuständen gegenüber, je nachdem, ob sie mich unterstützen oder mich auch nur im geringsten stören.
4. Wenn ich mich in einer Situation unwohl und bedroht fühle, dann versuche ich mit allen Mitteln, andere Personen zu sofortigen Hilfeleistungen zu bewegen (z. B. sich um mich zu kümmern, mich anzuhören usw.).
5. Wenn mich eine gefühlsmäßig wichtige Person auch nur geringfügig verletzt, distanziere ich mich von ihr sofort.

6. An andere stelle ich äußerst hohe moralische Anforderungen (z. B. absolute Treue), die für mich allerdings keine Gültigkeit haben.
7. Ich äußere und befriedige meine ganz persönlichen Wünsche und Bedürfnisse zum größten Teil durch ein völlig unangepaßtes Verhalten (z. B. ein für andere Menschen schockierendes oder aber Widerstand herausforderndes Verhalten).
8. Wenn ich an Personen gefühlsmäßig Erwartungen stelle, dann dulden sie keinen Aufschub und müssen sofort erfüllt werden.
9. Ich kann Situationen, die mich eindeutig befriedigen, nur außerhalb bestehender Normen, Regeln und Erwartungen erreichen.
10. Sobald bestimmte Personen für mich gefühlsmäßig bedeutend werden, stelle ich extreme und sich gegenseitig ausschließende Forderungen (z. B.: „Verlasse mich nie – hau sofort ab!").

Typ 4

1. Durch meine tägliche Aktivität löse ich bei mir immer wieder lustbetonte Zufriedenheit aus.
2. Wenn ich die Nähe zu einer gefühlsmäßig wichtigen Person nicht verwirklichen kann, bin ich fähig, sie innerlich loszulassen.
3. Durch mein Verhalten erreiche ich zu wichtigen Bezugspersonen sowohl die erwünschte Nähe als auch den benötigten Abstand.
4. Wenn mein Verhalten nicht zum erwünschten Erfolg führt, bin ich fähig, neue Verhaltensweisen zu finden und zu erproben.
5. Ich kann sowohl mit als auch ohne eine Person, die mir gefühlsmäßig wichtig ist, zufrieden und entspannt leben.
6. Ich bin in der Lage, mein Verhalten durch die eingetretenen Folgen zu verändern, d. h., Verhalten abzubauen, das zu anhaltend negativen (unangenehmen) Folgen führt und solches auszubauen, das zu langfristig positiven (angenehmen) Folgen führt.
7. Ich bin immer wieder fähig, neue Gesichtspunkte und Verhaltensweisen zu finden, die eine überraschende und angenehme Problemlösung ermöglichen.
8. Ich bin in meinem Verhalten selbständig, das heißt, von niemandem zu meinen Ungunsten auf lange Zeit abhängig.
9. Wenn mein Verhalten zu einem Mißerfolg führt, dann ist dies nie ein Grund zur Resignation, sondern Anlaß zur Verhaltensänderung.
10. Wenn mir bestimmte Zustände nicht guttun, dann kann ich sie durch mein Verhalten regelmäßig positiv verändern.
11. Ich kann weder mit noch ohne eine bestimmte Person zufrieden und innerlich entspannt leben.
12. Ich kann weder in einem bestimmten Zustand noch ohne diesen innerlich zufrieden und entspannt sein (zum Beispiel weil ich meinen Arbeitsplatz benötige, an ihm aber nicht glücklich bin).
13. Ich werde häufig von negativen und mich erschütternden Gedanken beherrscht.

14. Obwohl meine Beziehung zu bestimmten Personen immer wieder zu negativen Folgen führt, kann ich sie nicht verändern.
15. Obwohl ein bestimmter Zustand (z. B. am Arbeitsplatz) immer wieder zu negativen Folgen führt, bin ich nicht in der Lage, ihn zu verändern.
16. Obwohl ein bestimmter körperlicher Zustand (z. B. Übergewicht) immer wieder zu negativen Folgen führt, bin ich nicht in der Lage, ihn zu verändern.
17. Ich kann mich nur sehr selten seelisch und körperlich entspannen, das heißt, ich bin innerlich meistens verspannt.
18. Ich bin nicht fähig, durch mein Verhalten Bedingungen herzustellen, die bei mir Zufriedenheit auslösen.
19. Ich würde lieber sterben als leben.
20. Ich bin schwer zu ertragenden seelischen Erschütterungen (z. B. Depressionen, Angstgefühlen und so weiter) völlig hilflos ausgeliefert.
21. Ich bin nur selten begeisterungsfähig.

Typ 5

1. Ich kann Gefühle nur dann äußern, wenn sie rational begründet sind.
2. Es fällt mir sehr schwer, Gefühle zu zeigen, weil jedes Dafür ein ebenso starkes Dagegen hat.
3. Mein Verhalten ist ausschließlich vernunftgeleitet und so gut wie gar nicht von Emotionen bestimmt.
4. Wenn an mich gefühlsmäßig hohe Erwartungen gestellt werden, gehe ich darauf rational, aber nie emotional ein.
5. Ich bin vollkommen unfähig, mein Verhalten durch gefühlsmäßige Regungen leiten zu lassen.
6. Mein Verhalten war nie derart von Gefühlen geleitet, daß es als unvernünftig angesehen werden mußte.
7. Ich bin immer bestrebt, das zu tun, was vernünftig und logisch richtig ist.
8. Ich versuche, meine Bedürfnisse ausschließlich durch sachliche und vernunftgeleitete Verhaltensweisen zu äußern und zu befriedigen.
9. Ich versuche, meine Probleme durch ausschließlich sachliches und vernunftgeleitetes Verhalten zu lösen.
10. Ich glaube nur an das, was einwandfrei sachlich und vernunftgeleitet nachzuweisen ist.

Typ 6

1. Ich entziehe mich Verpflichtungen und Erwartungen und halte keine Regeln und Normen ein.
2. Anderen Personen gegenüber verhalte ich mich abwechselnd kumpelhaft-gutmütig, mal äußerst aggressiv und feindlich.
3. Häufig fordere ich unter Androhung von Gewalt von anderen die strikte Einhaltung von Vereinbarungen und neige selbst dazu, sie nicht einzuhalten.

4. Ich handle spontan, geleitet von meinen positiven oder negativen Gefühlen, ohne mir die Folgen zu überlegen.
5. Häufig habe ich einen Drang, andere Menschen aggressiv anzugreifen und zu zerstören.
6. Wenn mir ein Partner Liebesbeweise zeigt, werde ich besonders aggressiv.
7. Ich habe keine Hemmungen, eine Person physisch anzugreifen, wenn ich dazu einen inneren Drang verspüre.
8. Ich habe keine Hemmungen, mich selbst physisch zu verletzen, wenn ich dazu einen inneren Drang verspüre.
9. Ich bin aus allen moralischen Verpflichtungen ausgestiegen, weil ich mich durch sie innerlich gehemmt fühle.
10. Wenn es mir Nutzen bringt, kann ich ohne moralische Hemmungen lügen und Dinge verdrehen.

Differentieller Fragebogen zur Unterscheidung der Typen 1, 2 und 4

1) Wenn man mich bedroht, belästigt, abweist, ungerecht behandelt, bin ich innerlich eher

a) gehemmt, überruhig, sprachlos, gelähmt, wie versteinert,
b) übererregt, unruhig, wütend, „nicht mehr zu halten",
c) immer noch ausgeglichen, weder stark gehemmt noch übermäßig übererregt.

2) Ich bin innerlich eher

a) ein gehemmter und sehr ruhiger Mensch,
b) ein übererregter, zur Aufregung und Verärgerung neigender Mensch,
c) ein ausgeglichener Mensch.

3) Ich sehe die Welt eher

a) durchweg positiv,
b) überwiegend negativ,
c) gemischt, mal positiv, mal negativ, je nach Laune und Gegebenheit.

4) Ich leide eher

a) weil ich auf Dauer zu bestimmten, für mich sehr wichtigen Personen nicht die erwünschte Nähe erreichen kann (z. B. deren Zuneigung, das Zusammenleben nach Trennung, Tod),
b) weil ich von bestimmten Personen, die ich auf Dauer als negativ erlebe, nicht den benötigten und erstrebten Abstand erreichen kann (z. B. von einem mich negativ beeinflussenden Partner, einem uneinsichtigen Vorgesetzten),

c) überhaupt nicht, weil ich auf Dauer sowohl die erwünschte Nähe zu wichtigen Personen als auch den gewünschten Abstand zu störenden Personen erreiche.

5) *Ich leide eher*

a) weil ich bestimmte, für mich wichtige Ziele (z. B. im Beruf) oder Zustände (z. B. Harmonie in der Familie) auf Dauer nicht erreichen bzw. verwirklichen kann,
b) weil mich dauerhaft bestimmte negative Zustände und Hindernisse, die mir in den Weg gestellt werden, anhaltend aufregen,
c) überhaupt nicht, weil ich in der Regel meine Ziele verwirkliche und negative Zustände beseitigen kann.

6) *In Situationen, in denen mich jemand extrem abweist, beleidigt, bedroht oder ungerecht behandelt, bin ich eher ein Mensch, der*

a) äußerst gehemmt ist, Aggressionen – sowohl in Worten als auch in Taten – zu äußern,
b) leicht und sehr schnell – sowohl in Worten als auch in Taten – aggressiv wird,
c) keine Hemmunngen hat, Aggressionen zu zeigen, wo dies angebracht ist, aber auch keine übertriebenen Aggressionen aufweist.

7) *Ich habe eher das Gefühl, daß ich auf Dauer*

a) die erstrebte und innerlich benötigte Nähe zu sehr wichtigen Personen nicht erreichen kann,
b) den benötigten Abstand zu mich störenden, behindernden Personen nicht erreichen kann,
c) sowohl die gewünscchte Nähe zu wichtigen Personen, als auch den benötigten Abstand zu störenden Personen erreiche.

8) *Nach für mich einschneidenden Verlusterlebnissen (z. B. Tod, Trennung, Mißerfolg im Beruf usw.), reagiere ich eher*

a) mit langanhaltender innerer Lähmung, Neigung zu Depressionen und Selbstvorwürfen,
b) mit langanhaltender innerer Unruhe, Verärgerung, Übererregung und Aufregung gegenüber den Schuldigen,
c) mit kurzer und angemessener Trauer, auf die bald wieder inneres Gleichgewicht folgt.

9) *Wenn ich unter negativen Zuständen und Bedingungen lebe, die mir auf lange Sicht nicht guttun*

a) arrangiere ich mich, finde mich mit der mißlichen Situation ab und versuche aus dieser Lage das Beste zu machen, z. B. Harmonie herzustellen,

b) protestiere ich zwar heftig, gerate immer wieder in Streit und Konflikte, bleibe aber doch dauerhaft in der ungünstigen Situation,
c) rette ich mich durch eigene Verhaltensweisen aus der Situation (z. B. durch Entziehen von negativen Personen und Zuständen, radikale Veränderung der Situation).

10) Meine geistigen und/oder physischen Aktivitäten (Arbeit, Hobbys etc.) führen bei mir in der Regel

a) zu seelisch-körperlicher Erschöpfung und Depressionen, so daß ich mich ausgelaugt und ausgepowert fühle,
b) zu innerer Übererregung, Anspannung, Überreizung, mit dem Gefühl gleich zu explodieren,
c) zu Wohlbefinden, positiver Anregung und innerer Zufriedenheit.

11) Ich fühle mich innerlich hilflos und nicht in der Lage, die Bedingungen und Zustände zu erreichen, die ich für mein Wohlbefinden erstrebe und benötige,

a) wobei ich mich an die negativen Zustände protestlos anpasse (z. B. durch Selbstzurückstellung),
b) wobei ich mich über die Ursachen dieses Zustandes anhaltend aufrege und gegen diese protestiere,
c) nein, da mich die Bedingungen und Zustände so beeinflussen, daß sich immer wieder Wohlbefinden einstellt.

Auswertungsschlüssel:

Bei den Fragen zum Typ I–3 führt die Bejahung einer Frage zu einem Punkt. Bei den Fragen zum Typ 4 führt die Bejahung der ersten 10 Fragen zu jeweils einem Punkt.
Die Bejahung der letzten 11 Fragen führt jeweils zum Abzug eines Punktes. Bei den Fragen zum Typ 5 und 6 führt die Bejahung einer Frage zu einem Punkt.

1. Die Person gehört zu dem Typ, auf dem sie die höchste Punktzahl aufweist.

2. Wenn die Person auf keinem Typ eine höhere Punktzahl als 1 hat, sprechen wir von extrem blockierter ichbezogener Expression.
Hat sie auf keinem Typ mehr als 2 Punkte, liegt eine gehemmte ichbezogene Expression vor.

3. Zur Einordnung in die Kategorie Typ 1 werden die entsprechenden 10 Fragen bei Typ 1 addiert zu allen a)-Alternativen aus den 11 Fragen des Fragebogens zur Differenzierung zu Typ 1, 2 und 4.

4. Zur Einordnung in die Kategorie Typ 2 werden die entsprechenden 10 Fragen bei Typ 2 addiert zu allen b)-Alternativen aus den 11 Fragen des Fragebogens zur Differenzierung zu Typ 1, 2 und 4.

5. Alle c)-Alternativen in dem Fragebogen aus den 11 Fragen des Fragebogens zur Differenzierung zu Typ 1, 2 und 4, werden dem Typ 4 zugeschrieben und addiert zu den Punkten bei Typ 4.

Die Gesamtpunktzahl für den Typ 4 entsteht so, daß die ersten 10 Fragen im Fragebogen mit den 11c)-Alternativen des Fragebogens zur Differenzierung des Typs 1, 2 und 4 addiert werden. Von der gesamten Summe werden die letzten 11 Fragen abgezogen.

II, 8

Fragebogen zur Erfassung von ungünstigen und günstigen Verhaltens- und Erlebnisweisen im Hinblick auf die Überlebenschancen von Krebspatienten

1. Ich bewege mich regelmäßig, zum Beispiel durch sportliche Betätigung, Spaziergänge, Arbeit und so weiter (mindestens eine Stunde pro Tag).
   eher ja – eher nein
2. Ich ernähre mich so, daß ich täglich frisches Obst/frisches Gemüse und häufig Vollkornprodukte zu mir nehme, wobei ich übermäßigen Fett- und Zuckerkonsum vermeide.
   eher ja – eher nein
3. Ich bete zu Gott für meine Heilung mit großer innerer Energie und emotionaler Beteiligung.
   eher ja – eher nein
4. Ich fühle mich durch meine berufliche Tätigkeit beziehungsweise tägliche Arbeit innerlich erfüllt.
   eher ja – eher nein
5. Ich fühle mich durch meine Mitmenschen sozial anerkannt und zwischenmenschlich gut eingegliedert.
   eher ja – eher nein
6. Ich fühle mich innerlich selbständig und nicht übermäßig abhängig von bestimmten Personen oder Zuständen.
   eher ja – eher nein
7. Wenn ich mich nicht wohl fühle, zum Beispiel weil ich mich gehemmt oder übererregt fühle, dann finde ich in der Regel zu Verhaltensweisen, die mich wieder ins Gleichgewicht bringen.
   eher ja – eher nein
8. Ich bin innerlich ausgeglichen und zufrieden.
   eher ja – eher nein

9. In der letzten Zeit fühle ich mich anhaltend wohl.
eher ja – eher nein
10. In der letzten Zeit erlebe ich immer wieder ausgeprägte Glücksgefühle und starke positive Emotionen.
eher ja – eher nein
11. Ich habe einen ausgeprägt starken Willen zum Leben.
eher ja – eher nein
12. Ich fühle mich innerlich befähigt, meine Krankheit positiv zu bewältigen und zu überwinden.
eher ja – eher nein
13. Ich bin absolut davon überzeugt, daß mir eine bestimmte Person oder eine bestimmte Heilmethode 100%ig helfen kann.
eher ja – eher nein
14. Ich habe meine Krankheit eher als Chance und Anlaß zur grundlegenden Umorientierung in meinem Leben angesehen.
eher ja – eher nein
15. Ich fühle mich innerlich derart wohl und gesund, daß ich die Krebserkrankung als überflüssig ansehe.
eher ja – eher nein

Auswertungsschlüssel

Für jede „eher ja"-Antwort gibt es einen Positivpunkt, für jede „eher nein"-Antwort gibt es einen Negativpunkt (mit negativem Vorzeichen).
Die Gesamtpunktzahl wird aus der Addition der Negativ- und Positivpunkte gewonnen. Wenn zum Beispiel 8 Fragen mit „eher nein" beantwortet werden und 7 Fragen mit „eher ja", ergibt sich: – 8 + 7 = – 1 Punkt.

II, 9

Variablenkatalog zur Erfassung von günstigen und ungünstigen Verhaltens- und Erlebnisweisen im Hinblick auf die Überlebenschancen von Krebspatienten

Günstige Faktoren	Ungünstige Faktoren
1.) regelmäßige Bewegung	Bewegungsmangel
2.) gesunde Ernährung (vitaminreich, fettarm und so weiter)	ungesunde Ernährung (viel Fett und Kohlenhydrate, wenig Vitamine)
3.) erlebnis- und emotionsbetonte, auf Heilung ausgerichtete Religion / Meditation	moralisierende Schuld und Angst provozierende Religion
4.) erfüllender Beruf/Arbeit	nicht erfüllende, überlastende Arbeit
5.) soziale Anerkennung und Integration	soziale Isolation
6.) selbständig, objektunabhängig	unselbständig, objektabhängig
7.) ausgeprägte Selbstregulation	gehemmte Selbstregulation
8.) innerlich ausgeglichen	inneres Ungleichgewicht, Dominanz von Hemmung und/oder Übererregung
9.) anhaltendes Wohlbefinden	anhaltendes Unwohlsein
10.) immer wiederkehrende euphorische Zustände	immer wiederkehrende negative Gefühle wie Hoffnungslosigkeit, Verzweiflung, Depression
11.) ausgeprägter Lebenswille	akzeptierte Todestendenz (das Sterben wird als die bessere Alternative zum Leben angesehen)
12.) Gefühl der Eigenkompetenz in der Krankheitsbewältigung	Gefühl der Unfähigkeit, mit der Krankheit fertig zu werden
13.) Starke Überzeugung, daß Heileffekte ausschließlich aus einer Ursache resultieren	Glaube, daß nichts helfen kann
14.) Krankheit wird als Chance und als Anlaß zu radikaler Umorientierung in Verhalten und Einstellung gesehen	Krankheit wird als sinnlos, zerstörerisch und willkürlich wahrgenommen, vernichtet alle Chancen und Hoffnungen
15.) Aufgrund des allgemeinen Wohlbefindens wird die Krebserkrankung als überflüssig empfunden	

Beobachtungs- und Recherchenkatalog zur Erfassung positiver und negativer Verhaltensindikatoren für den Krankheitsverlauf bei Krebspatienten

10a) Indikatoren, die eher *für* eine lange Überlebenszeit bei Krebspatienten sprechen:

Treffen auf die Person folgende Kriterien zu?

Jedes Kriterium wird mit „eher ja" oder „eher nein" beantwortet. Jedes „eher ja" ergibt einen Pluspunkt, jede „eher nein"-Antwort ergibt einen Minuspunkt.

1. Gute soziale Unterstützung durch nahestehende Personen, zum Beispiel Ehegatten, Kinder, Freunde.
2. Gutes Einvernehmen mit nahestehenden Personen.
3. Gemeinsame Unternehmungen und Interessen mit nahestehenden Personen.
4. Regelmäßige Bewegung und höchstmögliche körperliche Aktivität, zum Beispiel Spaziergänge, Radfahren, Gartenarbeit.
5. Hobbys und andere Betätigungen, die gerne ausgeübt werden, zum Beispiel lesen.
6. Gefühl, von anderen gebraucht zu werden, unentbehrlich und wichtig zu sein, zum Beispiel für Kinder, Ehegatten.
7. Ausgeprägter Glaube an die Ärzte und die medizinische Behandlung.
8. Keine Selbstaufgabe, stets Hoffnung auf Genesung.
9. Hoher Grad an Selbständigkeit – individuelle Autonomie.
10. Gesunde, vitaminreiche und fettarme Ernährung.
11. Innerliche positive Anregung, Ausgeglichenheit und gute Stimulanz.
12. Keine Einnahme von Psychopharmaka.
13. Verzicht auf größere Mengen von Kaffee, Alkohol, Medikamenten und Zigaretten.
14. Neigung zur Religiosität, spontan religiös, häufig ohne kirchliche Bindung.
15. Glaube an geistige Heilungskräfte.
16. Betonung der Intuition, häufig in Kombination mit Religiosität.
17. Gefühl, seelisch und körperlich gesund zu sein (häufig trotz der Existenz einiger Symptome).
18. Selbstschützendes Verhalten, auf die eigene Gesundheit aufpassend, ohne hypochondrische Ausprägung.
19. Geistig rege, verschiedenartige Interessen, zum Beispiel Verfolgung des politischen Zeitgeschehens und kultureller Ereignisse.
20. Positive (nicht ausgeprägt depressive) Grundstimmung, meist ausgeglichene Stimmungslage, wenn nicht ausgeglichen, dann eher aggressiv übererregt als gehemmt und gedämpft.

21. Die Krankheit hat das Leben in bezug auf die Beibehaltung wohltuender Aktivitäten nicht verändert.
22. Guter, erholsamer Schlaf.
23. Konzentration der sozialen Kontakte auf wenige, persönlich sehr bedeutsame Beziehungen.
24. Auch nach der Erkrankung regelmäßige Arbeitstätigkeit bis ins hohe Alter.
25. Keine Information über die Diagnose „Krebs" bei der Erstbehandlung.
26. Ausgeprägter Lebenswille.
27. Gute Selbstregulation, das heißt Eigenaktivitäten, die regelmäßig zu Wohlbefinden führen.
28. Die Person wirkt energiegeladen und innerlich ausgeglichen, das empfundene Wohlbefinden ist optisch erkennbar.
29. Gefühl der Eigenkompetenz in der Krankheitsbekämpfung.
30. Die Person sieht erheblich jünger aus als sie ist.
31. Autonomer, selbstbewußter, aktiver Partner (oder allein lebend), jedoch kein abhängiger, die Symbiose fördernder oder die Person destruktiv negierender Partner.
32. Selbständiges Wohnen im eigenen Heim.
33. Aktives und gesundheitsbewußtes Gestalten des Alltags (regelmäßige Aktivitäten, die das Wohlbefinden steigern und nicht zu Überforderung führen).
34. Genußorientiertes Verhalten, zum Beispiel beim Essen, Trinken bei körperlichen Aktivitäten.
35. Angstgefühle bei der ersten Diagnosestellung und Behandlung (keine Reaktion der Gleichgültigkeit „es mußte ja so kommen"), verbunden mit hoher Motivation zur Genesung.
36. Gedankenaustausch mit nahestehenden Personen über die bestehenden Ängste.
37. Wiederaufnahme von alten positiven Gewohnheiten und Aktivitäten Monate nach der Diagnosestellung und Erstbehandlung.
38. Aktive Kommunikation mit dem Arzt (Fragen stellen, loben, beschweren).
39. Positive Ausstrahlung (humorvoll, selbstbewußt, charmant).
40. Bescheidenheit, Genügsamkeit, Fähigkeit, sich mit Kleinigkeiten des Alltags positiv anzuregen.
41. Begeisterungsfähigkeit, zum Beispiel für neue Ideen und Aktivitäten.

10b) Indikatoren, die eher *gegen* eine lange Überlebenszeit bei Krebspatienten sprechen:

Treffen auf die Person folgende Kriterien zu?
Jedes Kriterium wird mit „eher ja" oder „eher nein" beantwortet.

1. Fehlende Unterstützung durch nahestehende und emotional wichtige Personen.
2. Ablehnung durch nahestehende Personen, zum Beispiel anhaltende Streitigkeiten, Konflikte aufgrund verschiedener Ansichten.
3. Psychophysische Erschöpfung, zum Beispiel durch Streß und übermäßigen Arbeitsanfall.
4. Soziale Isolation.
5. Körperliche Passivität, zum Beispiel äußerst seltene Spaziergänge.
6. Keine Aktivitäten, welche Spaß und Freude bringen.
7. Gefühl, von anderen nicht mehr gebraucht zu werden, zum Beispiel gemieden zu werden, beziehungsweise Kommunikation nur aus Höflichkeit.
8. Ausgeprägte Skepsis gegenüber der medizinischen Behandlung.
9. Keine Hoffnung auf Genesung mit ausgeprägter Selbstaufgabe.
10. Extreme Abhängigkeit von einer nahestehenden Person ohne individuelle Autonomie.
11. Ungesunde Ernährung, viel Fett, Kohlenhydrate, vitaminarm.
12. Mangelnde innerliche Anregung, Unausgeglichenheit.
13. Einnahme dämpfender Psychopharmaka, zum Beispiel Valium.
14. Konsum größerer Mengen von Alkohol, Kaffee, Zigaretten und/oder Medikamenten.
15. Neigung zum Atheismus oder Kirchentreue ohne inneren Glauben.
16. Gefühl, seelisch und körperlich krank zu sein, und dabei dem Krankheitsprozeß hilflos ausgeliefert zu sein.

Auswertungsschlüssel:
Alle Kriterien für lange Überlebenszeit bekommen jeweils einen Pluspunkt. Alle Kriterien gegen lange Überlebenszeit bekommen einen Minuspunkt. Die endgültige Punktzahl wird ermittelt, indem man die Minuspunkte von den Pluspunkten subtrahiert.

Der Beobachtungskatalog beinhaltet 41 Faktoren, die den Krankheitsverlauf eher positiv beeinflussen, und 16 Faktoren, die mit dem Krankheitsverlauf eher negativ zusammenhängen. Für jeden der 41 Positivfaktoren bekommt die Person einen Pluspunkt, wenn das Kriterium eher zutrifft, und einen Minuspunkt, wenn das Kriterium eher nicht zutrifft.

Bei den 16 Negativfaktoren (Indikatoren gegen eine lange Überlebenszeit) ist es umgekehrt: Wenn das Kriterium eher nicht zutrifft, bekommt die Person einen Pluspunkt, wenn es zutrifft, bekommt sie einen Minuspunkt.

Die höchste erreichbare positive Punktzahl (Indikatoren für eine lange Überlebenszeit) ist +57; die geringste erreichbare Punktzahl bzw. höchste Minuspunktzahl ist –57.

Die endgültige Punktzahl wird errechnet, indem zunächst sowohl die Plus- als auch die Minuspunkte zusammengezählt werden. Dann wird die kleinere Zahl von der größeren abgezogen. Wenn eine Person z. b. 30 Pluspunkte und 10 Minuspunkte hat, dann ist das Testergebnis +20 Punkte. Wenn die Person 10 Plus- und 20 Minuspunkte hat, dann heißt das Testergebnis –10 Punkte.

II, 11

Positivfaktoren und Synergieeffekte beim Zustandekommen von Gesundheit bis ins hohe Alter – Die Bedeutung der Selbstregulation

Ergebnisse der Heidelberger prospektiven Studie 1973 bis 1993

Subgruppen mit unterschiedlichen Faktoren	**N = Anzahl der Personen in den Subgruppen**	**Anzahl der Gesundgebliebenen bis 1993**
1. nur gute erbliche Voraussetzungen (Vater und Mutter älter als 75 Jahre), gesund)	179	15 (8,4 %)
2. nur gesunde Ernährung	216	6 (2,8 %)
3. nur regelmäßige Bewegung	205	8 (3,9 %)
4. kein Suchtverhalten	101	2 (2 %)
5. nur gute soziale Integration (soziale Sicherheit und soziale Integration)	108	4 (3,7 %)
6. nur erholsamer Schlaf und regelmäßige Erholung	95	7 (7,4 %)
7. nur gute Selbstregulation	141	26 (18,4 %)
8. keiner der oben genannten Faktoren	516	5 (1 %)
9. alle oben genannten Faktoren zusammen	470	404 (86 %)
10. alle Faktoren aber mit schlechter Selbstregulation (Faktoren 1 bis 6)	307	61 (19,9 %)
11. alle Faktoren außer 1 (Vater und Mutter vor dem 60. Lebensjahr verstorben)	508	401 (79 %)

Alter 1973 zwischen 55 und 68 Jahre (Durchschnittsalter 61,3 Jahre), zur Hälfte männlich, zur Hälfte weiblich

Die Tabelle zeigt, daß auch bei der Aufrechterhaltung der Gesundheit bis ins hohe Alter sogenannte „Positivfaktoren" synergistisch zusammenwirken. Aus der gesamten Studie wurden 1973/74 kleine Subgruppen isoliert, die entweder nur einen der aufgeführten Positivfaktoren (bei gleichzeitigem Ausschluß aller anderen Faktoren) oder keinen der Faktoren oder bestimmte Faktorenkombinationen aufwiesen. Es wurden sieben unterschiedliche physische und psychosoziale Faktoren identifiziert. Die befragten Personen waren 1973 durchschnittlich 61,3 Jahre alt. Die Nachuntersuchung wurde 1993 durchgeführt, um festzustellen, welche Personen noch lebten und gesund waren (ohne diagnostizierte chronische Erkrankung, mit Wohlbefinden und Aktivität). Zum Zeitpunkt der Nachuntersuchung waren die Personen im Durchschnitt 82 Jahre alt. Es wurde die Frage gestellt, ob die Interaktion von Positivfaktoren hohes, aktives und gesundes Alter vorhersagen läßt.

Die Tabelle zeigt zunächst, daß nur 1 % der Personen ohne Positivfaktoren bis ins hohe Alter gesund blieb (5 von 516 Personen). Wenn nur 1 Faktor vorliegt, erhöht sich die Chance, gesund alt zu werden, zwischen 2- und 18fach (Verhältnis der Prozente). Eine relativ geringe Bedeutung haben folgende Einzelfaktoren: gesunde Ernährung, regelmäßige Bewegung, kein Suchtverhalten und gute soziale Integration. Eine mittlere Bedeutung haben die Fähigkeit, sich zu erholen und eine gute erbliche Voraussetzung (wenn beide Elternteile gesund eine hohes Alter erreichten). Der weitaus stärkste Einzelfaktor ist eine gute Selbstregulation in dem Sinne, daß die Person noch immer und trotz ungesunder Lebensweise in der Lage ist, Wohlbefinden und Lust zu erreichen. Wenn alle sieben Positivfaktoren ausgeprägt sind, dann ergibt sich nicht nur eine additive Wirkung (die zu 47,6 % gesundes Altern erwarten ließe), sondern ein hochsignifikanter Synergieeffekt von 86 %. In der Gruppe, in der nur sechs Positivfaktoren zusammenwirken (ohne gute erbliche Voraussetzung, weil beide Elternteile vor dem 60. Lebensjahr an einer chronischen Erkrankung verstarben) erreichen noch immer 79 % der Personen ein hohes Alter. Es zeigt sich, daß der familiengenetische Faktor für ein hohes Alter in der Kombination mit anderen Faktoren nur eine geringe Bedeutung hat, da die Synergieeffekte auch ohne die erbliche Voraussetzung eintreten. Wenn sechs Positivfaktoren ohne die gute Selbstregulation zusammenwirken (also ohne die Fähigkeit, Wohlbefinden und Lust zu erreichen), dann wirken die sechs Faktoren weit unter der additiven Grenze (19,9 %; additiv wären 28,2 %). Das Ergebnis zeigt deutlich, daß der wichtigste Prädiktor und Indikator für ein hohes Alter der Grad des subjektiv empfundenen und durch Eigenaktivität erreichten Wohlbefindens ist. Wenn ein Mensch sich also äußerst gesund verhält und gute erbliche Voraussetzungen mitbringt, bleiben seine Chancen, ein hohes Alter in Gesundheit zu erreichen noch wesentlich geringer als wenn er sich zusätzlich noch zum Wohlbefinden hin reguliert. Das Wohlbefinden scheint ein wichtiger Steuerungsmechanismus zur Aufrechterhaltung der Gesundheit zu sein, während ein mangelhaftes Wohlbefinden und Unlustgefühle möglicherweise die Todestendenz anregen.

Um die Rolle der Selbstregulation in bezug auf gesundes Altern zu überprüfen, wurde im Jahre 1975/76 ein therapeutisches Experiment durchgeführt. Aus der Gesamtpopulation der Heidelberger Studie wurden zwei Gruppen von jeweils 137 Personen gebildet, die sowohl in Alter und Geschlecht vergleichbar waren als auch darin, daß sie keinen der Positivfaktoren aufwiesen. Das Alter im Jahre 1976 schwankte zwischen 50 und 61 Jahren. Im Durchschnitt war damals eine Gruppe 54,9 Jahre und die andere 55 Jahre alt. Die Gruppen wurden per Zufall als Therapie- oder Kontrollgruppe deklariert. Die ursprüngliche Gruppengröße war jeweils 147 Personen. Acht Personen verweigerten die Beratung; zwei Personen konnten in der Nachuntersuchung nicht mehr gefunden werden. Dadurch ergab sich die endgültige Gruppengröße von 137 Paaren.

1975/76 wurden mit jeder Person der Therapiegruppe innerhalb eines Monats drei Gespräche mit einer Dauer von 1,5–3 Stunden geführt. Den Personen wurde nicht mitgeteilt, daß sie aufgrund fehlender Positivfaktoren eine Therapie benötigen. Sie wurden vielmehr gebeten, sich Gesprächen im Dienste der Wissenschaft und Gesundheitsforschung zur Verfügung zu stellen. Zuerst wurden die Personen gefragt, was bei ihnen Unwohlsein hervorrief und wie sie sich vorstellen könnten, Wohlbefinden zu erreichen. Die gesamten Gespräche wurden auf das Thema: „Wie erreiche ich Wohlbefinden, Lust und Zufriedenheit" konzentriert. Etwas mehr als die Hälfte der Personen (71) konnte weder in den drei Gesprächssitzungen noch in einer Nachuntersuchung in drei Monaten angeben, daß sich das Wohlbefinden positiv verändert hätte. Diese Personen zeigten keine verbesserten Werte auf dem vor und nach der Therapie eingesetzten Fragebogen zur Feststellung des Grades des Wohlbefindens und der Selbstregulation. 66 Personen zeigten dementgegen unterschiedliche Grade der Verbesserung der Selbstregulation und des Wohlbefindens (48,2 %). In der nichtbehandelten Kontrollgruppe hatten sieben Personen (5,1 %) während der zweiten Messung eine verbesserte Selbstregulation und gestiegenes Wohlbefinden. Der mutmaßliche Therapieerfolg zur Verbesserung des Wohlbefindens und der Selbstregulation lag bei 43,1 %. Die 66 Personen, die aufgrund der Intervention oder auch spontan ihr Wohlbefinden verbesserten, wandten dazu unterschiedliche Methoden an, z. B. Intensivierung der Bewegung, lustvolle Umstellung der Ernährung, systematisches Ausruhen bei Erschöpfung, Umorganisation der Familienbeziehungen (z. B. getrennte Schlafzimmer) usw. Dabei lernten die Personen, sich am Wohlbefinden zu orientieren und Verhaltensweisen abzubauen, die zu Unlust führten.

1993 wurden die noch lebenden trainierten und unbehandelten Personen durch wissenschaftliche Hilfskräfte zu Hause besucht. Die bis 1993 verstorbenen Personen wurden aufgrund der Information von Angehörigen oder Bekannten identifiziert. Das Ergebnis zeigt, daß 59 Personen in der trainierten Gruppe (43 %) noch gesund lebten, also ohne diagnostizierte chronische Erkrankung und seelisch und körperlich aktiv waren. In der Kontrollgruppe waren dies nur zwei Personen (1,5 %). Von den 66 Personen, die drei Monate nach dem Training eine verbesserte Selbstregulation aufwiesen, waren 50 Personen in der Gruppe der Gesundgebliebenen (76,9 %). Die restlichen 9 gesund gebliebenen Personen waren aus der Gruppe von 71 Personen, die in der Zweitbefragung keine verbesserte Selbstregulation zeigten (12,7 %). Mit anderen Worten, es blieben 85 % der Personen gesund bis ins hohe Alter, bei denen sich drei Monate nach dem Training ein positives Testergebnis zeigte und nur 15 % der Personen, bei denen das nicht der Fall war. Die Verbesserung der Testwerte auf dem Fragebogen zur Selbstregulation und Wohlbefinden war also ein signifikanter Indikator für das Erreichen eines hohen Alters.

II, 12

Ergebnisse präventiver Intervention bei Personen ohne Positivfaktoren (1976–1995)

	Therapiegruppe	Kontrollgruppe
N	137	137
gesund geblieben bis 1995	59 (43 %)	2 (1,5 %)

Anhang III

Kommentiertes Verbatimtranskript (Exzerpt)

In dem vorausgehenden ersten – hier nicht wiedergegebenen – Teil des Interviews erfahren wir, daß sowohl Herr L. als auch Frau L. gescheiterte Ehen hinter sich haben. Wir erfahren weiter, beide sind sie starke Raucher und Trinker. Sie kennen sich schon längere Zeit, heirateten aber erst drei Monate vor dem Zeitpunkt des Interviews, als Herr L. schon ein schwerkranker stationärer Patient war. Trotz seiner schweren Krankheit zeigt sich dieser aber mehr besorgt um seine Frau als um sich selbst. Wir geben den zweiten Teil des Interviewtranskriptes wieder und beginnen mit dem Abschnitt, in dem Herr L. auf die Ehe seiner Eltern zu sprechen kommt.

Die Kommentare betreffen sowohl Inhalte des Interviews als auch Aspekte der ins Spiel gebrachten Interviewtechnik.

Patient: Aber so ein autoritäres Getue, wie das auch in vielen jungen Ehen leider häufig der Fall ist, das liegt mir absolut nicht. Und das möcht' ich selbst überhaupt nicht haben. Weil ich das selbst in der Ehe von meinen Eltern miterlebt habe. Wie sich das auswirkt, wenn der Ehemann meint, immer die dominante und autoritäre Rolle spielen zu müssen und die Ehefrau zu kuschen hat. Und ich hab' mir geschworen: „So eine Ehe führst du mal nicht."

Kommentar: Der Patient bringt seine Herkunftsfamilie und damit eine Mehrgenerationenperspektive ins Spiel. Damit ergibt sich auch die Möglichkeit, die sich im Hier und Jetzt zeigenden Beziehungsmuster besser zu verstehen.

Therapeut: Hm. Also, da war der Vater dominant, und die Mutter hat gekuscht? Und wie sah das aus?

Patient: Daß er sie halt angeschrien hat, und dauernd haben sie Streit gehabt. Und nach außen hin mußte getan werden, was mein Vater sagte. Aber im Grunde genommen hat sie schon hintenrum ihren Willen durchgesetzt.

Therapeut: Ah ja. Da hat sie doch nicht gekuscht, ja?

Patient: Ja, aber in den Streitgesprächen zumindest. Da hat sie sich dann hingesetzt und geheult, und damit war die Sache erledigt. Da lief keine Diskussion. Da kamen die größten Vorwürfe von meinem Vater, aber es kam praktisch nichts Brauchbares zurück. Daraufhin habe ich mir vorgenommen, so eine Ehe mal nicht zu führen, wo jeden Tag gestritten wird und sich böse Sachen an den Kopf geworfen werden. Und ich glaube, im Grunde genommen ist daran meine erste Ehe gescheitert. Weil ich eben wahrscheinlich zu häufig einer Konfliktsituation dadurch aus dem Weg gegangen bin, daß ich gesagt habe: „Ja, okay, du hast recht. Wir machen das so, wie du das willst." Ich habe ein Extrem gesehen, wollte selber dieses Extrem nicht praktizieren, bin ins andere gefallen.

Kommentar: Von der Ehe seiner Eltern liefert uns der Patient das Bild eines Machtkampfes, wobei aber nicht klar ist, wer der Stärkere ist, der äußerlich dominante Ehemann oder die nach außen unterwürfige Ehefrau, die jedoch hintenherum ihren Willen durchsetzt. Der Patient macht deutlich, wie schwer es für ihn unter diesen Umständen sein mußte, in seinen Eltern ein Modell für eine Form von Partnerschaft zu finden, wo es nicht nur darum geht, entweder der Überlegene oder der Unterlegene zu sein, worin man sich vielmehr sowohl gegenseitig abgrenzen als auch im Sinne eines höheren Niveaus der bezogenen Individuation verbunden bleiben kann. Man ist somit entweder ein unausstehlicher Tyrann oder ein weicher Waschlappen. Es gibt keine Mittelposition.

Therapeut: Ja.

Patient: Und hab' eben den goldenen Mittelweg nicht gesehen, und den versuche ich jetzt zu finden. Ich sag' jetzt schon häufiger mal als früher: „Hör mal zu, das gefällt mir nicht." Und dann müssen wir halt darüber sprechen. Ich sehe nicht ein, daß der eine jetzt unbedingt nachgibt. Man muß halt einen Kompromiß finden. Und es muß jeder irgendwann mal nachgeben. Das ist ja klar.

Therapeut: Wenn Sie so die Füße auf den Boden stellen, wie reagiert dann sie? Wenn Sie sagen, jetzt wird es so gemacht?

Patient: Ja, das weiß ich jetzt noch gar nicht. Weil das so noch gar nicht vorgekommen ist.

Frau L.: Ich wollte gerade sagen, bevor wir in solche Situationen kommen, fragen wir am besten den anderen?

Patient: Da sprechen wir vielleicht darüber, wie es wohl besser ist. So machen wir das eigentlich in den meisten Fällen. Das wird manchmal zu lästig, wenn man jedesmal fragt, ob man ein Pfund oder ein halbes Pfund kaufen soll. – *Lachen* – Ja, es sind Lappalien, aber Sie verstehen, was ich meine. Ich glaub', daß man im großen und ganzen besser damit fährt, lieber mal zu oft miteinander zu reden als zu selten.

Therapeut: Das sind alles wichtige Dinge, sich zusammenzuraufen und zu experimentieren ..., aber Sie haben ja nun leider nicht die optimalen Umstände dafür.

Patient: Nee, leider nicht.

Therapeut: Man kann schon sagen, für Sie besteht eine ungewöhnliche Ausnahme- und Belastungssituation.

Kommentar: Indem der Interviewer auf die Notwendigkeit des Sich-Zusammenraufens und Experimentierens verweist, erkennt er an und bestätigt er, daß sie gemeinsam einen guten neuen Anfang machen wollen. Aber dieser Neuanfang wird durch die gegenwärtige, extrem belastende Situation überschattet.

Patient: Das sehe ich jetzt beides unabhängig voneinander. Ich weiß zwar, daß ich ziemlich krank bin und kein Mensch mir sagen kann, wie lange ich es noch mache. Ich versuche trotzdem oder gerade deswegen, uns beiden die Partnerschaft so angenehm wie irgend möglich zu gestalten. Ich sehe sowieso den Sinn unserer Partnerschaft darin, daß ich ihr jetzt ein besonders angenehmes Leben machen will. Das heißt jetzt nicht, sie mit Gold und Edelsteinen zu überhäufen; aber zu machen, daß sie auch psychisch ein Leben führen kann, wie sie es gerne möchte ...

Therapeut (an Frau L. gewandt)*:* Meinen Sie, er macht sich zum Vorwurf, daß er Sie als kranker Mensch geheiratet hat und möglicherweise sitzen läßt? Macht er sich deswegen Schuldgefühle?

Kommentar: Der Interviewer bringt ein möglicherweise stark angst- und schuldbesetztes Thema ein, indem er es in Form einer hypothetischen Frage an Frau L. richtet. Auch Herr L. muß sich mit dieser Information auseinandersetzen. Da sich die Frage aber nicht an ihn richtete, hat er die Freiheit nicht Stellung zu nehmen oder die Frage zu verneinen.

Frau L.: Ja, doch. Das stimmt. du hast mich öfters schon gefragt, ob ich das nicht bereut habe, daß ich zu dir gezogen bin. „Jetzt bin ich krank ..." Das tut mir dann auch weh. Ich mein', ich bin einfach zu ihm gezogen, nicht weil er gesund oder krank ist.

Therapeut: Das ist das Dilemma, er hat eigentlich allen Grund, über sich selbst traurig zu sein. Statt dessen ist er traurig darüber, daß er Sie traurig macht.

Frau L.: Ja, genau so ist es.

– Pause –

Patient: Aber ... vor gut einem Jahr so, da wär' mir das egal gewesen. Da war ich alleine und wollte eh nicht mehr leben. Ich hätte mich nicht umgebracht, das liegt mir fern. Aber ich hab' keinen Sinn im Leben mehr gesehen ..., da wär's mir gerade recht gewesen. Ich mein', jetzt bin ich natürlich sehr, sehr enttäuscht, verstehen Sie?

Kommentar: Der Patient deutet an, daß er vor etwa einem Jahr – nach der Scheidung von seiner ersten Frau – hoffnungslos war und keinen Sinn mehr im Leben sah. Damals wäre ihm, wie er auch im folgenden bestätigt, die Krebskrankheit willkommen gewesen.

Therapeut: Wäre damals sozusagen der Krebs für Sie ein willkommener Gast gewesen? Das hört sich fast so an.

Patient: Das kann man so sagen, ja. Vielleicht hat es das auch ausgelöst. Weiß man nicht. Das Psychische spielt ja auch bei der Entstehung des Krebses eine große Rolle.

Therapeut: Haben Sie sich auch darüber informiert?

Patient: Ach, ich weiß nicht. Mich interessieren überhaupt solche Sachen ... Ich betrachte das mehr oder weniger als Allgemeinbildung. Ich weiß das halt. Ich hab' mich nicht speziell über Krebs informiert.

Therapeut: Ich frage, weil heutzutage auch in der Literatur sehr viel steht in dieser Richtung.

Patient: Ja.

Therapeut: Dieses Gefühl, eigentlich nicht mehr leben zu wollen, ohne sich direkt das Leben zu nehmen – seit wann besteht das?

Patient: Ach, das bestand seit dem Scheitern meiner Ehe.

Therapeut: Seit zwei Jahren?

Patient: Schon länger. Die Ehe war schon früher kaputt. Seit ich wußte, was los ist. Sagen wir mal, an die drei Jahre.

Therapeut: Und das hat sich jetzt geändert? Seit Sie Ihre Frau kennengelernt haben, haben Sie wieder einen Sinn gefunden?

Patient: Ja. Jetzt möcht' ich natürlich mit dir zusammen alt werden ... würde ich gerne.

Therapeut: Möglich, aber statistisch sehen die Chancen nicht gut aus.

Patient: Ja, das ist klar. Wir können also nur jeden Tag, jede Woche, jeden Monat, den wir haben, genießen.

Therapeut: Ich glaube auch, anstatt sich auf das gemeinsame Altwerden einzustellen, ist diese Philosophie die richtige. Daß Sie die Zeit, die Sie haben, nutzen, um für Sie beide das Beste daraus zu machen.

Patient: Ja, das ist mir schon klar; daß ich mich jetzt nicht darauf einrichten kann, daß ich 80 werde. Das schaffe ich mit Sicherheit, mit großer Sicherheit nicht.

Therapeut: Das ist Statistik. Und Sie sind ja mit Statistik mehr vertraut als ich. Sie sind Ingenieur. Sie kennen die Daten.

Kommentar: Dem Interviewer stellt sich ein Problem, das sich dem Arzt typischerweise in einer solchen Situation stellt, er will und darf dem Patienten nicht die Hoffnung nehmen und kann auch niemals den Ausgang genau vorhersagen. Immerhin überleben einige Lungenkrebspatienten fünf Jahre und länger. Andererseits sollte er keinen Verleugnungsprozeß fördern, der es den Beziehungspartnern erschweren würde, voneinander Abschied zu nehmen, und sich das zu sagen, was noch gesagt werden muß oder kann.

Patient: Na ja, das einzige ist halt, die Zeit sinnvoll zu nutzen. Und das hab' ich auch gemerkt, nachdem ich aus dem Krankenhaus in M. entlassen war, daß wir auch sinnvoller mit der Zeit umgehen, daß wir ... gut, wir pennen mal bis in die Puppen, klar, das kommt auch mal vor. Aber man unternimmt auch was. Man sagt nicht: „Na ja gut, machen wir irgendwann mal", sondern man macht es wirklich gleich mal. Es gibt sehr viele Sachen, die man unternehmen möchte, und man sagt immer: „Ja, das können wir mal machen ...". Aber jetzt haben wir eben doch schon einiges in Angriff genommen; etwas angucken, ein Museum oder sonst irgend was, und dabei soll es auch bleiben.

Therapeut: Aber gerade wenn Sie sich ständig sagen müssen: „Die Zeit ist so kostbar, ich muß für den anderen das meiste herausholen", könnten Sie es sich wieder schwermachen.

Patient: Ja, ich verstehe, was Sie meinen, aber ...

Therapeut: Das kann dazu führen, daß man sich nicht zu sagen getraut: „Jetzt kann ich nichts geben, jetzt bin ich erschöpft, jetzt ist nichts drin." Wenn man sich so von dieser Vorstellung der kostbaren Zeit unter Druck setzen läßt, kann es dann letzten Endes schwerfallen, diese Zeit zu genießen.

Kommentar: Der Interviewer greift ein Dilemma auf, das möglicherweise auf das oben genannte Muster – daß man die eigenen Bedürfnisse um des anderen willen zurückstellt – noch verstärkend wirkt.

Frau L.: Ja, das stimmt.

Therapeut: Können Sie es nachvollziehen, wenn er sagt, das Leben sei für ihn schon vor der Scheidung sinnlos gewesen, weil ja die Ehe schon kaputt war, und daß ihm damals das Sterben fast willkommen gewesen sei?

Frau L.: Hm, gut sogar. Das ging mir auch schon so. Und zwar hab' ich anderthalb Jahre mit einem Mann zusammengelebt, der dann ganz plötzlich an Herzversagen gestorben ist. Danach ging es mir auch ziemlich schlecht. Und da hab' ich auch überhaupt keinen Sinn mehr im Leben gesehen. Vor allem, um wieder was Neues anzufangen oder so. Da kann ich ihn schon gut verstehen, dieses Gefühl des ...

Kommentar: Sie beschreibt ähnliche Erlebnisse von Verlust, Sinn- und Hoffnungslosigkeit wie ihr Mann. Es drängen sich Überlegungen auf, wie: Ist sie möglicherweise ähnlich verstrickend gebunden und gefährdet? Wie ist in diesem Zusammenhang ihr Alkoholproblem zu bewerten? Die weiteren Fragen des Interviews gehen in diese Richtung.

Therapeut: Wie haben Sie Ihren Sinn damals wiedergefunden?

Frau L.: Ja, wenn ich damals meine Kinder nicht gehabt hätte, weiß ich nicht, ob ich dann wieder einen Sinn im Leben gefunden hätte, ob ich dann heut' noch leben würde.

Therapeut: Man kann ja sagen, daß das Trinken ...

Frau L.: Ich hab' da nicht mehr getrunken.

Therapeut: ... eine Art Selbstzerstörung auf Raten darstellt. Eine Zwischenfrage: Sind eigentlich die Leberwerte und all das gut geblieben?

Frau L.: Ja, an der Leber habe ich nichts gehabt.

Therapeut: Sie sehen gesund aus.

Frau L.: An der Leber habe ich nichts gehabt, die war zwar etwas geschwollen, das ging aber unter der Kur mit einfachen Umschlägen weg.

Therapeut: Da haben Sie Glück gehabt.

Frau L.: Ja.

Therapeut: Also können Sie es bei Ihrem Mann nachvollziehen.

Frau L.: Das macht es auch schwierig, glaube ich, wenn man sich zu sehr in jemanden reinversetzen kann und immer nachvollziehen möchte: „Was denkt der jetzt, was geht in ihm vor?" Ich glaub' manchmal, daß ich das zuviel mach', daß es mir deshalb so schlecht geht.

Therapeut: Ja, das glaube ich auch.

Frau L.: Daß ich das gar nicht immer machen sollte, sondern mal dran denken: Wie geht's *mir* jetzt eigentlich?

Therapeut: Da sitzen Sie so ein bißchen mit ihm im gleichen Boot, daß Sie sich nicht abgrenzen können und sich sagen: „Was will ich jetzt? Was ist gut für *mich*? Was ist mein eigener Weg?"

Kommentar: Frau L. beginnt nun selbst das genannte Muster – das der Aufopferung für den anderen unter völliger Zurückstellung eigener Bedürfnisse – in Frage zu stellen. Dafür zeigt der Interviewer Verständnis.

Frau L.: Ja, aber das kann ich doch nicht machen! Wenn mein Mann krank im Bett liegt und es ihm schlecht geht, kann ich doch nicht sagen: „Ade, ich geh' jetzt sonstwohin. Ich kümmere mich jetzt um mich selber." Das geht doch nicht!

Patient: Das kannst *du* nicht, eine andere Frau kann das vielleicht.

Frau L.: Aber ich weiß nicht, ob sie glücklich dabei ist.

Patient: Das ist was anderes.

Frau L.: Ich hätt' da ein schlechtes Gewissen.

Therapeut: Also, da sind zwei, die ein schlechtes Gewissen haben, wenn sie ihre eigenen Wege gehen, wenn sie sich voneinander abgrenzen. Wer, meinen Sie, hat jetzt das schlechtere Gewissen von Ihnen beiden?

Frau L. (abwehrend): Weiß ich nicht. Ich hab' im Moment auch keins, weil ich ja hier bin.

Therapeut: Gut für Sie.

Frau L.: Aber wenn ich jetzt in S. sein würde und dort den ganzen Tag arbeiten müßte, dann hätte ich keine Ruhe.

Therapeut: Aja, was arbeiten Sie?

Frau L.: Verkäuferin. Im Moment bin ich arbeitslos, Gott sei Dank.

Therapeut: Wenn Sie jetzt rausgehen würden, um ein oder zwei Eis zu essen und sich's schön sein ließen, und der Wind ist ein bißchen lau, und Sie sagten sich: „Gott sei Dank habe ich das verfluchte Krankenhaus hinter mir", wär dann schon ein kleines Schuldgefühl da? Oder wär keins da?

Frau L.: Da würd' schon eins da sein. Ja, das wäre schon da, wenn ich hier zwischenrein mal schnell was zum Essen holte, einkaufte ...

Therapeut: Dann ist es schon da?

Patient: Ja, da brauchst du dich doch wirklich nicht schuldig zu fühlen.

Frau L.: Ja, gestern auch, da habe ich ewig lang' nach der richtigen Wolle gesucht im Geschäft, und dann hab' ich mir gesagt: „Jetzt mußt du zurück, der wartet bestimmt schon." Ja, oder morgens, wenn ich mal länger schlafe und erst um 12 Uhr hier bin, dann habe ich auch ein schlechtes Gewissen. Dann denk ich: „Jetzt machen die irgendwas mit ihm, und ich bin nicht da, kann kein Händchen halten oder so." Ja, das ist schon blöd. Ich weiß das selber. Aber das kann man nicht wegfegen, das schlechte Gewissen.

Therapeut: Sind Sie sowas wie zwei Schuldgefühlsliebhaber?

– Lachen –

Kommentar: Es tut offenbar allen Gesprächsteilnehmern gut, daß sich in die so schwere Situation und Problematik etwas Lockerheit bringen läßt.

Therapeut (zu Herrn L. gewendet)*:* Sie sagten, damals wäre Ihnen so eine Krebskrankheit fast willkommen gewesen, als Sie sich so sinnlos fühlten – gibt es dieses Gefühl auch jetzt manchmal noch?

Patient: Nein, überhaupt nicht. Jetzt stinkt mir das.

Therapeut: Das stinkt Ihnen.

Patient: Ja, und wie!

Therapeut: Hm.

Patient: Jetzt denk' ich manchmal, vielleicht war mein psychischer Zustand damals mit dran schuld, daß es zu dieser Krankheit kam, daß ich eben nicht genug dagegen gemacht habe. Ich hätte vielleicht weniger rauchen und trinken sollen. Dann wäre es vielleicht auch nicht so gekommen.

Therapeut: Schwer zu sagen. Haben Sie viel geraucht und getrunken?

Patient: Während der Zeit habe ich viel geraucht und getrunken. Also, geraucht habe ich schon immer und schon länger – also seit 16 Jahren.

Therapeut: Wieviel haben Sie geraucht?

Patient: 20, am Schluß waren es dann 30. 30 Zigaretten pro Tag, und getrunken habe ich halt bis zu dem Zeitraum, wo ich sie kennenlernte. Schon einiges, also vier bis fünf Flaschen Bier am Tag vielleicht.

Therapeut: Wer von Ihnen beiden, meinen Sie, war der stärkere Trinker?

Frau L.: Auf jeden Fall ich. Ich hab 'ne Abhängigkeit davon, mein Mann noch nicht.

Patient: Ich hab' es ohne Kur geschafft.

Therapeut: Allein von der Quantität her, wieviel war's bei Ihnen?

Frau L.: Von der Menge? Ich glaube nicht, daß das eine Rolle spielt!

Therapeut: Ja, das stimmt. In der Definition Sucht spielt es keine Rolle, weil die Abhängigkeit das Entscheidende ist, ob man stoppen kann oder nicht. Aber im Hinblick auf die Körperbelastung, die Schädigungen also, spielt es schon eine Rolle, wieviel man trinkt.

Frau L.: Also, das ist mit den Mengen, die mein Mann genommen hat, überhaupt nicht zu vergleichen. Ich hab' da schon acht bis zehn Flaschen Bier getrunken und manchmal auch zwei bis drei Liter Wein. Das war bei dir längst nicht soviel.

Patient: Ich war sicherlich gefährdet, Alkoholiker zu werden. Ganz stark gefährdet, glaube ich so im nachhinein. Aber ich war noch nicht ganz drin, glaube ich, denn sonst hätte ich es nicht geschafft, aus eigener Kraft aufzuhören. Ich kann nicht sagen, ich bin trocken, ich trink' halt ab und an mein Bier oder 'nen Wein, aber ich trink' nicht mehr regelmäßig Alkohol. Ich glaube nicht, daß man mich als abhängig bezeichnen kann.

Kommentar: Es zeigen sich bei den beiden Partnern weitere Ähnlichkeiten im Hinblick auf die Weise, wie sie sich Schadstoffen aussetzen, körperliche Bedürfnisse mißachten, ja Raubbau an ihrer Gesundheit treiben.

Frau L.: Nee. Ich bin auch nicht so ein Moralapostel, daß ich sag: „Ich trink' nichts, dann darfst *du* auch nichts trinken." Er ist nicht alkoholkrank, also kann er sein Bier auch trinken.

Patient: Ich glaub', das wär auch schlecht gewesen für 'ne Partnerschaft, wenn sie gesagt hätte: „Ich trinke keinen Alkohol, ich möchte auch nicht, daß *du* Alkohol trinkst, auch wenn du gern möchtest." Gut, ich nehm' schon Rücksicht auf sie und trink mich nicht jeden Abend voll. Aber ab und zu mal ein Glas Bier, wenn es ihr nichts ausmacht, sollte sie tolerieren. Und das tut sie ja auch.

Frau L.: Ja, wenn es mir stinkt, dann sag ich es schon.

Therapeut: Mich beschäftigt weiter das, was vorhin gesagt wurde: Wenn Sie jetzt rausgehen aus dem Haus, um sich ein Eis zu kaufen, dann kommen Ihnen schon die Schuldgefühle?

Frau L.: Ja, ich hab' auch drüber nachgedacht, warum das so ist. Ich glaub', das steckt in mir noch von meiner ersten Ehe. Ich durfte zum Beispiel nicht länger als eine halbe Stunde einkaufen gehen. Wenn ich nach Hause kam, und ich war länger weg, war der Teufel los. Vielleicht steckt das irgendwie noch drin, ich weiß es nicht. Daß ich mein', er wär' dann beleidigt, daß ich so lange weg war. Es kann vielleicht sein, daß es daher kommt.

Patient: Das kann schon sein. Weil ich auch manchmal ähnliche Gefühle hab', und die resultieren noch aus dem Elternhaus: „Du darfst das und das nicht machen." Und das mach' ich dann doch manchmal mit einem schlechten Gewissen. Wenn ich dann überlege: „Warum hast du jetzt ein schlechtes Gewissen, wenn du das machst?", fallen mir die Worte meiner Mutter ein: „Du darfst das und das nicht machen." – Das kann durchaus bei dir auch so sein.

Frau L.: Obwohl ich ja meistens weiß, daß du da keinen Krach schlagen und jetzt anfangen würdest: „Warum warst du so lange weg?" Ich weiß das, daß du das nicht machst.

Kommentar: Der Interviewer greift noch einmal die Schwierigkeit der Partner auf, sich ohne Schuldgefühle voneinander zu entfernen und etwas für sich selbst tun zu können. Beide erkennen einen Zusammenhang zwischen dem jetzigen Muster und dem, was sie in ihren Herkunftsfamilien erlebten.

Therapeut: Ich hab' gehört, Ihr Vater hat dieselbe Krankheit wie Sie. Wie alt ist er jetzt?

Kommentar: Der Interviewer bringt die ihm bereits bekannte Tatsache zur Sprache, daß der Vater des Patienten zur Zeit ebenfalls an einem Lungenkarzinom leidet.

Patient: 62.

Therapeut: So alt ist das auch wieder nicht.

Patient: Auch er war ein furchtbar schwerer Raucher. Er hat wesentlich mehr geraucht als ich. Das ist jetzt keine Entschuldigung, nur zur Information für Sie.

Therapeut (zu Frau L. gewendet)*:* Sie kennen den Vater auch? Wer von beiden Männern ist besser dran?

Frau L.: Sie meinen, jetzt im Moment? Auf jeden Fall mein Mann! Seinem Vater geht es arg, arg schlecht zur Zeit. Der nimmt die Medikamente nicht mehr, weigert sich strikt. Der kann eigentlich auch nicht mehr. Dem ist das auch bewußt. Er sagt: „Ich kann nicht mehr." Er weigert sich einfach. Ich hab zu ihm auch gesagt: „Weißt du, was dann passiert?" Das ist ihm egal. Das finde ich ganz schlimm, der gibt praktisch auf.

Patient: Ja, der hat auch neulich zu meiner Mutter gesagt: „Wenn es nur bald zu Ende wär!"

Kommentar: So belastend es für den Patienten sein muß, um die gleiche Krebskrankheit des Vaters – und dessen wahrscheinlich nahes Ende – zu wissen, könnte es ihm möglicherweise doch helfen, darüber zu sprechen. Indem der Interviewer hinsichtlich des Vaters bestimmte Fragen stellt, kann er darüber hinaus dem Patienten und seiner Frau Informationen geben, die für beide nützlich sein könnten.

Therapeut: Kann man das nachvollziehen, daß er am liebsten aufgeben möchte?

Patient (leise)*:* Ja, ich glaube schon.

Therapeut: Würde es ihm besser gehen, wenn er aufgibt?

Patient: Ob es ihm dann besser geht?

Therapeut: Ich frag' mich einfach, er weiß, das Ganze ist eine Quälerei. Jetzt lasse ich den Dingen einfach ihren Lauf.

Patient: Das weiß ich nicht, ob es ihm dann besser gehen würde. Ich weiß nicht, wie das Leben hinterher aussieht. Oder wie meinten Sie Ihre Frage?

Therapeut: Nein. Ich frage mich, ob es ihm dann *seelisch* besser gehen würde. Ich höre es jedenfalls so, daß er sagt: „Ich möchte diese Quälerei mit den Medikamenten nicht mehr haben, ich lasse lieber den Dingen ihren Lauf." Dann kämpfte er nicht mehr dagegen an. Ich meine, ob es ihm dann in diesem Sinne besser geht.

Patient (leise)*:* Ja, ich glaube schon. Seelisch, auf jeden Fall. Neulich hat er uns das Wort verboten, als wir wieder davon anfingen, von den Tabletten zu reden; die er doch nehmen sollte. Er will das Thema nicht mehr hören. Mein Gott, er weiß, worum es geht, und wenn er sie nicht nehmen will, hat es keinen Sinn, ihn dazu zu zwingen. (Zu seiner Frau): Du kennst meinen Vater zu wenig.

Frau L.: Ich kenne ihn halt nur, seit er krank ist, seit einem Jahr.

Patient: Ausgeprägte Wesensähnlichkeiten haben wir wenig.

Frau L.: Deinen Vater kann ich mir vorstellen als lebenslustigen Menschen, als Unterhalter, und das ist mein Mann nicht.

Patient (lacht)*:* Ist er überhaupt nicht!

Therapeut: Und die Mutter, wie schafft die das, wenn der Mann und der Sohn die gleiche Krankheit haben?

Kommentar: Der Interviewer versucht zum Schluß auch noch Aufschluß darüber zu gewinnen, wie sich die Mutter in dieser extrem belastenden Situation verhält, und wie es ihr geht.

Frau L.: Die schafft es ganz schlecht. Aber sie sonnt sich auch ein bißchen darin, weil sie dann von jedem beachtet wird. Sie ruft alle möglichen Leute an und sagt, wie schlecht es ihrem Mann geht und wie schlecht dem Werner.

Therapeut: Ist der Werner der einzige Sohn?

Frau L.: Nein, da ist noch eine Schwester.

Patient: Als ich in M. im Krankenhaus war, hat sie jeden Abend meine Frau angerufen. Das hat sie ziemlich mitgenommen, weil man sich jeden Abend doch nicht was Neues zu sagen hat, außer wieder: „Wie schlecht geht es deinem Mann, wie schlecht geht es meinem Mann?" Und das baut ja überhaupt nicht auf, ganz im Gegenteil. So ähnlich sind die Gespräche halt gelaufen.

Frau L.: Ja, ich hab' halt am Anfang auch einen Fehler gemacht. Seine Mutter hat es in ihrer Ehe auch nicht gut gehabt. Die hat nie jemanden gehabt, mit dem sie sich mal aussprechen konnte.

– Pause –

Frau L.: Ich finde, irgendwie ist das Gefühlssache, das sieht man jemandem doch auch an. Ich hatte jedenfalls das Gefühl, daß er wieder aus dem Krankenhaus 'rauskommt. Andere hatten ihn schon aufgegeben. Ich hab' gedacht, der schafft das.

Therapeut: Es ist sehr schwierig für mich, hier etwas zu sagen, weil ich bisher nicht in solcher Situation war. Aber es ist so meine Erfahrung mit Patienten in einer ähnlichen Situation ...

Frau L.: Die Schwestern haben zum Beispiel den Pfarrer bestellt zur letzten Ölung, und das hat mich dermaßen schockiert.

Therapeut: Meine Erfahrung ist einfach, daß man manchmal besser kämpfen kann, wenn man sich auch eingesteht, daß man am Ende seines Lateins ist und aufgeben will, also auch diese Seite annehmen kann.

Patient: Wer kann dann besser kämpfen, der Patient?

Therapeut: Derjenige, der beides kann, seinen Wunsch, aufzugeben *und* zu kämpfen, weil sonst das Kämpfen leicht eine Art Krampf wird, der viele Ressourcen kostet. Wenn es ein Bedürfnis ist, einfach mal etwas so laufen zu lassen, sich dem anzuvertrauen, könnte das auch was Positives sein.

Kommentar: Unsere eigenen Erfahrungen wie diejenigen anderer Therapeuten legen ja in der Tat nahe, daß der Kampf- und Überlebenswille eher gefördert wird, wenn man den Krebs auch annehmen kann.

Frau L.: Hm.

– Pause –

Therapeut: Wir wollen dieses Gespräch nicht zu lange führen. Aber mich würde interessieren: Haben die beiden Männer, die dieselbe Art von Krebs haben, sonst noch Ähnlichkeiten?

Frau L: Im Wesen eigentlich nicht, scheint mir.
– Pause –
Frau L: Kannst du dir vorstellen, daß du das auch mal sagen würdest?

Kommentar: Es scheint besser, daß Frau L. eine solche Frage stellt als der Interviewer. Dies ließe sich als ein Beispiel dafür werten, wie sich in einer Paar- bzw. Familiensitzung Ressourcen nutzen lassen, die in der therapeutischen Zweierbeziehung nicht gegeben wären.

Patient: Ich weiß nicht, ob ich das mal so sagen würde. Ich war noch nicht in so einem Zustand wie mein Vater.
Frau L.: Ich finde das für deine Mutter ganz furchtbar.
Patient: Sicherlich. Ich finde es auch nicht gut.
Therapeut: Könnte es sein, daß man einmal in einen Zustand kommt, wo es leichter ist zu sagen: „Jetzt lasse ich den Dingen ihren Lauf", anstatt sich ständig zu quälen und zu kämpfen. So hört es sich bei dem Vater an.
Frau L.: Ja, ich kann das bei seinem Vater vielleicht ein bißchen verstehen ... wenn man sieht, daß es nicht mehr viel Sinn hat. Aber wenn ich einen Sinn darin sehe zu kämpfen, möcht' ich denjenigen auch immer wieder dazu ermuntern, weiterzukämpfen.
Therapeut: Es ist wohl sehr schwierig zu sagen, wo und wann es richtig und sinnvoll ist zu kämpfen. Gerade am Beispiel des Vaters kann man das nachvollziehen.
Frau L.: Ich sehe nur meinen Mann wieder im Krankenhaus in M. Er hatte sich völlig aufgegeben. Er hat gesagt: „Schmeißt mich doch aus dem Fenster raus, ich will nicht mehr leben. Ich bin so krank, was wollt ihr noch mit mir?" Und irgendwie hat man doch so ein Gefühl: „Jetzt muß du den aber ein bißchen aufmuntern, mit ihm reden und irgendwas auf die Beine stellen."
Frau L.: Vielleicht hat sie bei mir gemerkt, daß ... Jedenfalls hat sie sich öfters bei mir ausgesprochen. Über ihre Ehe und wie es ihr ergangen ist und so. Und ich hab' ihr zugehört. Und wie es dem Werner dann schlechter ging, konnte ich ihr einfach nicht mehr zuhören, wie ich selber Probleme hatte. Und da hat sie jeden Tag angerufen und hat zwar gesagt: „Hör mal, ich möchte dich ja nicht mit meinen Problemen belasten." Aber sie hat es dann trotzdem erzählt, und da war ich einfach überfordert. Ich hab' mir schon vorgenommen: „Du gehst nicht mehr ans Telefon", aber ...

Kommentar: Der Interviewer fordert Frau L. nicht direkt auf, sich besser gegen ihre Schwiegermutter zu behaupten, sondern er bringt eher hypothetisch ein, was geschehen würde, wenn sie dies täte. Einerseits unterwandert er dadurch den zu erwartenden Widerstand, andererseits regt er sie möglicherweise zu Fragen und Lösungsversuchen an, die unter Umständen auch in eine andere Richtung laufen können, als dem Interviewer vorschwebt.

Frau L.: Ich wollt' sie auch nicht enttäuschen, wie ich ja auch gemerkt hab': Ihr Sohn ist krank, ihr Mann ist krank; irgendwo muß die Frau ja auch ablassen können. Aber dann bin ich durch Gespräche mit Bekannten dahintergekommen, daß sie das bei allen so macht. Da hab' ich mich in letzter Zeit etwas zurückgezogen.

Therapeut: Wir müssen jetzt so langsam zum Schluß kommen. Jetzt hab' ich Sie so allerhand gefragt. Gibt es noch etwas, was Sie mich fragen wollen?

Frau L.: Nein, im Moment möchte ich mir erstmal meine eigenen Gedanken über Sie machen. Das nächste Mal vielleicht, sonst wär' das zu spontan (lacht).

Therapeut: Das ist o. k.

Patient: Ja, das finde ich auch ganz gut.

Therapeut: Dann machen wir vielleicht einen Punkt, ja?

Patient: Ja.

Therapeut (zu Frau L. gewendet): Schön. Und wenn Sie jetzt rausgehen und ein Eis essen, wird dann das Schuldgefühl ein bißchen weniger werden?

Frau L.: Ich muß mir jetzt erstmal was zum Essen holen …

Therapeut: Schön, ich würde sagen, jetzt machen wir Schluß.

Patient: Ja, wann ist denn nun das nächste Gespräch?

Therapeut: Das kann ich im Augenblick nicht sagen, weil ich verreisen muß und den Kalender im Augenblick nicht bei mir habe.
Wir bleiben miteinander in Verbindung.

Nachtrag zur weiteren Entwicklung

Genau einen Monat später fand das zweite (und wie sich später herausstellte, letzte) Gespräch mit dem Paar statt. Im Vergleich zur Zeit des ersten Gesprächs war der Patient kaum wiederzuerkennen: Er hatte als Folge der inzwischen durchgeführten Chemotherapie alle Haare verloren, er war hohlwangig und wirkte entkräftet. Der Kontakt zu beiden war wieder gut. Frau L. sagte, sie habe sich schon die ganze letzte Woche auf dieses Gespräch gefreut.

In dem Gespräch erfuhr der Interviewer dann, daß der Vater des Patienten vor einer Woche gestorben war. Er habe große Angst vor Schmerzen gehabt, habe dann offenbar seinen inneren Frieden gefunden und gelassen gewirkt. Im letzten halben Jahr hätten sich die Eltern so gut verstanden wie nie zuvor, sie hätten viele Gespräche geführt und alles zwischen sich ins reine gebracht. Der Vater habe zum Schluß öfter weinen können, was auch dem Patienten geholfen habe, seinen Tränen freien Lauf zu lassen.

Frau L. meint, sie habe sich mit ihren eigenen Erholungsbedürfnissen gegenüber verschiedenen Menschen, insbesondere aber ihren Kindern gegenüber, besser durchsetzen können. Es falle ihr aber immer noch schwer, dies mit gutem Gewissen zu tun. Als letztes, ihn derzeit am meisten belastendes Problem spricht der Patient schließlich an, daß seine Mutter nach dem Tod des Vaters all ihre Kraft und all ihren Lebenshalt bei ihm suche und er sich dadurch überfordert fühle. Deshalb bestehe zwischen beiden eine starke, unterschwellige Spannung. Es wird besprochen, wie Frau L. ihrem Mann helfen könnte, auch seine Bedürfnisse gegenüber seiner Mutter zu vertreten.

Beide sagen zum Schluß, daß ihnen das Gespräch wieder gutgetan habe. Es wird ein neues Gespräch vereinbart, das aber nicht mehr zustande kommt. Der körperliche Zustand des Patienten verschlechterte sich weiter. Er wurde sechs Wochen später als Notaufnahme in ein nahe seiner Heimat gelegenes Krankenhaus aufgenommen, wo er bald darauf verstarb.

Anhang IV

Gutachten von Prof. Hans Jürgen Eysenck zur Überprüfung der von Ronald Grossarth-Maticek und seinen Mitarbeitern ermittelten Daten

Die prospektiven Studien von Grossarth-Maticek und seinen Mitarbeitern gehören zu den am besten kontrollierten und überprüften Studien der Welt. Wie jeder neue Forschungsansatz, der äußerst vielversprechend klingt, führten auch die Studien von Grossarth-Maticek zu heftigen nationalen und internationalen Diskussionen, die in der Regel kontrovers geführt wurden. Ich mußte immer wieder heftige Voreingenommenheit und rein emotional geleitete Beurteilungen über Grossarth-Maticek hören, wobei die Ablehnung nie mit einer inhaltlichen Kritik verbunden war. Mir war damals bewußt, daß mein internationaler wissenschaftlicher Ruf auf dem Spiel stünde, wenn die Grossarth-Maticeksche Theorie, Methode und Therapie, sowie die Ergebnisse keiner Kritik standhalten könnten. Aus diesem Grund habe ich 1982 mit Grossarth-Maticek eine Vereinbarung getroffen. Er willigte ein, daß ich im Laufe der Jahre unserer Zusammenarbeit immer neue Methoden der Überprüfung entwerfen und diese an seinem Material erproben dürfte. Diese Überprüfungen hielten den härtesten Anforderungen stand. Dabei wurde eine große Anzahl deutscher und internationaler Wissenschaftler einbezogen. Hier sollen nun die wesentlichen Schritte der Überprüfung und deren Ergebnisse genannt werden.

Grossarth-Maticek hat bekanntlich drei große prospektive Studien durchgeführt. Die erste Studie wurde 1964/65 im ehemaligen Jugoslawien angelegt. Zehn Jahre danach, im Jahre 1976, hat Grossarth-Maticek die Todesursachen aus Jugoslawien erhalten. Die Auswertung der Daten dauerte drei Jahre, und ab 1980 erschienen die ersten internationalen Publikationen. Schon die ersten Ergebnisse führten in der wissenschaftlichen Welt zu einer Polarisierung. Die Gegner warfen Grossarth-Maticek vor, er sei persönlich nie in Jugoslawien gewesen, und seine angegebenen Mitarbeiter existierten gar nicht. Solche Gerüchte wurden von verschiedensten Seiten verbreitet. Es wurden auch Journalisten, die über Grossarth-Maticek schrieben, informiert, er stünde unter dem Verdacht der terroristischen Szene anzugehören. (Das Gegenteil traf zu, da Grossarth-Maticek einige Jahre zuvor ein Buch „Revolution der Gestörten" veröffentlicht hatte, in dem er die maoistische Studentenbewegung scharf kritisiert hatte.) Es ergab sich also die Notwendigkeit, schon die erste Studie systematisch zu überprüfen. Im ersten Schritt wurden einige Mitarbeiter (an der Studie beteiligte Ärzte aus Jugoslawien) von einer großen medizinischen Stiftung aus Hamburg eingeladen und überprüft. Ich selbst fuhr ins ehemalige Jugoslawien und konnte zunächst erfahren, daß die jugoslawische Studie nicht nur lokal im Ort der Durchführung gut organisiert war, sondern daß die Durchführung auch von der wissenschaftlichen Leitung der medizinischen Fakultät der Universität Belgrad kontrolliert wurde. Das hat mir die folgende zusätzliche Kontrolle ermöglicht: Auf meine Initiative wurden die Todesursachen noch einmal zehn Jahre nach der ersten Ermittlung im Jahre 1986 erhoben. Die Ergebnisse zeigten eine ausgeprägte Konsistenz, d. h., sie deuteten in dieselbe Richtung wie schon die erste Auswertung.

Selbstverständlich war ich daran interessiert, die Heidelberger Studien besonders hart zu überprüfen. In den Jahren 1971/72 wurden in Heidelberg 2563 Personen, zur Hälfte Männer, zur Hälfte Frauen, im Alter von 41 bis 62 Jahren untersucht. Im Jahre 1982, also wieder zehn Jahre nach der Datenerfassung wurden zum erstenmal die Todesursachen erhoben, und das Ergebnis war eine Bestätigung der ersten Studien. Die Todesursachen wurden durch das Institut für Statistik und Mathematische Wirtschaftstheorie der Universität Karlsruhe im Gesundheitsamt Heidelberg erhoben. Vorher wurden die Namenslisten und Antworten der Befragten in Karlsruhe registriert. Die Arbeit des Instituts in Karlsruhe wurde wiederum auf ihre Korrektheit hin kontrolliert und zwar vom Psychologischen Institut der Universität Zürich (Mathematisch-Biologische Abteilung, Leitung Prof. Dr. Norbert Bischof). Vor der Erfassung der Todesursachen im Jahre 1982 wurden alle in der Studie tätigen studentischen Interviewer von den Mitarbeitern des Karlsruher Instituts ausführlich über ihre Tätigkeit befragt (z. B. danach, wie die Interviews durchgeführt wurden, mit welchen Fragebögen, in welchem Zeitraum usw.). Zu den Ergebnissen der Studie nach der Ermittlung der Todesursachen im Jahre 1982 hat sich das Karlsruher Institut durchweg positiv geäußert, ebenso Prof. Dr. Norbert Bischof (siehe dazu *Bild der Wissenschaft 1–1988*). Nach dem hier vollzogenen Schritt habe ich weitere Überprüfungsmaßnahmen vorgeschlagen. Und zwar in folgender Richtung: Nachdem Karlsruhe die Namenslisten und die Antworten der Heidelberger prospektiven Interventionsstudie seit 1981/82 innehatte, schlug ich vor, bis Ende 1986 abzuwarten, um dann festzustellen, ob die Personen, bei denen in der Zwischenzeit Krebs oder Herzinfarkt diagnostiziert wurde, erneut signifikant vermehrt die Eigenschaften aufwiesen, die bei der ersten Auswertung im Jahre 1982 relevant waren, (z. B. daß die späteren Krebspatienten mehr gehemmt und die späteren Herzinfarktpatienten mehr übererregt seien). Das Institut der Universität Karlsruhe hat sich unter der Leitung von Priv.-Doz. Dr. W.-D. Heller (Direktor Prof. Dr. M. Rutsch) bereit erklärt, nicht nur Todesursachen, sondern auch den Zeitpunkt der Diagnosestellung Krebs oder Herzinfarkt, im Jahre 1986, festzustellen. Diese Schritte wurden tatsächlich unternommen und zwar mit Hilfe des Gesundheitsamtes der Stadt Heidelberg, das dem Institut in Karlsruhe exklusiv einen Einblick in die Todesursachen ermöglichte. (Grossarth-Maticek hatte zu diesem Zeitpunkt keinen Einblick in die Todesursachen, damit eine blinde Auswertung garantiert war.) Im Jahre 1986 wurde mit Hilfe der Chirurgischen Universitätsklinik Heidelberg (onkologische Nachsorge unter der Leitung von Prof. Peter Schlag) ermöglicht, das genaue Datum der Diagnosestellung Krebs bei den Personen zu ermitteln, die in der Studie zwischen 1982 und 1986 erkrankten. Damit konnten einwandfrei die Personen identifiziert werden, deren Diagnosestellung nach der Dateneingabe an Karlsruhe erfolgte. Nachträglich durchgeführte statistische Analysen zeigten eindeutig, daß Krebs und Herzinfarkt in der streng kontrollieren Phase mit denselben Prädikatoren vorhergesagt werden konnten wie bei den vorhergegangenen, weniger streng kontrollierten Auswertungsschritten. Die Ergebnisse wurden von mir im Jahre 1993 publiziert. Mit diesem Experiment wurde das erstemal in der Geschichte der Psychologie eine sogenannte interne Replikation am ursprünglichen Datenmaterial durchgeführt.

Im Jahre 1982, als die interne Replikation durch Karlsruhe und mein Institut durchgeführt wurde, hatte Grossarth-Maticek schon eine große Anzahl internationaler Forschungsarbeiten publiziert. Um die Frage zu beantworten, ob die Arbeiten statistisch korrekt ausgeführt worden seien und ob sich die Aussagen durch die Daten stützten, wurden von 1982 bis 1986 durch unterschiedliche Wissenschaftler in verschiedenen Universitäten und Ländern sogenannte statistische Realanalysen unternommen. Dazu bekamen die Wissenschaftler die anonymisierte Datenbank, die als Grundlage für die statistische Auswertung diente. Dabei erwies sich, daß alle veröffentlichten Auswertungen nicht im geringsten zu beanstanden waren. In der Analyse der Datenbank und der Datenerhebung ergaben sich nur kleinere Fehler und Beanstandungen, die das Ergebnis aber in keiner Weise erschüttern konnten.

Auch die dritte Studie, bei der die Datenerfassung 1973 und 1978 durchgeführt wurde und auf die die Erfassung der Todesursachen, besonders im Jahre 1988, erfolgte, wurde von mir streng kontrolliert. Die Kontrolle der Korrektheit der Datenerfasssung war aus folgendem Grunde sehr leicht: Obwohl in die Studie eine große Anzahl von über 30 000 Personen einbezogen wurde, wurde aus der Gesamtpopulation eine relativ kleine Anzahl von Personen identifiziert, die viele Risikofaktoren aufwies, (z. B. Vater und Mutter an Lungenkrebs verstorben, starkes Zigarettenrauchen, Bronchitis, früher diagnostizierte Lungentuberkulose usw.). Ich habe von

1983 bis 1991 aus der Gesamtpopulation von Personen mit extremer Risikoausprägung per Zufall 181 Adressen ermittelt, die ich mit Grossarth-Maticek oder einigen seiner wissenschaftlichen Hilfskräfte zu Hause besuchte, um festzustellen ob sie tatsächlich so viele Risikofaktoren aufwiesen. In 180 Fällen stimmten die Angaben exakt, in einem Fall gab es eine Abweichung (hier verstarben nicht Vater und Mutter an Herzinfarkt, sondern nur die Mutter, während der Vater zuvor einen Herzinfarkt gehabt hatte, aber zur Zeit meiner Befragung noch lebte).

Ich habe nach den härtesten Kontrollen und Überprüfungen von 1991 bis heute feststellen müssen, daß bei einigen Psychologen die affektive Ablehnung von Grossarth-Maticek so stark war, daß die Gefahr bestand, daß seine Theorie und seine Methode systematisch nicht zur Kenntnis genommen und von vornherein durch immer neu phantasierte Denunziationen abgelehnt würden. Ich habe Grossarth-Maticek deswegen geraten, die Phase der Kontrolle 1991 zu beenden und sich nur noch auf die Publikation seiner Arbeiten zu konzentrieren. (Bis zu diesem Zeitpunkt konnte jeder Wissenschaftler in der Welt die Originaldaten, die in Hunderten von Aktenordnern dokumentiert wurden, einsehen und statistische Reanalysen durchführen.) Dies tat Grossarth-Maticek konsequent bis es schließlich im Jahre 1996, aufgrund des Datenschutzes zur Vernichtung des größten Teils seiner Unterlagen kam. (Ursprünglich war eine Zehn-Jahres-Studie geplant und von den Befragten genehmigt worden, die dann doch 25 Jahre weitergeführt, ausgewertet und kontrolliert wurde.) Ich weiß, daß eine so ausführliche Berichterstattung den üblichen Rahmen sprengt. Trotzdem habe ich mich entschlossen, die Ergebnisse von umfangreichen Überprüfungen zu referieren, weil ich weiß, daß viele Psychologen, Psychosomatiker, Psychoonkologen und Medizinpsychologen den Versuch unternehmen werden, die Qualität der Grossarth-Maticekschen Studien pauschal zu diskriminieren mit dem lapidaren Satz, die Daten würden nicht stimmen. Ich habe zu keinem Zeitpunkt der Zusammenarbeit mit Grossarth-Maticek auch nur den geringsten Anlaß gehabt, an der Qualität seines Werkes zu zweifeln und bin überzeugt, daß seine Arbeiten genial, zukunftsweisend und dem heutigen Forschungsstand der empirischen Psychologie um viele Entwicklungsjahre voraus sind.

Heidelberg, London, April 1996
Professor Hans-Jürgen Eysenck, Ph. D. D.sc.
Institute of Psychiatry, University of London

Anmerkungen

1 Sontag, S. (1978): Illness as Metaphor. New York (Farrar, Straus & Giroux). Deutsch: Krankheit als Metapher. München (Hanser) 1979.

2 Wozu allerdings anzumerken ist, daß die Tuberkulose auch heute noch – oder wieder – eine keineswegs leicht zu behandelnde Krankheit darstellt.

3 Hossfeld war Mitorganisator des im Spätsommer 1997 in Hamburg abgehaltenen 9. Europäischen Krebskongresses, auf dem mehr als 8000 Experten eine ernüchternde Bilanz zogen. Zitiert in einem im Spiegel (Nr. 39, vom 22. 9. 97, S. 210–216) wiedergegebenen Interview.

4 Einen Überblick über solche „Laborsituationen" liefert Ernest Rossi. Siehe dazu: Rossi, E. L. (1995): The Symptom Path to Enlightenment. Pacific Palisades (Palisades Gateway Publishing).

5 Zitiert in Monk, R. (1992): Wittgenstein. Das Handwerk des Genies, S. 530. Stuttgart (Klett-Cotta).

6 Viele dieser Befunde waren für wissenschaftliche Publikationen vorgesehen, die Grossarth-Maticek gemeinsam mit Hans-Jürgen Eysenck vorbereitet hatte. Durch dessen kürzlichen unerwarteten Tod blieb jedoch die Arbeit daran liegen.

7 Wynne, L. C. a. M. T. Singer (1965): Denkstörung und Familienbeziehung bei Schizophrenen. *Psyche 19: 81–160.*

8 Es geht darin um die Erkenntnis und Gewichtung von sowohl erblichen als auch Umgebungs- beziehungsweise Beziehungsfaktoren, die bei der Entstehung einer schizophrenen Störung zur Wirkung kommen. Dazu setzte man bei Familien an, bei denen es schon früh zu Adoptionen gekommen war. Man verglich adoptierende Familien, deren adoptierte Kinder von biologischen, als schizophren diagnostizierten Eltern abstammten, mit vergleichbaren adoptierenden Familien, wo dies nicht der Fall war. Auch hier erstreckte sich der Forschungsaufwand über Jahrzehnte, auch hier kam es zu immer neuen Fragestellungen und wurden immer neue Meßinstrumente angewendet, auch hier wuchs sich das Unternehmen zu einem der weltweit wohl umfangreichsten psychiatrischen Forschungsprojekte überhaupt aus und auch hier zeigte sich bei der Gewichtung von Risikofaktoren die Bedeutung der Synergetik, wie sie uns im folgenden noch beschäftigen wird, als zentral. Siehe dazu etwa:

Tienari P., L. C. Wynne, J. Mornig, I. Lahti, M. Naarala, A. Sorri, K.-E. Wahlberg, O. Saarento, M. Seitama, M. Kaleva a. K. Löksy (1994): The Finnish Adoptive Study of Schizophrenia: implications for family research. British Journal of Psychiatry 164: 20–26.

9 Retzer, A., F. B. Simon, G. Weber, H. Stierlin u. G. Schmidt (1989): Eine Katamnese manisch-depressiver und schizo-affektiver Psychosen nach systemischer Familientherapie. *Familiendynamik 14: 214–235.*

Retzer, A. (1994): Familie und Psychose. Stuttgart/Jena/New York (G. Fischer).

Simon, F. B. (1988): Unterschiede, die Unterschiede machen. Klinische Epistemologie. Grundlagen einer systemischen Psychiatrie und Psychosomatik. Berlin (Springer).

Simon, F. B., G. Weber, H. Stierlin, A. Retzer u. G. Schmidt (1989): „Schizoaffektive" Muster. Eine systemische Beschreibung. *Familiendynamik 14: 190–213.*

Stierlin, H., L. D. Levi u. R. J. Savard (1973): Zentrifugale und zentripetale Ablösung in der Adoleszenz: Zwei Modi und ihre Implikationen. In: R. Döbert u. J. Habermas (Hrsg.) (1980): Entwicklung des Ichs. Meisenheim (Anton Hain).

Stierlin, H., G. Weber, G. Schmidt u. F. B. Simon (1986): Zur Familiendynamik bei manisch-depressiven und schizo-affektiven Psychosen. Familiendynamik 11: 267–288.

Weber, G., F. B. Simon, H. Stierlin u. G. Schmidt (1987): Die Therapie der Familien mit manisch-depressivem Verhalten. Familiendynamik 12: 139–161.

Weber, G. u. A. Retzer (1991): Praxis der systemischen Therapie psychotischen Verhaltens. In: Retzer, A. (Hrsg.) (1991): Die Behandlung psychotischen Verhaltens. Psychoedukative versus systemische Ansätze. Heidelberg (Carl-Auer-Systeme).

Schmidt, G. (1985): Systemische Familientherapie als zirkuläre Hypnotherapie. Familiendynamik 10: 241–264.

Schmidt, G. (1992): Systemische und hypnotherapeutische Konzepte für die Arbeit mit als psychotisch definierten Klienten. In: B. Peter u. G. Schmidt (Hrsg.) (1991): Erickson in Europa. Heidelberg (Carl-Auer-Systeme).

Schweitzer, J. u. B. Schumacher (1995): Die unendliche und endliche Psychiatrie. Heidelberg (Carl-Auer-Systeme).

10 Wirsching, M. (1988): Krebs im Kontext/Patient – Familie und Behandlungssystem. Stuttgart (Klett-Cotta).

11 Wirsching, M., H. Stierlin (1982): Krankheit und Familie/Konzepte, Forschungsergebnisse, Therapie. Stuttgart (Klett-Cotta).

12 Stierlin, H. (1978): Eltern und Kinder. Frankfurt a. M. (Suhrkamp). Stierlin, H. (1982): Delegation und Familie. Frankfurt a. M. (Suhrkamp). Stierlin, H. (1989): Individuation und Familie. Frankfurt a. M. (Suhrkamp).

13 Den in unseren Augen besten Überblick über die „systemische Revolution" in den Wissenschaften liefern die von Edgar Morin im Pariser Verlag Seuil publizierten 4 Bände La Methode: 1. La Nature de la Nature (1977), 2. La Vie de la Vie (1980), 3. La Connaissance de la Connaissance (1986) und 4. Les Idees (1991). Eine gute Übersicht über die Entwicklung und Anwendung systemischen Denkens in Therapie und Beratung liefern A. v. Schlippe u. J. Schweitzer (1996): Lehrbuch der Systemischen Therapie und Beratung. Göttingen (Vandenhoeck & Ruprecht), sowie J. Schweitzer u. G. Weber (1997): „Störe meine Kreise!" Zur Theorie, Praxis und kritischen Einschätzung der systemischen Therapie. Psychotherapeut 42: 197–210.

14 Siehe dazu auch: Grossarth-Maticek, R. (1980): Synergistic effects of cigarette smoking, systolic blood pressure, and psychosocial risk factors for

lung cancer and conorary heart diesease. Psychotherapy and Psychosomatics 34: 267–272

Grossarth-Maticek R. a. H.-J. Eysenck (1990): Personality, smoking and alcohol as synergistic risk factors for cancer of mouth and pharynx. Psychological Reports 67: 1024–1026. Hier ließ sich ein synergistischer Zusammenhang zwischen Alkoholkonsum, Zigarettenrauchen und Streß bei der Entstehung von Mundhöhlen- und Kehlkopfkrebs beschreiben.

Grossarth-Maticek, R., H. Vetter, R. Frentzel-Beyme u. W. D. Heller (1988): Precursor Lesions of the GI tract and psychosocial risk factors for prediction and prevention of gastric cancer. Cancer Detection and Prevention 13: 23–29.

15 Stierlin, H. (1997): Der systemische Ansatz in Therapie und Beratung illustriert am Beispiel der Alkoholabhängigkeit. In: Stierlin, H. (1997): Haltsuche in Haltlosigkeit. Grundfragen der systemischen Therapie. Frankfurt a. M. (Suhrkamp), S. 150–170.

16 Retzer, A. (1994): a. a. O.

17 Bateson, G. (1981): Ökologie des Geistes. Frankfurt a. Main (Suhrkamp).

18 Damasio, A. R. (1994): Descartes' Error/Emotion, Reason and the Human Brain. New York (Avon Books).

19 Sacks, O. (1987): The Man Who Mistook His Wife for a Hat, and Other Clinical Tales. New York (Harper & Row).

20 Luhmann, N. (1984): Soziale Systeme. Grundriß einer allgemeinen Theorie. Frankfurt a. Main (Suhrkamp).

21 Siehe dazu auch Stierlin, H. (1994): Ich und die anderen. Psychotherapie in einer sich wandelnden Gesellschaft. Stuttgart (Klett-Cotta).

22 Engel, G. L. (1977): The need for a new medical model: A challenge for biomedicine. Science 196: 129–136.

Engel, G. L. (1980): The clinical application of the biopsychosocial model. American Journal of Psychiatry 137: 535–544.

23 Stierlin, H. (1981): Die „Beziehungsrealität" Schizophrener. Psyche 35: 75–91.

24 Zu der im Verlauf des Projekts verwendeten Forschungsmethodik siehe auch: Grossarth-Maticek, R., H.-J. Eysenck u. G. J. Boyle (1995): Method of test administration as a factor in test validity: the use of a personality questionnaire in the prediction of cancer and conorary heart disease. Behavioral Research and Therapy 33: 705–710.

Grossarth-Maticek, R., H.-J. Eysenck a. P. Barrett (1993). Prediction of cancer and coronary heart disease as a function of method of questionnaire administration. Psychological Reports 73: 943–959.

In diesen Arbeiten ließ sich zeigen, daß das Forschungsergebnis von einer Reihe von Bedingungen abhängt, die bei der Befragung gegeben sein müssen. Dazu gehören unter anderem, Vorgespräche, die die zu Befragenden auf die noch zu stellenden Fragen einstimmen, ein „vertrauenbildendes" Verhalten der Interviewer und deren Nachfragen dahingehend, ob eine Frage richtig verstanden wurde. Siehe dazu ebenfalls:

Grossarth-Maticek, R. a. H.-J. Eysenck (1996): Psychological factors in the treatment of cancer and coronary heart disease. In: Issues in Modern Therapy. New York (Hatherleigh Press).

25 Siehe dazu auch: Grossarth-Maticek, R. a. H.-J. Eysenck (1994): Self-regulation and mortality from cancer, coronary heart disease and other causes: A prospective study. Personality and Individual Differences 19: 781–795.

26 Bateson, G. (1977): The birth of a matrix or double-bind and epistemology. In: M. Berger (ed.) (1977): Beyond the Double-bind. New York (Brunner-Mazel). S. 39–64.

27 Stierlin, H. (1994) a. a. O.

28 Engel, G. (1997): a. a. O.

29 Stierlin, H. (1978): Eltern und Kinder. Frankfurt a. M. (Suhrkamp).

30 Zum Thema der Sicherheit und Identität ermöglichenden Bindung siehe etwa:

Stierlin, H. (1994), a. a. O., S. 117 ff. und J. Bowlby (1975): Bindung. Eine Analyse der Mutter-Kind-Beziehung. München (Kindler).

Spangler, G. u. P. Zimmermann (Hrsg.) (1995): Die Bindungstheorie. Grundlagen, Forschung und Anwendung. Stuttgart (Klett-Cotta).

Grossmann, K. (1990): Entfremdung, Abhängigkeit und Anhänglichkeit im Lichte der Bindungstheorie. Praxis der Psychotherapie und Psychosomatik 35: 231–238.

Hassenstein, B. (1995): Verhaltensbiologie des Kindes. 4. überarbeitete und erweiterte Auflage. München/Zürich (Piper), sowie

Stierlin, H. (1995): Bindungsforschung: eine systemische Sicht. Familiendynamik 20: 201–206.

31 Minuchin, S., B. L. Rosman a. K. Baker 19789: Psychosomatic Families: Anorexia Nervosa in Context. Cambridge/Mass. (Harvard University Press). Deutsch: Psychosomatische Familien. Stuttgart (Klett-Cotta), 1982.

32 Schmidt, G.: Konferenz mit der inneren Familie. (Audiocassette) ZIST, 82377 Penzberg (Tel. 08856/5192).

33 Maturana, H. a. F. Varela (1975): Autopoietische Systeme: eine Bestimmung des Lebendigen. In: H. Maturana (1982): Erkennen. Die Organisation und Verkörperung von Wirklichkeit. Braunschweig (Vieweg). S. 170–235.

34 Siehe dazu auch: Fritz B. Simon (1995): Die andere Seite der Gesundheit. Heidelberg (Carl-Auer-Systeme).

35 Je nach Fragestellung und Setting der Beobachtung lassen sich Störungen der Selbstregulation auch anders als durch diese Grundformen erfassen und benennen. Fragen wir etwa, ob und wieweit frühkindliche und auch spätere Traumata – wie Vergewaltigungen oder Unfallschock – die Fähigkeit und Bereitschaft zur Selbstregulation zu beeinträchtigen vermögen, dann kommen häufig Phänomene in den Blick, die mit Begriffen wie Überstimulation (hyperarousal), Einengung (constriction), Dissoziation und innere Lähmung (freezing) bezeichnet werden. Die sich darin zum Ausdruck bringenden Störungen der Selbstregulation können den Störungen entsprechen oder zugehören, die Grossarth-Maticek im Setting seiner Forschungen ausfindig machte. Siehe hierzu auch:

Van der Kolk, B. A., A. C. McFarlane a. L. Weisaeth (eds.) (1996): Traumatic Stress – The Effects of Overwhelming Experiences on Mind, Body and Society. New York (Guilford) sowie

Levine, P. A. (1997): Waking the Tiger – Healing Trauma. Berkeley (North Atlantic Books). Als eine weitere Spielart gestörter Selbstregulation lassen sich

Autoimmunkrankheiten verstehen, von denen fortlaufend neue bekannt werden.

36 Stierlin, H. (1982): Delegation und Familie. Frankfurt a. M. (Suhrkamp).

37 Weber, M. (1904): Die Objektivität sozialwissenschaftlicher und sozialpolitischer Erkenntnis. In: Ders. Gesammelte Aufsätze zur Wissenschaftslehre. 4. Aufl. S. 146–214. Tübingen (Mohr)., sowie M. Weber (1995): Schriften zur Soziologie. Stuttgart (Reclam).

38 Siehe dazu auch: Grossarth-Maticek, R. (1986): Psychosoziale Verhaltenstypen und chronische Erkrankungen. Der Kassenarzt 29: 26–35.

Grossarth-Maticek, R., H.-J. Eysenk, H. Vetter a. P. Schmidt (1988): Psychosocial types and chronic deseases: Results of the Heidelberg prospective psychosomatic intervention study. In: S. Maes, C. D. Spielberger, P. B. Defares a. I.G. Sarason (eds.): Topics in Health Psychology: New York (Wiley). Aus diesen Studien geht hervor, die sich in den Typen zum Ausdruck bringenden Verhaltensmuster sind zwar typischerweise über längere Zeit stabil, sie lassen sich aber auch durch therapeutische Interventionen verändern.

39 Siehe dazu auch Scherg, H. (1986): Zur Kausalitätsfrage in der psychosozialen Krebsforschung. Psychotherapie und medizinische Psychologie 36: 98–109, sowie Eysenck H. J. (1994): Cancer, Personality and Stress: Prediction and Prevention. Advances in Behavior Research and Therapy, 16: 167–209.

40 Siehe dazu auch: Eysenck, H. J., R. Grossarth-Maticek a. B. Everitt (1991): Personality, stress, smoking and genetic predisposition as synergistic risk factors for cancer and coronary heart disease. Integrative Physiological and Behavioral Science 26: 309–322.

41 Zorn, F. (1979): Mars. München (Kindler).

42 Wander, M. (1980): Leben wäre eine prima Alternative. Neuwied (Luchterhand).

43 Noll, P. (1984): Diktate über Sterben und Tod, mit Totenrede von Max Frisch. Zürich (Pendo).

44 LeShan, L. (1977): „You Can Fight for your Life". New York (Harcourt, Brace, Jovanovich). Deutsch: Psychotherapie gegen den Krebs. Stuttgart (Klett-Cotta) 1982.

Le Shan, L. (1989): Cancer as a Turning Point. New York (E. P. Dutton). Deutsch: Diagnose Krebs. Wendepunkt und Neubeginn. Stuttgart (Klett-Cotta) 1993.

45 Bahnson, C. B. (1976): Emotional and personality characteristics of cancer patients. In: A. I. Southick a. P. Engstrom (eds.) (1976): Oncological Medicine. Baltimore (University Park Press). S. 357–378.

46 Reznikoff, M. (1955): Psychological factors in breast cancer. Psychosomatic Medicine 27: 96–108

47 Simonton, O. C., S. Mathew-Simonton a. J. Creighton (1978): Getting well again. Los Angeles (J. P. Tarcher). Deutsch: Wieder gesund werden. Reinbek (Rowohlt), 1982.

48 Wirsching, M. (1988) a. a. O.

49 Im Verlauf seiner Untersuchungen über Muster der Individuation von Jugendlichen in ihren Familien unterschied Stierlin zwischen zentripetalen und zentrifugalen Mustern. Herrschten zentripetale Tendenzen vor, blieben Jugendliche gleichsam über Gebühr lange im „Familienghetto" gefangen, domi-

nierten dagegen die zentrifugalen Tendenzen, ließ sich von einer zu frühen und überstürzten Ablösung sprechen. Siehe:

Stierlin, H., L. D. Levi a. R. J. Savard (1973) a. a. O.

50 Siehe auch Minuchin S., B. L. Rosman a. K. Baker (1978) a. a. O.

51 Schwarz. R. (1994): Die Krebspersönlichkeit. Stuttgart (Schattauer).

52 Wirsching, M., H. Hoffmann, H. Stierlin, G. Weber a. B. Wirsching (1985): Prebioptic psychological characteristics of breast cancer patients. Psychotherapy and Psychosomatics 43: 69–76.

53 Von den uns bekannten 37 international durchgeführten Replikationsstudien fügte sich nur eine nicht in die von Grossarth-Maticek und seinen Mitarbeitern gewonnenen Erkenntnisse ein. Sie vermochte keine Beziehung zwischen dem Typ-II-Verhalten und Herzinfarkt nachzuweisen. (Sie war allerdings, da retrospektiv, von fraglichem methodischem Wert.) Im folgenden listen wir lediglich einige der uns am wichtigsten erscheinenden Studien auf:

1. Eine Studie, die über eine starke synergetische Beziehung zwischen Depression und Zigarettenrauchen bei der Entstehung des Lungenkrebses berichtet: Knekt, P., R. Raitasalo, M. Heliövaara, V. Lethinen, E. Pukkala, Teppo, L., Maatela, J. u. A. Arornaa (1966): Elevated lung cancer risk among persons with depressed mood. American Journal of Epidemiology 144: 1096–1102.

2. Eine 1993 veröffentlichte, prospektiv an 20 000 Personen in Paris durchgeführte Studie, die hochsignifikant einen Zusammenhang zwischen Typ-II-Verhalten und Herzinfarkt nachwies: Consoli, S. M., S. Cordier et P. Ducimetière (1993): Validation d'un questionnaire de personnalité à repérer des sousgroupes à risque de cardiopathie ischémique ou de cancer dans la cohorte Gazel. Revue de Epidemiologie et Santé Publique 41: 315–326.

3. Eine 1997 veröffentlichte Studie, die das als rational-antiemotional bezeichnete Verhalten als Risikofaktor für unterschiedliche chronische Erkrankungen, darunter auch Krebs, bestätigte: Fernandez-Ballesterors, R. M. D. Zammarron, M. A. Ruis, J. Sebastian u. C. D. Spielberger (1977): Assessing emotional expression: Spanish adaptation of the Rationality/Emotional Defensiveness Scale. Personality and Individual Differences 22: 719–729.

54 Es mag paradox klingen, wenn von einem Training der Selbstregulation oder auch der Autonomie die Rede ist. Die Paradoxie löst sich indessen auf, beachten wir die dem Begriff „Selbstregulation" innewohnende Mehrdeutigkeit. Selbstregulation kann demnach erstens bedeuten, ich reguliere mich selbst autonom, indem ich mich an meinem Wohlbefinden orientiere und zweitens, die mein Wohlbefinden ermöglichenden körperlichen Prozesse regulieren sich *von* selbst.

55 Selye, H. (1984): The Stress of Life. Revised edition. New York (Mc Graw-Hill).

56 Siehe dazu: Abstracts in Onkology (1997) 20, S. 81–91. Sowie: Glomp, I. (1997): Unerwartet genesen. Psychologie Heute 24: 28–39.

57 Siehe dazu: Lamprecht, F. u. R. Johnen (Hrsg.) (1997): Salutogenese/Ein neues Konzept in der Psychosomatik. Frankfurt a. M. (Verlag für akademische Schriften), 3. überarbeitete Auflage. Sowie A. Antonovsky (1987): Unraveling the Mystery of Health. San Francisco (Jossey Bass). Für Antonovsky wurde das Konzept des Kohärenzgefühls (Sense of Coherence, SOC) zum Schlüsselbegriff in seiner Salutogeneseforschung. Es wäre lohnend, genauer zu untersuchen, wie die dadurch erfaßten Zusammenhänge und Daten sich zu denen in Bezie-

hung setzen lassen, die sich uns mit Hilfe des Schlüsselbegriffs „Selbstregulation“ erschlossen.

58 Siehe dazu: Grossarth-Maticek, R. (1991): Autonomy Training in Cancer Prevention. In: Hae-de Labeije, J. ten a. H. Balner (eds.): Coping with Cancer and Beyond: Cancer Treatment and Mental Health. Amsterdam/Lisse (Swets & Zeitlinger).

Grossarth-Maticek, R. a. H.-J. Eysenck (1991): Creative Novation Behaviour Therapy as a prophylactic treatment for cancer and coronary heart disease: Part I – Description of treatment. Behaviour Research and Therapy 29: 1–16.

Grossarth-Maticek, R. (1985): Das Autonomietraining. Der Kassenarzt 27: 29–44.

Das von Ronald Grossarth-Maticek entwickelte Autonomietraining legt den Vergleich mit verschiedenen Formen der Kurztherapie nahe, wie sie in den letzten Jahrzehnten von Milton Erickson, Steve de Shazer, Brian Code, William Hudson O'Hanlon, Moshe Talmon und anderen praktiziert und beschrieben wurden. Siehe dazu auch:

O'Hanlon, W. H. u. A. L. Hexum (Hrsg.) (1990): Milton H. Ericksons gesammelte Fälle. Stuttgart (Klett-Cotta).

De Shazer, S. (1989): Der Dreh. Überraschende Wendungen und Lösungen in der Kurzzeittherapie. Heidelberg (Carl-Auer-Systeme).

Cade, B. a. W. H. O'Hanlon (1993): A Brief Guide to Brief Therapy. New York (W. W. Norton).

Talmon, M. (1990): Single Session Therapy. San Francisco (Jossey Bass).

Bei all diesen Autoren ließe sich von kurzen „Anstoßtherapien“ im Gegensatz zu längeren „Durcharbeitungstherapien“ sprechen, zwischen denen fließende Übergänge bestehen. Vieles spricht inzwischen dafür, das Anstoßtherapien nicht weniger effektiv ja möglicherweise in vielen Fällen effektiver als Durcharbeitungstherapien sind.

59 Stierlin, H. (1997). Zur Zeitperspektive in der Psychotherapie – Ansätze zu einem neuen Gesundheitsbegriff. In: Haltsuche in Haltlosigkeit. Frankfurt (Suhrkamp).

60 Cassileth, B.R., E. J. Lusk, D. S. Miller, L. C. Brown & C. Miller (1985): Psychosocial correlates of survival in advanced malignant disease? The New England Journal of Medicine 312: 1551–1555.

61 Grossarth-Maticek, R. (1980): Social psychotherapy and course of disease. First experiments with cancer patients. Psychotherapy and Psychosomatics 33: 129–138.

62 Grossarth-Maticek, R., P. Schmidt a. S. Arndt (1984): Psychotherapy research in oncology. In: A. Steptoe a. A. Mathews (eds.): Health Care and Human Behaviour. New York (Academic Press).

63 Grossarth-Maticek, R. (1992): Die Bedeutung psychosozialer Faktoren für die Überlebenszeit von Krebspatienten. In: K. F. Klippel (Hrsg.): Integrative Betreuung des chronisch kranken Krebspatienten. Kongreßband vom V. Stuttgarter Immuntherapie-Symposium.

64 Grossarth-Maticek, R. (1975): Revolution der Gestörten? Heidelberg (Quelle & Meyer).

65 Stierlin, H. (1997): a. a. O., insbesondere S. 186–211.

66 Psychologie Heute 24 (1997): 51–59.

67 Stierlin, H. (1994) a. a. O.

68 Siehe hierzu auch Simon, F. B. (1988): Unterschiede, die Unterschiede machen. Berlin/Heidelberg (Springer).

Sachregister

Namensregister